医学影像学
读片诊断图谱
——腹部分册

总 主 编　丁建平　王霄英

主　　编　刘　敏　陈文辉

审　　阅　章士正　肖文波

副 主 编　李若坤　刘再毅　应世红

人民卫生出版社

图书在版编目（CIP）数据

医学影像学读片诊断图谱 . 腹部分册 / 刘敏，陈文辉主编 . —北京：人民卫生出版社，2018

ISBN 978-7-117-26968-1

Ⅰ. ①医… Ⅱ. ①刘…②陈… Ⅲ. ①影像诊断 – 图谱②胸腔疾病 – 影像诊断 – 图谱 Ⅳ. ①R445-64②R560.4-64

中国版本图书馆 CIP 数据核字（2018）第 133196 号

人卫智网	www.ipmph.com	医学教育、学术、考试、健康，购书智慧智能综合服务平台
人卫官网	www.pmph.com	人卫官方资讯发布平台

医学影像学读片诊断图谱——腹部分册

主　　编：刘　敏　陈文辉
出版发行：人民卫生出版社（中继线 010-59780011）
地　　址：北京市朝阳区潘家园南里 19 号
邮　　编：100021
E - mail: pmph @ pmph.com
购书热线：010-59787592　010-59787584　010-65264830
印　　刷：北京汇林印务有限公司
经　　销：新华书店
开　　本：787×1092　1/16　印张：18
字　　数：438 千字
版　　次：2019 年 1 月第 1 版　2024 年 3 月第 1 版 8 次印刷
标准书号：ISBN 978-7-117-26968-1
定　　价：106.00 元

打击盗版举报电话：010-59787491　E-mail：WQ @ pmph.com
（凡属印装质量问题请与本社市场营销中心联系退换）

编委（按姓氏笔画排序）

邓雪英　刘　敏　刘再毅　严福华　李卫侠　李若坤　杨　斌　应世红
沈起钧　陈小启　陈文辉　周合山　单嫣娜　顾基伟　徐后云　唐建华
戚　乐　韩　冰　韩　晶　韩志江

作者单位

杭州师范大学附属医院
杭州市第一人民医院
上海交通大学医学院附属瑞金医院
浙江大学附属第一医院
浙江大学医学院附属第四医院
广东省人民医院
浙江省肿瘤医院

序

伦琴 1895 年发现 X 线后,X 线技术很快被应用于临床诊断,形成了 X 线诊断学。二十世纪七八十年代,由于核素、B 超、CT 等成像技术,特别是 MRI 相继加入,使 X 线诊断学迈入到医学影像学的新时代。近些年来,科学技术日新月异,电子技术、计算机技术的飞速发展更是推动了医学影像学的进步和完善。

现代医学影像学已经成为重要的临床学科。其不同的成像技术,几乎覆盖到所有的疾病,涉及临床的各个学科,更是服务到所有的住院患者和越来越多的门诊患者。"治疗靠临床,诊断靠影像",这一流传的戏言,细想的确也不无道理,至少说明影像学在疾病诊治中的重要性已不可忽视。

为了用好"影像"这一"武器"为患者服务,医学生、住院医师掌握一定的影像知识,越来越重要。医学影像学是以解剖、病理为基础的直观形态学。典型病例的学习,能使我们学会如何分析病变,教我们养成正确的读片方法,是学会影像诊断的捷径。作者依此思路组织材料,以医学影像学的本科生、研究生教材大纲要求目录为基础,结合相关参考书进行适当扩编和补充,作为编写的框架。典型的病例图片、精练的诊断要点归纳、简洁的鉴别和提示,给读者带来了一套内容全面、简洁方便的图书,一定会有助于医学生、住院医师的影像诊断能力的提高。

丁建平教授早年留学日本,后又在北京大学医学部接受了省级学科带头人培训和医学影像学博士研究生培养,在骨关节影像诊断领域取得一定的成绩。王霄英教授是北京大学第一医院医学影像科新世纪脱颖而出的杰出学科带头人,也是国内外学术界知名青年专家。他们一起合作召集国内众多医院的优秀专家、学者共同完成这件有意义的事情,彰显了北京大学医学部的凝聚力,加强了同行学者间互相交流、达到了共同提高。有理由相信,这项工作的完成,不但会为医学生、临床医生提供一套优质的图书,同时也会推动学科间合作的良性互动,为此欣然作序,并鼎力向大家推荐。

北京大学第一医院医学影像科

蒋学祥

(蒋学祥教授曾任北京大学第一医院党委书记兼医学影像科主任、中华医学会放射分会常委、《中国医学影像技术》等多本杂志主编)

前　言

　　2009年我作为引进人才从河北医科大学到杭州师范大学临床医学院工作，从本科生及研究生医学影像学教学工作的参与者转变为负责者，对医学影像学教学的关注和思考也多了起来。尽管医学影像学的本科及7年制、8年制的教材都编写的很好，并配备了相应的图片光盘，由于受到教学大纲的课时限制，教材中病例图片较少。学生们通过光盘学习的频率很低，甚至相当多的学生直到课程结束，那张配套的图片光盘从来也没有打开过，这种现象在非医学影像专业的学生中更是普遍存在。通过纸质教具学习仍是大多数学生的首选，与同学们交流过程中也体会到同学们对相关教学辅导用书的渴望。为了对教学工作尽一点微薄之力，产生了编写一本配套教材的想法。

　　这种想法得到了北京大学第一医院影像科王霄英主任的支持，在2010年济南的全国放射年会期间，王霄英主任将此想法与中华放射学会青年委员们探讨，得到了许多委员的赞同。于是此项工作出乎意料地变成了全国青年放射委员的一个集体活动，委员们根据自己的专业特长自选内容，经过整合和微调后开始编写。当时的设想是以本科教材及7、8年制教材的目录为基础，对教材中涉及的疾病按照每个疾病的每个病种一套典型图片的体量，以典型图片、简介病史、图片说明、诊断要点和相近的鉴别诊断进行组织材料，力求简洁明了，便于学习和使用。

　　编写工作得到了人民卫生出版社的支持，并列入出版计划。姚冰编审认真细致地审阅了编写的各项事宜，对编写做了非常重要的建议和重大的编写调整，将原来的《医学影像学诊断图谱》变成了《医学影像学读片诊断图谱——头颈分册》《医学影像学读片诊断图谱——胸部分册》《医学影像学读片诊断图谱——腹部分册》《医学影像学读片诊断图谱——骨肌分册》四本一套的丛书，并将读者范围从医学生扩展到住院医师和相关专业的临床医师，提升了图书的使用价值。编写内容也相应做了适当的扩充。

　　在编写过程中，由于人员众多，编写工作的协调变得十分困难，出版的周期较长，为此对及时完成书稿而不能见书的专家表示深深的歉意。

　　在统稿和修稿过程中，刘敏等医师付出了艰辛的劳动；编写工作得到了杭州师范大学的出版资助和各级领导的关心和支持，在此一并感谢。由于水平有限，加上作者众多，缺点和差错在所难免，恳请读者批评指正。

丁建平

2018年2月于杭州

目　录

第一篇　消化系统与腹膜腔

第二篇　泌尿生殖系统与后腹膜间隙

第一篇

消化系统与腹膜腔

第一章

胃肠道

第一节　正常影像学表现与变异

钡剂造影是目前胃肠道疾病的首选检查方法,可以显示胃肠道的位置、轮廓、腔的大小以及黏膜皱襞的情况。操作简单方便,获得的图像直观,可以显示胃肠道及病灶的动态情况。但对病变内部结构,管壁浸润程度以及肿瘤远处转移等显示困难。CT、MRI检查则可弥补此方面的不足。

一、正常影像学表现

1. 食管　食管是连接于下咽部与胃之间的肌性管道,起于第6颈椎水平,在第10~11胸椎水平与贲门相接,长20~24cm,食管位于后纵隔。

（1）钡餐造影正常表现:食管充盈像:食管吞钡充盈,管壁柔软,扩张自如,轮廓光滑,宽度可达2~3cm。右前斜位,食管前缘可见三个压迹,从上至下为主动脉弓压迹、左主支气管压迹、左心房压迹。主动脉弓压迹与左主支气管压迹之间,食管显示略膨出。

食管黏膜像:黏膜皱襞表现为数条纵行、相互平行的纤细条纹状低密度影,粗细均匀,自然连续,通过裂孔时聚拢,经贲门与胃小弯的黏膜皱襞相延续(图1-1-1)。

透视观察食管钡餐造影,食管的运动方式共有三种:第一种是原发性蠕动,是规律、协调依次向前推进的蠕动波,作用为将食管内的食团快速排空入胃;第二种是继发性蠕动波,由食物充盈膨胀引发,始于主动脉弓水平,向下推进,为局部性收缩波;第三种是食管环状肌的局限性不规则收缩,表现为钡剂不规则地来回运动,该蠕动不起推进作用,多见于老年人和食管贲门失弛缓症患者。贲门上方3~4cm长的一段食管,是食管

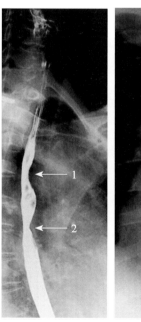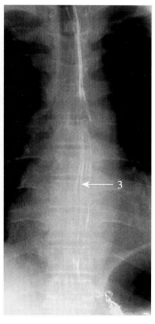

图1-1-1　食管的充盈像和黏膜像

1. 主动脉弓压迹;2. 左主支气管压迹;3. 食管黏膜

过渡到胃的区域,称为食管前庭段,具有特殊的神经支配和功能。此段是一高压区,有防止胃内容物反流的重要作用。现将原来所定的下食管括约肌与食管前庭段统称为下食管括约肌。它的左侧壁与胃底形成一个锐角切迹,称为食管胃角或贲门切迹。

(2) 正常CT表现:食管壁呈软组织密度,管壁厚度≤5mm,腔内常可见气体影。食管内侧壁的界限可以凭借食管腔内的气体或对比剂来划分,外侧壁则通过食管周围间隙的脂肪组织和气管来判断。食管远端穿过横膈后,向左水平走行连接胃底,有1/3的概率于食管贲门区显示为不含气体的软组织影。

2. 胃 根据位置及形态分为胃底、胃体、胃窦三部分及胃小弯和胃大弯两缘。胃底为贲门水平线以上部分,立位时含气称胃泡;在仰卧位,胃底是最为下垂的部分。贲门至胃角(胃小弯拐角处,也称角切迹)的部分称胃体。胃角至幽门管斜向右上方走行的区域,称胃窦。幽门管为长约5mm的短管,宽度随括约肌收缩而异,将胃与十二指肠相连。胃轮廓的右缘为胃小弯,左缘是胃大弯。

胃的形状与体型、张力及神经系统的功能状态有关,一般可分为以下四种类型(图1-1-2):

(1) 牛角型:位置、张力均高,呈横位,上宽下窄,胃角不明显,形如牛角。多见肥胖型人。

(2) 钩型:位置、张力中等,胃角明显,胃的下极大致位于髂嵴水平,形如鱼钩。

(3) 瀑布型:胃底宽大呈囊袋状向后倾,胃泡大,胃体小,张力高。充钡时,钡剂先进入后倾的胃底,充满后再溢入胃体,犹如瀑布。

(4) 无力:又称为长钩型胃,位置、张力均低,胃腔上窄下宽如水袋状,胃下极位于髂嵴水平以下。多见于瘦长体型者。

胃的轮廓表现为小弯侧及胃窦大弯侧胃壁光滑整齐,胃底及胃体大弯侧胃壁呈锯齿状高低不平,系横、斜走行的黏膜皱襞所致。

正常钡剂造影:胃的黏膜像,可见皱襞间沟内充以钡剂,呈致密的条纹状影。皱襞则显示为条状透亮影。胃小弯侧的皱襞为纵行,平行整齐,一般可见3~5条,至角切迹以后,沿胃小弯平行走向胃窦,斜向大弯侧,呈扇形分布。胃体大弯侧的黏膜皱襞为斜、横交错走行而呈现不规则之锯齿状。胃底部黏膜皱襞排列不规则,相互交错呈网状。胃窦部的黏膜皱襞可为纵行、斜行及横行,收缩时为纵行,舒张时以横行为主,排列不规则。

胃小区1~3mm大小,呈圆形、椭圆形或多角形,大小相似的局部隆起。当钡剂残留在周围浅细的胃小沟时,表现为细网状。正常的胃小沟粗细一致,轮廓整齐,密度淡而均匀,宽约1mm以下。

胃的蠕动来源于肌层的波浪状收缩,由胃体上部开始,有节律地向幽门方向推进,波形逐渐加深,一般同时可见2~3个蠕动波。胃窦没有蠕动波,是整体性收缩及舒张。收缩时呈向心性使胃窦呈一细管状,将钡剂排入十二指肠;之后胃的排空受张力、蠕动、幽门功能和精神状态等影响,一般于服钡后2~4小时排空。

正常CT表现:适度扩张的胃壁厚度约为3mm,不应超过5mm。正常的食管、胃连接于贲门处,可产生一个管腔隆起,不应与病变相混淆。胃底左后方是脾,右前方是肝左叶。胃体垂直部分断面呈圆形,与肝左叶、空肠、胰尾及脾的关系密切。连续层面观察,见胃体自左向右与胃窦部相连,胰体在其背侧。胃窦与十二指肠共同包绕胰头(图1-1-3)。

3. 十二指肠 十二指肠连接于幽门与空肠之间,呈C形,一般分为球部、降部、水平部

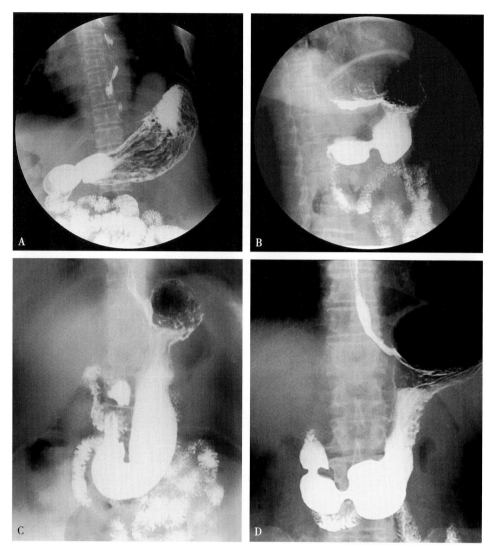

图 1-1-2　胃的形态

A. 牛角型;B. 钩型;C. 无力型;D. 瀑布型

(横部)和升部 4 个部分。球部呈圆锥形或三角形,两缘对称,尖部指向右上后方,底部平整,球底两侧称为隐窝或穹窿,幽门开口于底部中央。钡剂造影所见球部轮廓光滑整齐,黏膜皱襞为纵行、彼此平行的条纹,降部以下黏膜皱襞的形态与空肠相似,呈羽毛状。十二指肠降部中段内缘可见一肩状突起,称为岬部,为乳头所在处,呈圆形或椭圆形透明区,一般直径不超过 1.5cm。十二指肠球部的运动为整体性收缩,可一次将钡剂排入降部。降、升部的蠕动多呈波浪状向前推进。偶见十二指肠逆蠕动。

正常 CT 表现:十二指肠包绕胰头及钩突,水平段横过中线,大部分位于腹膜外,位置相对固定,其肠壁厚度与小肠相同。

4. 空肠与回肠　空肠始于十二指肠空肠曲,沿肠系膜从左上腹迂曲盘绕向右下腹走行,回肠经回盲瓣续行于大肠。空肠与回肠之间没有明确的分界,但上段空肠与下段回肠的

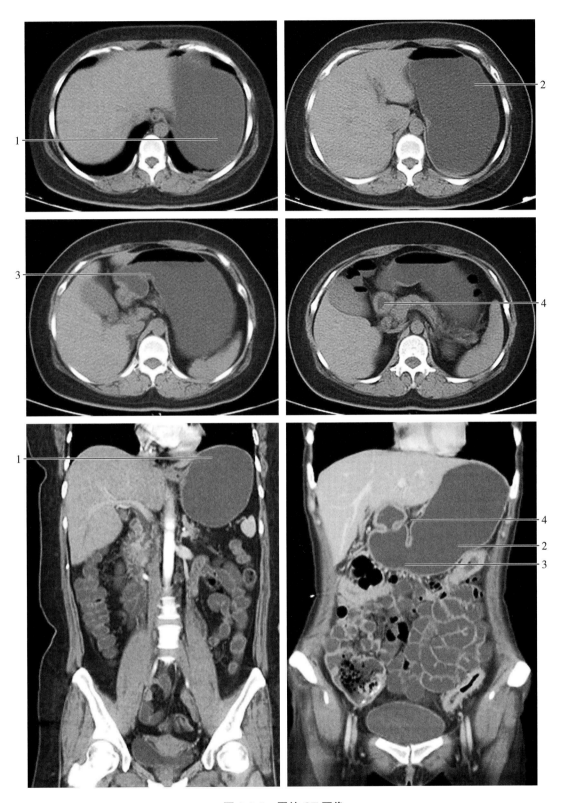

图 1-1-3　胃的 CT 图像
1. 胃底；2. 胃体；3. 胃窦；4. 十二指肠球

表现大不相同。钡剂造影见空肠大部位于左上中腹,多为环状皱襞,蠕动活跃,常显示为羽毛状影像。回肠黏膜皱襞少而浅,蠕动不活跃,常显示为充盈像,轮廓光滑。回盲瓣的上下缘呈唇状突起,在充钡的盲肠中形成透明影。小肠的蠕动是推进性运动,空肠蠕动迅速有力,回肠慢而弱。服钡后 2~6 小时钡的头端可达盲肠,7~9 小时小肠排空。

正常 CT 表现:小肠行 CT 检查主要针对肠壁的增厚、肠系膜脂肪密度增高和肠系膜血管数目增多等情况进行评估。充盈良好的正常小肠壁厚约 3mm,回肠末端肠壁厚可达 5mm。小肠肠曲间有少量脂肪组织,系膜内有大量脂肪组织(图 1-1-4)。

5. 大肠 大肠由结肠、直肠和阑尾组成,结肠绕行于腹腔四周。升、横结肠转弯处为肝曲,横、降结肠转弯处为脾曲。横结肠和乙状结肠的位置及长度变化较大,其余各段相对固

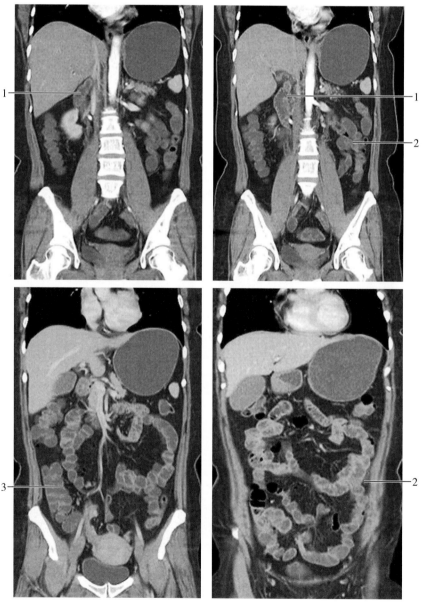

图 1-1-4 小肠的 CT 图像
1. 十二指肠;2. 小肠;3. 升结肠

定。大肠黏膜皱襞为纵、横、斜三种方向交错结合状表现。盲肠、升、横结肠皱襞密集,以斜行和横行为主,降结肠以下皱襞渐稀且以纵行为主。

阑尾位于回肠与盲肠之间,根部连于盲肠后内侧壁,远端游离并闭锁,活动位置因人而异,变化较大,可以伸向腹腔任何方向。

直肠位于骶骨前方,比邻膀胱和生殖器官,自乙状结肠达肛缘,直肠周围脂肪间隙较少。

正常 CT 表现:大肠壁外脂肪层较厚,CT 图像显示清晰,轮廓光滑,边缘锐利。正常结肠壁厚 3~5mm。结肠内均含有气体,结肠肝曲和脾曲的位置一般较固定。横结肠及乙状结肠的位置、弯曲度及长度变异较大。横结肠位置多数偏前腹壁。直肠壶腹部位于盆腔出口正中水平。肠壁周围脂肪层厚,肠内常含有气体及粪便(图 1-1-5)。

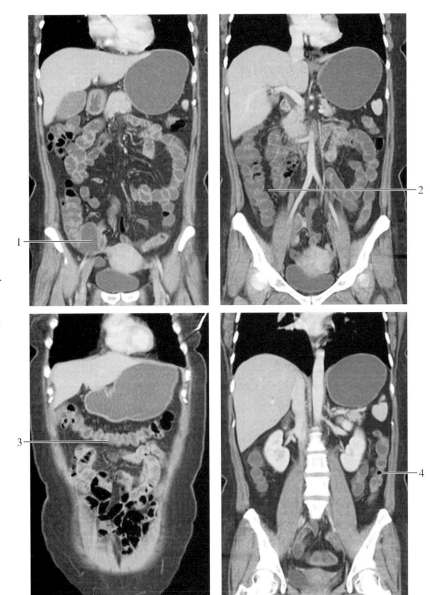

图 1-1-5 结肠的 CT 图像
1. 回盲部;2. 升结肠;
3. 横结肠;4. 降结肠

二、胃肠道 MRI 表现

随着磁共振快速扫描技术的飞速进步,磁共振检查以其软组织分辨力高,无辐射损伤以及能够多方位成像的优势,越来越多的应用于胃肠道疾病的科学研究及临床实践当中。如同 X 线钡剂造影检查,为了获得高质量的 MRI 图像,常需行 MRI 造影检查。造影检查时,根据对比剂在 T_1WI 所致的信号强度变化,可分为阴性对比剂(如硫酸钡、甘露醇、气体等)和阳性对比剂(如超顺磁性氧化铁溶液、稀释的钆剂等),引入的方法包括口服法和经导管灌注法。磁共振水成像等虽然取得了一定成绩,但仍存在缺点和不足。目前,尚未大规模在临床诊断工作中开展、应用。

正常胃肠道 MRI 造影表现取决于所用对比剂类型和选择的成像序列。在 T_1WI 或 T_2WI 上,胃肠道壁在腔内低或高信号对比剂的衬托下能够清楚显示,其厚度和黏膜表现等与 CT 检查所见类似。此外,当应用 T_1WI 阴性对比剂时,还可同时行 Gd-DTPA 增强检查,能够观察胃肠道壁及其病变的强化表现,常有助于病变的检出和诊断(图 1-1-6)。

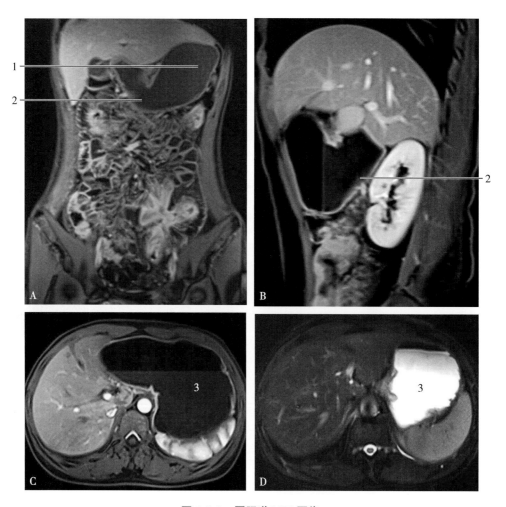

图 1-1-6　胃肠道 MRI 图像
A~C. T_1WI 增强图像;D. T_2WI 图像。1. 胃底;2. 胃窦;3. 胃体

第二节　读片方法与分析诊断思路

胃肠道属于空腔脏器,读片时,需把注意力集中在以下几个方面:第一,观察消化器官的走行、位置是否正常,走行与位置的异常应探究属先天发育变异,还是后天因素所致,可以询问患者有无手术史,观察腹壁软组织有无术后瘢痕,灶周有无高密度吻合线影,肠管扭曲、绕行的情况。第二,观察消化器官的充盈状态、轮廓形态如何,管腔向外的囊袋样突出,多为憩室,可分为真性憩室与假性憩室,后者多为消化器官周围病灶造成粘连、牵拉所导致;固定位置的充盈缺损,多属占位性病变,充盈缺损影的形态、大小、数目、边缘是否光滑,常常关系到病变的良恶性。良性病变一般有蒂,表面光滑,周围胃肠管壁柔软,而恶性病变形态往往不规则。胃腔内可以活动的充盈缺损,需要考虑结石的可能性。第三,黏膜皱襞是否连续,有无中断破坏,有无纠集、增粗等。早期病变常常表现为局部黏膜增粗、隆起,容易漏诊,需细心观察;第四,观察消化道管壁的情况,分为动、静态两种情况。动态表现为管壁的蠕动情况,如是否柔软,有无僵硬,僵硬的范围等;静态表现为局部管壁的增厚、破溃,增厚的范围情况如何,如"皮革胃"所导致胃壁的广泛增厚,僵硬;破溃所致的龛影则需了解龛影的形态,有无表面凹凸不平,灶周管壁僵硬,黏膜中断、破坏,"狭颈征""项圈征"、黏膜皱襞放射状集中常常是良性溃疡的特征性表现,而"环堤征""尖角征"、黏膜皱襞非对称性集中、周围管壁僵硬、蠕动性差,则往往表现在恶性溃疡。第五,应注意观察病变与周围器官的关系,压迫还是侵犯,有无淋巴结转移等。

上述五个方面的表现往往不是单纯出现的,总之,在熟悉大体解剖的基础上,对疾病进行诊断时,需综合观察每个方面的情况,结合临床,综合分析,给出诊断。

第三节　胃肠道先天性疾病

一、先天性短食管型裂孔疝(图1-3-1)

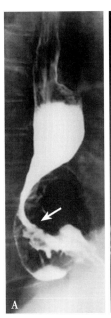
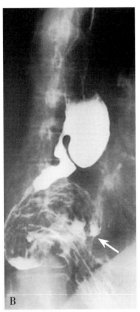

图1-3-1　短食管型裂孔疝
男,67岁,进食后呃逆、反酸,时有呕吐。A、B. 胃底及贲门位于膈上,不能回纳;食管短缩,下段内侧与贲门连接,下端扩张呈囊状,内见钡剂潴留;卧位观察,见胃内对比剂反流频繁(箭头)

【诊断要点】

食管短缩,下接扩大的膈上疝囊,疝囊不能回纳。

【鉴别诊断】

先天性食管旁型裂孔疝:其食管长度正常,贲门位置与正常人相同,均位于膈下,仅胃底的一部分疝入胸腔。

二、重复胃(图 1-3-2)

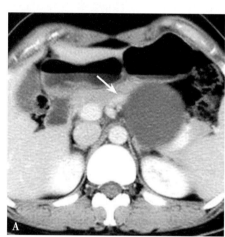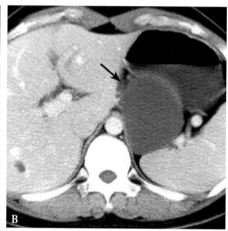

图 1-3-2　重复胃

女,36 岁,上腹部隐痛,饱胀不适感一年余。A、B. CT 像于肝、脾及胃体小弯侧可见囊性密度灶(箭头),大小约 5.3cm×4.3cm,病灶外侧壁与胃小弯侧胃壁关系密切

【诊断要点】

影像学检查常不能单独确诊,需依赖于病理学检查。①畸形囊壁内有平滑肌层;②囊内面被覆消化道黏膜;③畸形多紧密地依附于消化道管壁,与正常消化道共一总管壁。

【鉴别诊断】

胰腺囊肿:重复胃与胃关系密切,增强扫描囊壁与胃强化一致,局部可与正常消化道共壁;胰腺真性囊肿少见,假性囊肿常有胰腺炎或外伤、手术病史。

第四节 食 管 炎 症

一、反流性食管炎(图 1-4-1)

【诊断要点】

①本病常继发于食管裂孔疝,与胃酸 - 蛋白酶的反流有关;②特征性表现餐后胸骨后烧灼痛,且与体位有明显关系;③影像表现管壁毛糙,糜烂,伴黏膜皱襞结节样增厚,晚期瘢痕形成,引起食管狭窄。

【鉴别诊断】

(1) 食管癌:反流性食管炎引起管壁硬化狭窄时,病灶与正常部分呈渐进性,狭窄段常有小溃疡;食管癌病灶与正常食管常分界明显,病灶相对较短。

(2) 其他类型食管炎:需结合病史及内镜,实验室检查来进行鉴别,反流性食管炎特征性表现为胸骨后烧灼痛,疼痛与体位相关可资参考。

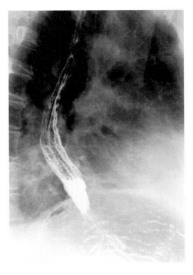

图 1-4-1　反流性食管炎

男,47 岁,进食后胸骨后烧灼感,反酸,疼痛。食管中下段黏膜粗大,管壁毛糙,可见多发小龛影

二、放射性食管炎(图 1-4-2)

【诊断要点】

①见于有放疗时的患者,病灶位于放射野范围;②急性期表现为多发大小不等、深浅不一的龛影,纤维愈合后表现为黏膜表面光滑的良性管腔狭窄。

【鉴别诊断】

常有明确的放疗史,疾病发生于放疗后,可资鉴别。

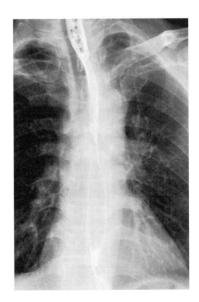

图 1-4-2　放射性食管炎

男,56 岁,肺癌患者,放疗后出现纳差,下咽时痛。食管上中段管壁扩张受限,管腔对称性狭窄

三、食管消化性溃疡（Barrett 食管，图 1-4-3）

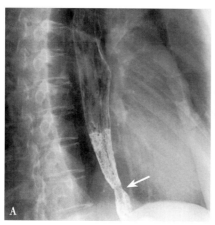
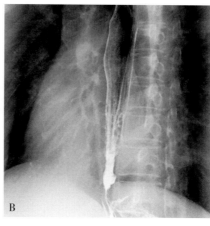

图 1-4-3 Barrett 食管

女，57 岁，胸骨后疼痛，吞咽不适。A、B.食管下段管腔狭窄，管壁僵硬感，钡剂通而不畅，病灶边缘见小龛影，上段食管无明显梗阻扩张征象（箭头）

【诊断要点】

①食管下段复层鳞状上皮被单层柱状上皮取代，以食管与胃的连接线（齿状线）为界，在齿状线 2cm 以上出现柱状上皮即为 Barrett 食管；②龛影可单发或多发，大小数毫米至 3cm 之间，多数 1cm 左右，边缘光滑，与食管长轴平行。切线位突出食管轮廓之外，侧位以狭颈与食管相连；③钡剂通过病灶局部有激惹或痉挛征象，溃疡邻近食管可因痉挛、瘢痕收缩而出现狭窄，为环状或偏心性，多不引起梗阻；④伴发食管裂孔疝为本病特征。

【鉴别诊断】

（1）食管癌：癌性溃疡外形不规则，食管僵硬，黏膜中断、破坏，龛影位于食管轮廓之内。

（2）反流性食管炎：反流性食管炎所形成的溃疡较小而浅，表现为点状钡龛，切线位呈尖刺状钡龛。

（3）食管憩室：食管憩室于切线位观察，可见黏膜皱襞伸入其内，憩室大小可有变化，邻近管壁光滑、柔软。

四、腐蚀性食管炎（图 1-4-4）

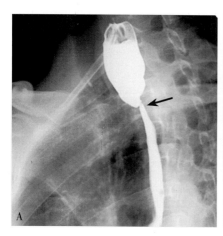
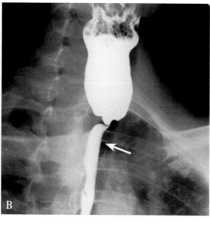

图 1-4-4 腐蚀性食管炎

男，36 岁，吞食强碱史。A、B.食管上段管腔明显狭窄，管壁僵硬，扩张受限，其上方食管明显扩张，食物潴留（箭头）

【诊断要点】

①有明确吞服腐蚀剂病史,病变程度与吞服腐蚀剂种类及量有关;②管腔不同程度狭窄,管壁边缘不整,黏膜皱襞破坏、紊乱,大小不等,形态各异的龛影。

【鉴别诊断】

硬化型食管癌:硬化型食管癌无吞服腐蚀剂病史,临床表现呈渐进性吞咽困难,病灶与正常食管分界截然。

第五节　食管运动功能障碍性疾病

一、老年性食管(图 1-5-1)

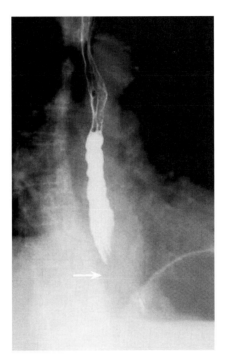

图 1-5-1　老年性食管
女,81 岁,进食不畅,哽咽感。食管中段
多发第三蠕动波(箭头)

【诊断要点】

①常见于老年患者(>70 岁);②缺乏原发蠕动,表现为无推进作用的第三蠕动波。

【鉴别诊断】

主要应与早期食管癌进行鉴别,两者均多发于老年患者,黏膜像是其进行鉴别诊断的关键。早期食管癌患者局部黏膜粗大、隆起,相应部位管壁显示僵硬,而老年性食管黏膜皱襞不存在上述表现。

二、弥漫性食管痉挛（图 1-5-2）

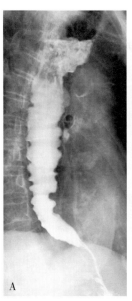
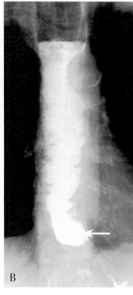

图 1-5-2 贲门失弛缓症并食管痉挛

女，67 岁，吞咽困难，胸骨后压迫感。A、B. 食管中下段多发锯齿状狭窄，管壁尚光滑，柔软。食管下端鸟嘴样狭窄（箭头）

【诊断要点】

①多种因素所致食管运动功能失调引发食管暂时性狭窄；②嘱患者深吸气后吐气，服用温水或抗痉挛药物可缓解；③表现为食管多发不规则、不协调收缩，管腔锯齿状、波浪状、串珠状较对称性狭窄，管壁尚光滑，柔软。

【鉴别诊断】

腐蚀性食管炎：患者有吞服腐蚀剂病史，食管壁僵硬，管腔狭窄，黏膜破坏不可恢复。

三、贲门失弛缓症（图 1-5-3）

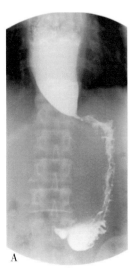
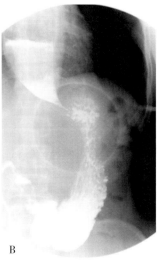

图 1-5-3 贲门失弛缓症

女，49 岁，吞咽困难半年，加重伴呕吐 2 个月。A、B. 食管下端呈萝卜根样狭窄（箭头），其上方食管管腔为袋样扩张、增宽，内见大量液体及钡剂潴留

【诊断要点】

①远端食管壁缺少膈肌丛神经节,导致食管下端与贲门丧失正常弛缓功能,近端食管张力减弱,管腔扩张、增宽;②缓慢进行性吞咽困难持续数月或数年;③食管远端管壁光滑,逐渐变尖呈鸟嘴样、萝卜根样,近端食管内食物潴留,可见气 - 液平面;直立位少量钡剂喷入胃内。

【鉴别诊断】

主要与食管下端浸润型癌相鉴别,后者病灶与正常分界截然,狭窄段呈硬管状,管腔狭窄程度不随解痉药或呼吸动作、钡剂量的大小而改变。

第六节 食 管 肿 瘤

一、食管良性肿瘤(图 1-6-1)

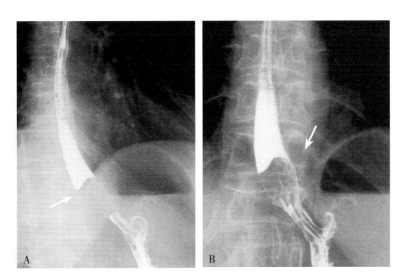

图 1-6-1 食管平滑肌瘤

女,54 岁,间断性吞咽阻挡感一年余。A、B. 食管下段见椭圆形充盈缺损(箭头),周围管壁光滑,柔软,病灶段黏膜皱襞展平、消失。远端黏膜皱襞增粗伴局部小龛影,提示食管炎症

【诊断要点】

①平滑肌瘤有光整的纤维包膜,向管腔内外膨胀性生长;②病程较长,可无显著症状;③典型表现为光滑、类圆形充盈缺损,与周围食管壁界限清楚。

【鉴别诊断】

(1)食管癌:食管癌所形成的充盈缺损常不规则,表面黏膜皱襞中断、破坏,管壁僵硬、毛糙。

(2)纵隔内肿瘤:纵隔内肿瘤压迫食管,与食管平滑肌瘤表现类似,但前者中心远离食管,可造成食管受压移位,CT 检查多可明确诊断。

二、食管恶性肿瘤

1. 早期食管癌（图 1-6-2）

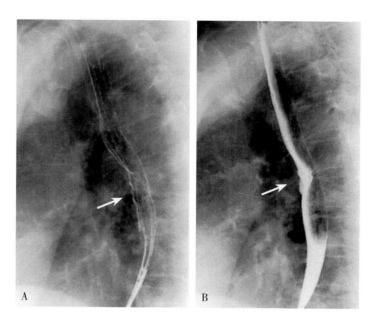

图 1-6-2 早期食管癌

男,46岁,吞咽不适月余。A、B.食管壁局部僵硬,扩张受限,轮廓毛糙。局部黏膜皱襞纠集(箭头)

2. 蕈伞型食管癌（图 1-6-3）

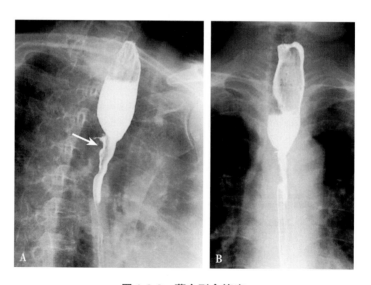

图 1-6-3 蕈伞型食管癌

男,51岁,吞咽困难半年,后背痛。A、B.食管中段管壁僵硬,管腔偏心性狭窄,局部见小溃疡形成(箭头)

3. 髓质型食管癌(图 1-6-4)

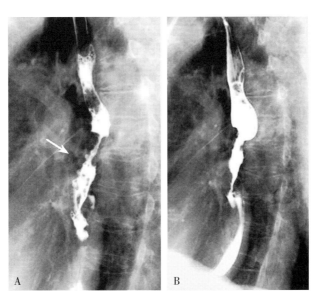

图 1-6-4 髓质型食管癌

女,66 岁,胸骨后疼痛,吞咽困难。A、B.食管中段管腔不均匀狭窄,管壁僵硬破坏,表面不平,可见多发不规则结节状充盈缺损(箭头)

4. 腔内型食管癌(图 1-6-5、图 1-6-6)

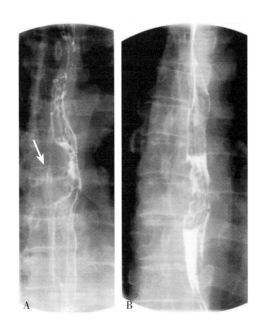

图 1-6-5 腔内型食管癌

男,70 岁,进行性吞咽困难 6 个月。A、B.食管中段见巨大菜花状充盈缺损(箭头),周围黏膜皱襞纠集、紊乱、破坏

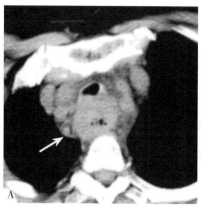
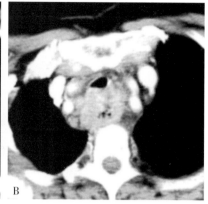

图 1-6-6 食管癌

女,70岁,吞咽困难,呕吐。A、B.食管上段管壁偏心性增厚(箭头),强化明显,管腔狭窄

【诊断要点】

①40岁以上患者进行性吞咽困难的主要病因;②主要影像学表现:早期食管癌表现为局部管壁的不规则,扩张性略差,黏膜皱襞稍显粗大,或者管腔内扁平隆起样病变。中晚期食管癌影像表现与其分型相关:A.髓质型:管腔内不规则充盈缺损,管腔狭窄,管壁僵硬,黏膜糜烂、破坏,病变范围较长,与正常食管分界欠清;B.蕈伞型:管腔内蘑菇状或菜花状充盈缺损,管腔偏心性狭窄,局部小溃疡为其特征;C.溃疡型:较大不规则龛影,病灶与食管长轴平行,位于食管壁轮廓之内。D.硬化型:食管对称性狭窄,管壁僵硬,扩张受限,其上方食管扩张,病灶长 3~5cm;E.腔内型:管腔内巨大菜花状或息肉样充盈缺损,病灶边界清,周围可见浅小溃疡,周围黏膜皱襞破坏,狭窄梗阻征象不明显为其特征。

【鉴别诊断】

(1)腐蚀性食管炎:硬化型食管癌影像表现与腐蚀性食管炎较难区别,可结合吞食腐蚀剂病史进行鉴别。

(2)食管下段静脉曲张:鉴别见本章第七节"三、食管静脉曲张"。

5. 食管肉瘤样癌(图 1-6-7、图 1-6-8)

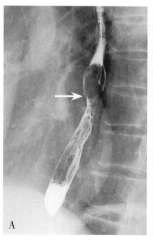
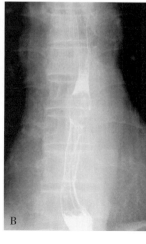

图 1-6-7 食管肉瘤样癌

男,69岁,胸骨后不适感。A、B.食管中段可见椭圆形充盈缺损区(箭头),病灶边界清,表面似有小钡斑,其上食管见钡剂潴留

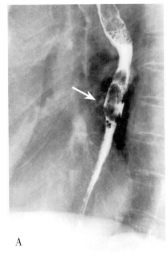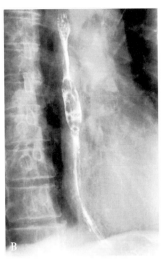

图 1-6-8 食管肉瘤样癌
男,78 岁,胸骨后疼痛,吞咽困难。A、B.食管中段卵圆形充盈缺损(箭头),病灶边界较清,病灶表面见多发小钡龛,钡剂通过有分流

【诊断要点】
①本病罕见,多为老年患者。由癌和肉瘤两种成分混合组成;②食管造影表现为息肉样充盈缺损,表面光滑,可见浅钡斑,黏膜皱襞破坏、紊乱,管腔无明显狭窄或局部扩张。

【鉴别诊断】
食管肉瘤样癌分为息肉型与浸润型,息肉型与腔内型食管癌和平滑肌瘤难以鉴别,常需病理学检查才能确诊。

第七节　食管其他病变

一、食管异物(图 1-7-1、图 1-7-2)

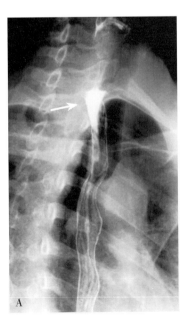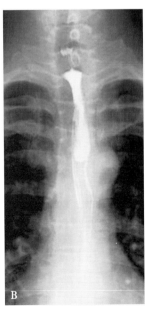

图 1-7-1　食管异物
男,32 岁,误吞鸡骨后疼痛。A、B.食管上段见钡絮勾挂征象(箭头)

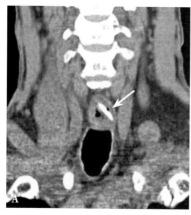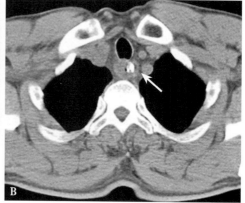

图 1-7-2 食管异物

男,57岁,误吞鱼刺后疼痛,吞咽困难。A、B.食管上段见条形高密度影,未穿破食管壁(箭头)

【诊断要点】

①有明显误吞病史,咽部或胸骨后异物感、疼痛;②异物易停留于食管生理性狭窄或三个压迹处;③钡餐造影表现为棉絮勾挂异物现象,如异物穿破食管壁,可显示对比剂外漏。

【鉴别诊断】

本病较容易进行诊断,主要需进行鉴别者为纵隔内异常钙化灶和异物吞咽后所引起的食管管壁划伤,前者可通过变换观察体位后鉴别,后者需行食管镜检查以明确诊断。

二、食管憩室(图 1-7-3、图 1-7-4)

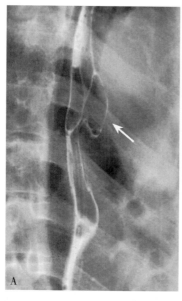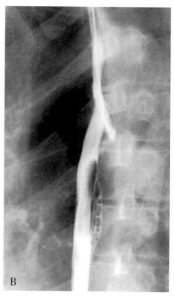

图 1-7-3 食管憩室

男,68岁,上腹部不适,烧灼感,时有反酸。A、B.食管中段气管分叉处可见宽基底帐篷状突出影(箭头)

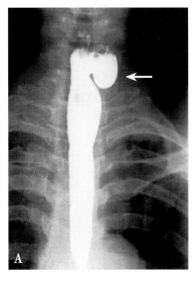

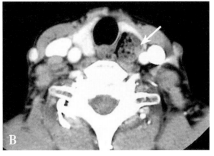

图 1-7-4 食管憩室

女,52岁,吞咽后不适感,疼痛半年。A.食管上段可见囊袋样突出,病灶边缘光整,内可见气液平面,狭颈与食管相连(箭头);B. CT 像示食管左侧壁类圆形囊腔与食管相通,甲状腺左叶受压改变(箭头)

【诊断要点】

与食管相通的囊袋状突出影,较易诊断。

【鉴别诊断】

(1) 食管溃疡:食管小憩室需与食管溃疡鉴别,后者外形不规则,周围黏膜皱襞纠集,食管壁水肿,吞钡后痉挛。

(2) 食管裂孔疝:食管裂孔疝与位于膈上的食管憩室之间的区别为,疝囊内粗大黏膜与胃底部黏膜相延续,食管憩室无此表现。

三、食管静脉曲张(图 1-7-5)

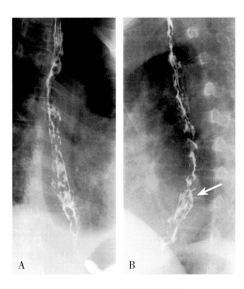

图 1-7-5 食管静脉曲张

男,55岁,肝硬化史4年,呕血。A、B.食管钡剂造影表现为食管黏膜皱襞广泛增粗,迂曲,呈"蚯蚓状"充盈缺损(箭头),管壁柔软,扩张尚好

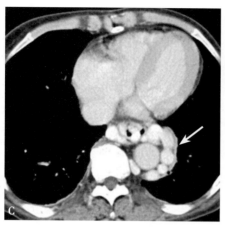
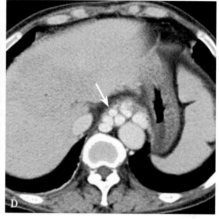

图 1-7-5（续）

C、D. CT 像示增强扫描静脉期食管下端及贲门胃底部多发迂曲强化血管影（箭头）

【诊断要点】

①食管黏膜皱襞增粗，走行迂曲，呈"蚯蚓状"；②食管腔无狭窄或者轻度扩张；③管壁柔软，边缘光滑或不整，呈粗大锯齿状。

【鉴别诊断】

（1）食管癌：食管下段癌肿黏膜糜烂、破坏出现充盈缺损时，需与食管静脉曲张鉴别，前者管壁僵硬，管腔狭窄，扩张受限等可资鉴别。

（2）钡剂内多发气泡影往往也会造成静脉曲张的假象，但气泡影所造成的充盈缺损往往随钡剂下咽而出现下移、消失，可进行区别。

四、食管裂孔疝（图 1-7-6、图 1-7-7）

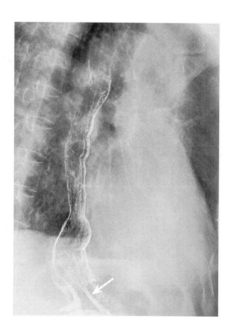

图 1-7-6 食管裂孔疝

女，62 岁，上腹部不适，呃逆，反酸 2 年。膈上出现疝囊，疝囊内黏膜皱襞与胃底部相延续（箭头），胃底部呈天幕样牵引，贲门切迹消失，膈上食管可见食管胃环

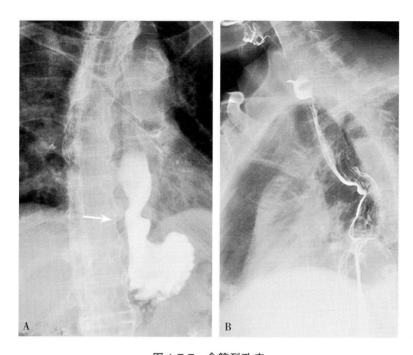

图 1-7-7 食管裂孔疝

男,77 岁,上腹痛伴恶心,反酸,嗳气。A、B. 部分胃底疝入胸腔(箭头),边缘
光滑,规则,可回纳

【诊断要点】

①膈上可见疝囊,囊内黏膜皱襞与胃底相延续;②疝囊的上界可见一收缩环,即上升的
下食管括约肌收缩形成的环,称 A 环,该环与食管蠕动波无关;③疝囊的下界为食管裂孔形
成的环形缩窄,称为 B 环;④部分疝囊随腹内压降低可回复。

【鉴别诊断】

(1) 食管膈壶腹:食管膈壶腹为正常生理现象,表现为膈上扩大的食管,长 4~5cm,边缘
光滑,随食管收缩蠕动而变小,其上方直接与食管相连,无收缩环存在。食管裂孔疝与食管
收缩无关,可见收缩环,其内黏膜与胃底相通。

(2) 食管下端憩室:鉴别见本节"二、食管憩室"。

第八节 胃　炎

图 1-8-1 为胃炎病例。

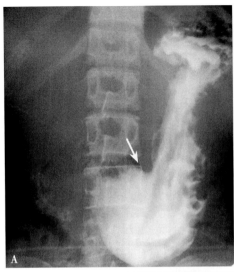
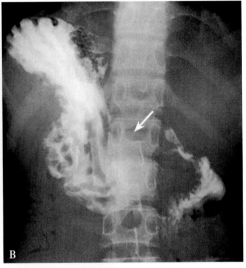
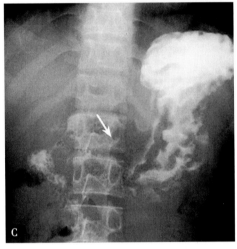

图 1-8-1　胃炎

男,17 岁,上腹部饱胀不适感月余。A、B. 胃张力降低,胃内可见大量潴留液。胃体部黏膜皱襞粗大、紊乱;C. 胃窦部胃小区显示(箭头)

【诊断要点】

①黏膜皱襞粗大紊乱,呈脑回样迂曲,柔软,形态可变;②胃黏膜黏液保护层减弱或消失,使钡剂进入胃小沟内,显示胃小区;③胃壁柔软,蠕动减弱或为痉挛性收缩,胃排空差,内可见潴留液。

【鉴别诊断】

无需鉴别。

第九节　胃　溃　疡

一、良性溃疡(图 1-9-1)

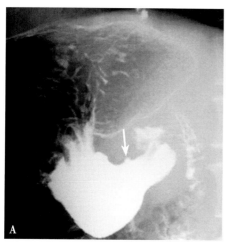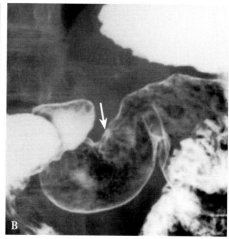

图 1-9-1　良性胃溃疡
男,52 岁,上腹痛。A、B. 胃窦小弯侧可见突出腔外钡龛(图 A 箭头),病灶边缘光整,周围见放射状黏膜皱襞集中(图 B 箭头),达溃疡边缘

【诊断要点】
①龛影为胃溃疡的直接征象;②良性溃疡所形成的龛影位于正常充钡胃腔的轮廓之外,龛影口部常有一圈黏膜水肿形成的透明带,放射状光滑增厚的皱襞直接延伸至溃疡边缘;③溃疡的大小、深度及溃疡位置(贲门处溃疡除外),并不能提示溃疡的良、恶性。

【鉴别诊断】
需与恶性溃疡鉴别,两者之间的鉴别主要从以下几点进行区分:①形态:良性溃疡形态规则,多为圆形或椭圆形;恶性溃疡形态不规则;②边缘:良性溃疡边缘整齐,光滑锐利,恶性溃疡边缘不整,呈结节样;③底部:良性溃疡底部平坦,恶性溃疡底部凹凸不平;④周围黏膜皱襞:良性溃疡周围黏膜皱襞呈放射状,车辐状集中,逐渐变细达龛影边缘;恶性溃疡黏膜皱襞破坏,紊乱,呈杵状,笔尖状融合;⑤局部胃壁:良性溃疡邻近胃壁柔软,恶性溃疡周围胃壁僵硬。

二、恶性溃疡（图 1-9-2、图 1-9-3）

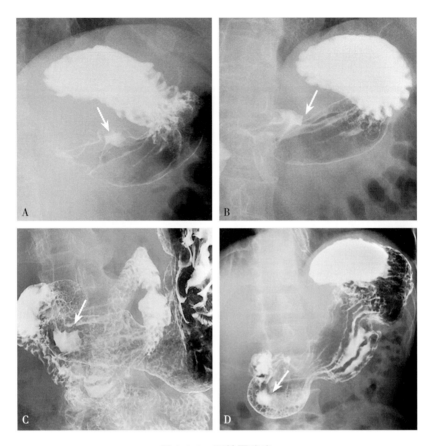

图 1-9-2　恶性胃溃疡

男，84 岁，上腹痛，黑便。A~D. 胃窦小弯侧可见一火山口样钡龛，病灶位于胃轮廓之内（图 A），形态不规则，边缘多发尖角样突起（图 B、C），周围黏膜皱襞破坏，呈杵状，胃壁僵硬（图 D）

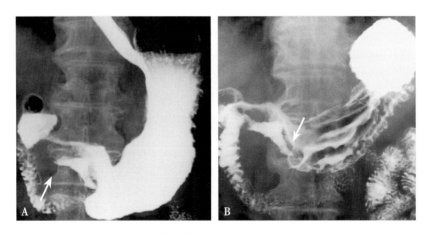

图 1-9-3　恶性胃溃疡

男，81 岁，乏力，纳差，腹痛，贫血。A. 胃窦部可见巨大新月形龛影，内缘凸向胃腔内（箭头）；B. 灶周可见环堤（箭头）。周围黏膜皱襞粗大、中断，胃壁僵硬，无蠕动波

【诊断要点】

①贲门水平以上胃底的溃疡多为恶性;②溃疡位于胃轮廓之内,溃疡周围不规则,可呈尖角样、结节样突起,正常黏膜与胃溃疡周围异常组织分界突兀。黏膜皱襞中断、破坏,胃壁僵硬。

【鉴别诊断】

见本节"一、良性溃疡"。

第十节 胃 癌

一、胃窦癌(图 1-10-1、图 1-10-2)

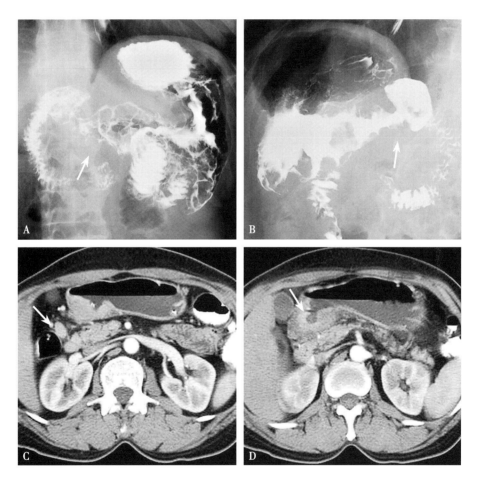

图 1-10-1 胃窦癌

男,68 岁,上腹痛,纳差,黑便。A、B. 胃窦部胃腔狭窄,黏膜皱襞糜烂、破坏,可见多发不规则充盈缺损影(箭头);C、D. CT 像表现为胃窦部胃壁不规则增厚(图 C 箭头),强化明显,周围见肿大淋巴结影(图 D 箭头)

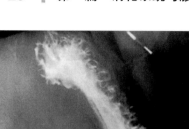
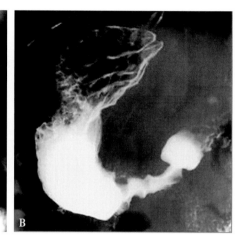

图 1-10-2 胃窦癌

女,79 岁,黑便,上腹痛。A、B.胃窦部胃腔狭窄,胃壁僵硬,扩张受限,近端见"肩胛征"(箭头)

二、浸润型胃癌(图 1-10-3)

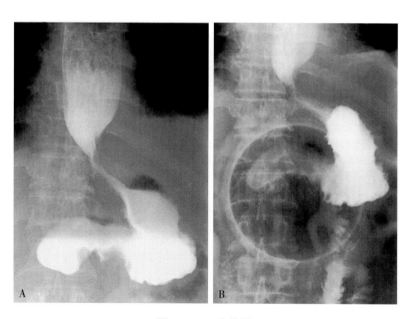

图 1-10-3 皮革胃

男,87 岁,纳差,消瘦 1 年。A、B.胃腔狭小,胃壁僵硬,无蠕动,正常黏膜皱襞消失

【诊断要点】

①胃腔狭窄,或胃窦狭窄呈"肩胛征"或细线样;②胃壁僵硬,边缘不整,蠕动消失;③黏膜皱襞中断、破坏;④显示较大不规则充盈缺损或不规则龛影。

【鉴别诊断】

（1）淋巴瘤：淋巴瘤引起的胃腔不规则狭窄变形，但胃壁仍有舒张伸展性，并非皮革胃那样固定不变。

（2）胃溃疡：良恶性胃溃疡的鉴别见本章第九节"胃溃疡"。

（3）肥厚型胃炎：胃窦部浸润型癌需与肥厚型胃炎区别，后者黏膜皱襞粗大，但连续，胃壁有弹性而不僵硬，无"袖口征"或"肩胛征"。

第十一节 胃 肉 瘤

图 1-11-1、图 1-11-2 为胃肉瘤病例。

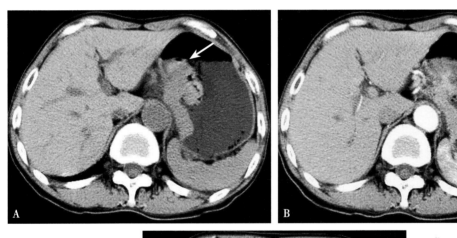

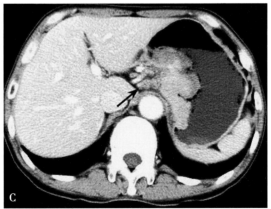

图 1-11-1 胃肉瘤

男，67岁，反复上腹部痛半个月余，反复黑便两个月余。A. 平扫示胃底部壁不均匀增厚，可见溃疡形成，密度不均匀（箭头）；B. 动脉期病灶呈轻中度不均匀强化（箭头）；C. 静脉期病灶呈不均匀明显强化，胃壁浆膜面不光整，胃周可见多发肿大淋巴结影（箭头）

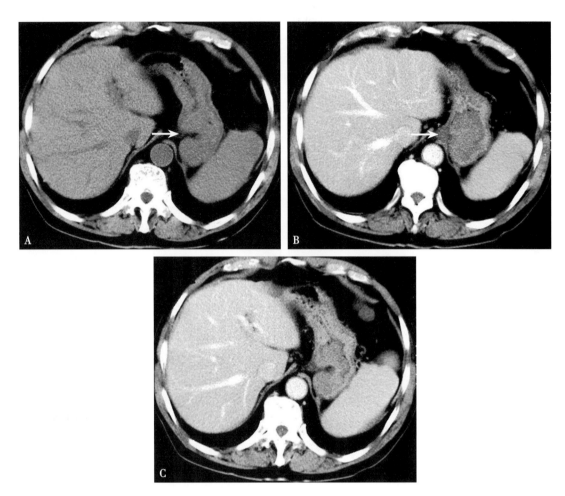

图 1-11-2 癌肉瘤

男,75 岁,黑便半个月余。A. 平扫示胃底部壁不均匀增厚,密度较均匀,凸向胃腔(箭头);B、C. 增强后病灶轻度强化

【诊断要点】

①临床症状不具备特异性,以上腹痛和黑便、体重下降等最常见;②癌肉瘤为肿瘤内既有癌组织又有肉瘤组织的复合性肿瘤,是一种非常少见的肿瘤,常发生于老年男性;③影像学上胃肉瘤的癌肉瘤与胃癌不能区分,肿瘤通常较大并伴有表面溃疡,增强后轻中度强化;④明确诊断依靠病理学诊断。

【鉴别诊断】

胃癌:与胃癌不能区分,依靠病理学诊断。

第十二节 胃间质瘤

一、胃间质瘤(腔内型,图1-12-1)

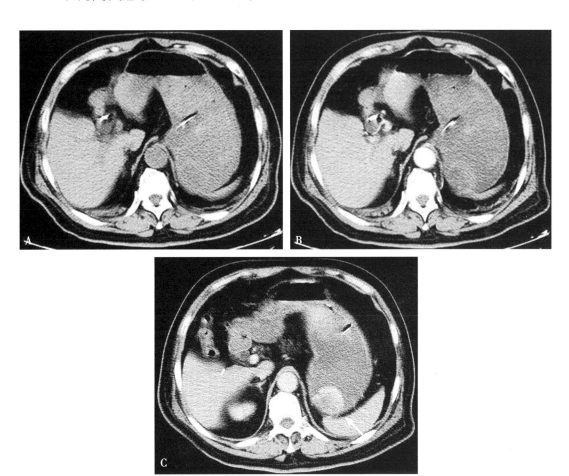

图1-12-1 胃间质瘤

男,77岁,上消化道出血1个月。A. CT平扫示胃底腔内结节影,密度不均匀,呈等低混杂密度;B. 动脉期病灶呈不均匀轻度强化;C. 静脉期病灶呈不均匀明显强化,与胃壁关系密切(箭头)

二、胃间质瘤(壁内型,图 1-12-2)

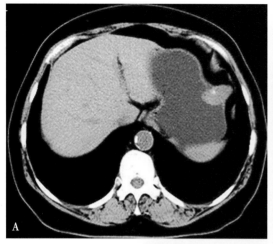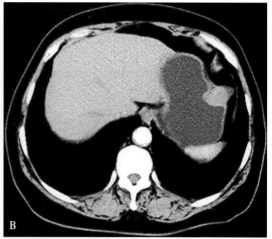

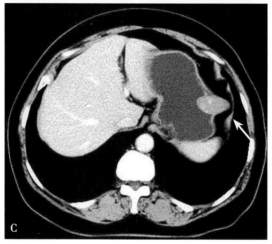

图 1-12-2　胃间质瘤

女,63 岁,上腹部胀痛 1 个月。A. 平扫示胃壁类椭圆形软组织密度影,其内可见钙化;B. 动脉期病灶呈轻度强化;C. 静脉期病灶呈中等度均匀强化,病灶边界清晰,胃壁浆膜面光整(箭头)

【诊断要点】

①胃间质瘤(gastrointestinal stromal tumors,GIST)多见于中老年男性,好发于胃部,占GIST 的 60%~70%。临床症状主要表现为腹痛、腹部包块、呕血、黑便等;②GIST 通常单发、圆形的胃壁肿瘤,主要是外生性、壁内或内生性;③大的 GIST 常见坏死,显示黏膜溃疡或深的空腔;④增强扫描呈不同程度的强化,坏死部分无强化;⑤恶性间质瘤直径多大于 5cm,可通过血行和种植转移到肝脏、腹膜和肺等部位,淋巴结转移少见。

【鉴别诊断】

(1)胃癌:胃壁常增厚、僵硬,与邻近组织分界不清,常伴有淋巴结转移。

(2)胃淋巴瘤:全周胃壁增厚,胃壁光整。

第十三节　胃其他疾病

胃淋巴瘤（图 1-13-1）

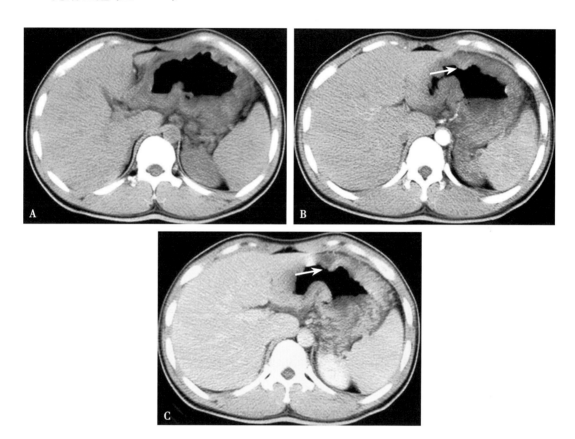

图 1-13-1　胃淋巴瘤

男,28 岁,反复上腹部痛两年余。A. 平扫示胃壁均匀增厚,胃腔扩张;B. 动脉期病灶呈轻度强化(箭头);C. 静脉期病灶呈中等度均匀强化,胃壁浆膜面光整(箭头)

【诊断要点】

①临床症状不具备特异性,以上腹痛和恶心、呕吐、体重下降等最常见;②胃原发淋巴瘤属于黏膜下肿瘤,多为非霍奇金病,好发于胃窦及胃体部;③弥漫型表现为胃壁广泛性弥漫性增厚,胃周脂肪线完整,病变表面黏膜多完整,病灶密度均匀,极少坏死、囊变或出血,增强扫描病灶强化程度较轻且均匀;④肿块型病灶呈肿块样生长,密度均匀,与邻近肌肉密度相仿,增强后轻中度均匀强化。

【鉴别诊断】

(1) 胃癌:胃壁常增厚、僵硬,与邻近组织分界不清,胃腔狭窄。

(2) 胃 GIST:呈圆形肿块,有坏死,增强后强化明显。

第十四节　十二指肠溃疡

图 1-14-1 为十二指肠溃疡病例。

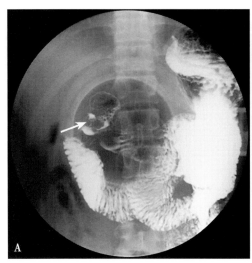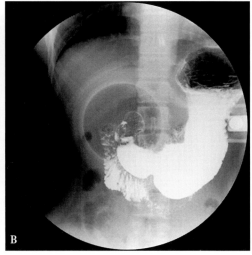

图 1-14-1　十二指肠溃疡

男,16 岁,反复中上腹不适 1 周,加重伴呕吐 2 周。A、B. 上消化道气钡双重造影,示十二指肠球部变形,可见钡斑(箭头),边缘光滑,可见黏膜纠集,无黏膜中断征象

【诊断要点】

①十二指肠球部溃疡临床症状多有周期性、节律性右上腹疼痛,疼痛多在两餐之间,进食或服制酸剂可以缓解;②诊断溃疡的直接征象是龛影,多位于前或后壁中央部,表现为圆形或不规则形钡斑,周围黏膜纠集;③若周围水肿明显,可见溃疡环堤。2/3 可引起球部变形。

【鉴别诊断】

若见龛影和恒定的球部变形,诊断十二指肠球部溃疡无困难。

第十五节　十二指肠憩室

图 1-15-1 为十二指肠憩室病例。

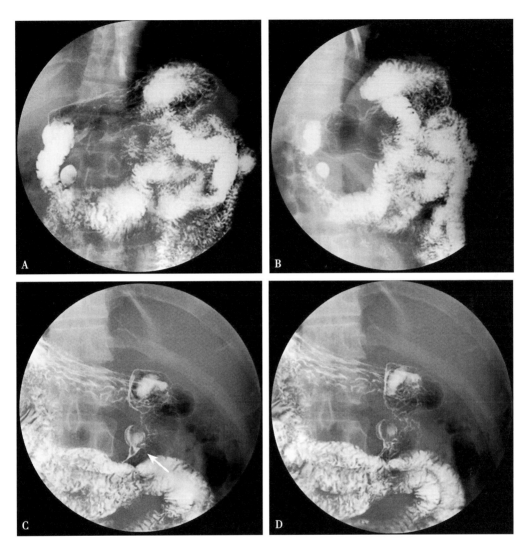

图 1-15-1 十二指肠憩室

男,62 岁,上腹部疼痛 2 年。A~D. 上消化道气钡造影图像,十二指肠降部内侧见囊袋样突起(箭头),以狭颈与十二指肠相连,可见十二指肠黏膜延续

【诊断要点】

①十二指肠是消化道憩室的好发部位,多见于老年人。多数无特异症状及体征;②X 线钡餐造影为十二指肠憩室主要检查手段;③十二指肠憩室通常为圆形或卵圆形囊袋状影,突出于肠腔之外,边缘整齐光滑,以一窄颈与肠腔相连。十二指肠黏膜经颈部进入憩室。较大憩室在立位检查时,因含有气体、液体和钡剂,可见不同密度的分层界面。

【鉴别诊断】

十二指肠憩室具有典型表现,诊断无困难。

第十六节 十二指肠恶性肿瘤

图 1-16-1 为十二指肠腺癌病例。

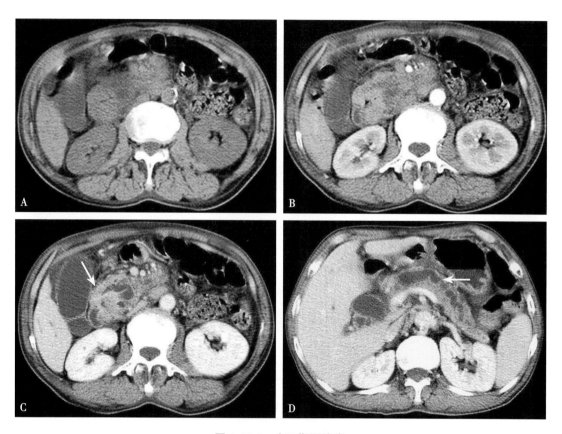

图 1-16-1 十二指肠腺癌

男,65 岁,反复上腹痛 10 天。A. 平扫示十二指肠降部内侧壁增厚并可见软组织块影;B、C. 增强后病灶明显强化(箭头);D. 胰管明显扩张(箭头)

【诊断要点】

①十二指肠腺癌好发于 60~70 岁,以十二指肠乳头周围常见,约占 65%;②临床表现主要为腹痛、黄疸、肠梗阻、出血、腹部包块等;③ CT 表现为肠壁不规则或环形增厚,局部形成软组织肿块,呈分叶状或类圆形,肠腔狭窄。病灶可以侵犯周围肠管、胰腺,十二指肠乳头受侵可显示"双管征"。增强后病灶呈轻中度强化。可有腹膜后淋巴结转移及肝脏转移。

【鉴别诊断】

(1) 十二指肠腺瘤或息肉:十二指肠腺癌病灶较小时与腺瘤及息肉较难鉴别。一般腺瘤及息肉形态规则,边界清晰,增强后多轻度强化,典型息肉可见以蒂与十二指肠相连。不引起肠腔狭窄,无淋巴结及肝脏转移。

（2）淋巴瘤：淋巴瘤累及肠管范围较长，肿块较密实，少见坏死，多呈轻中度强化，肠管呈"动脉瘤样"扩张，肠梗阻多不明显。

（3）神经内分泌癌：发生于十二指肠罕见，神经内分泌癌多强化明显，形态无特征性改变，典型患者可出现类癌综合征的表现。

第十七节　肠系膜上动脉压迫综合征

图 1-17-1 为肠系膜上动脉压迫综合征病例。

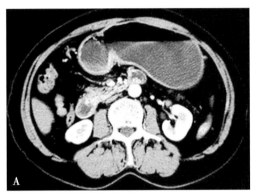
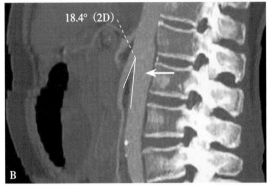
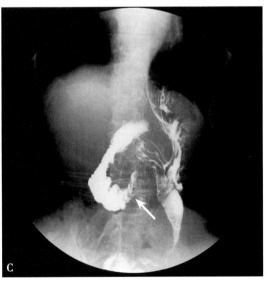

图 1-17-1　肠系膜上动脉压迫综合征
女,63 岁,反复上腹部胀痛数年。A. 肠系膜上动脉与腹主动脉间十二指肠水平段管腔狭窄,近段十二指肠扩张;B. 重组图像示肠系膜上动脉与腹主动脉夹角为 18.4°（箭头）;C. 胃肠钡餐造影检查见十二指肠水平段或升段出现光滑的"笔杆"样压迹（箭头）,钡剂通过受阻,可见逆蠕动

【诊断要点】

①多见于消瘦女性或长期卧床者。临床症状主要是食后腹痛、恶心、呕吐;②钡餐检查主要 X 线征象为十二指肠水平段或升段出现光滑的"笔杆"样压迹,钡剂通过受阻,可见明显逆蠕动;③CT 能清晰显示扩张的胃十二指肠肠腔,三维重组图像可明确肠系膜上动脉与腹主动脉夹角。正常情况下肠系膜上动脉与腹主动脉之间的夹角大于 45°。

【鉴别诊断】

根据十二指肠近段扩张及肠系膜上动脉与腹主动脉夹角变小可以明确诊断。

第十八节 小肠结核

图 1-18-1 为小肠结核病例。

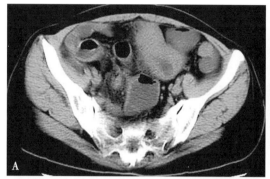
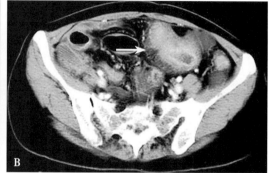

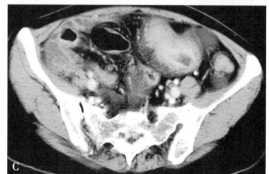

图 1-18-1 小肠结核
女,46 岁,脐周疼痛 10 年,加重两年。A. 平扫示左下腹局部小肠肠壁增厚,无明显钙化;B、C. 增强后增厚肠壁明显强化,周围脂肪间隙浑浊(箭头),可见纤维条索影,近段肠管未见明显扩张;D、E. 冠状位图像示多发肠壁增厚,局部粘连,肠系膜可见多发小淋巴结影

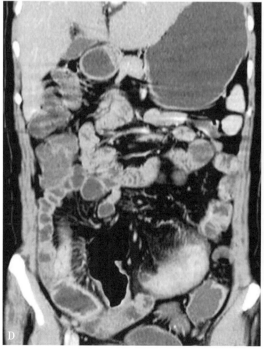
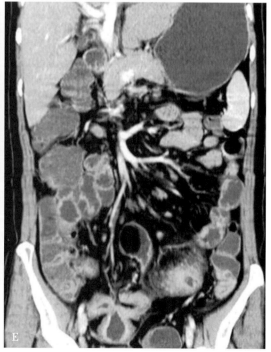

【诊断要点】

①80%~90% 的小肠结核好发于回盲部及回肠远端,也可见于回肠近段、空肠及十二指肠;②小肠结核好发于青壮年,起病缓慢,临床表现为腹痛、腹泻、右下腹压痛或可触及包块,可伴有全身其他系统结核;③病理上分为溃疡型、增殖型和混合型,以混合型多见;④CT 表现为肠壁增厚,管腔狭窄,以回盲部为中心,多为回肠远段、盲升结肠管壁增厚,病变多呈连续性,增强后,病变早期及活动期增厚管壁强化明显,慢性期则强化不明显。病变管腔环形狭窄。易合并腹膜炎、腹水、肠粘连,淋巴结钙化及干酪样坏死。同时可以合并肺部或其他部位结核。

【鉴别诊断】

(1)克罗恩病(Crohn disease):Crohn 病多为阶段性增厚,多呈跳跃性,易合并肠瘘、蜂窝织炎、脓肿及肠梗阻,少见淋巴结坏死、钙化,血管明显增粗、增多。

(2)小肠腺癌:小肠腺癌病变比较局限,易合并淋巴结转移及肝转移,小肠腺癌血供丰富,可见肿瘤供血动脉。

第十九节　小肠克罗恩病

图 1-19-1 为 Crohn 病病例。

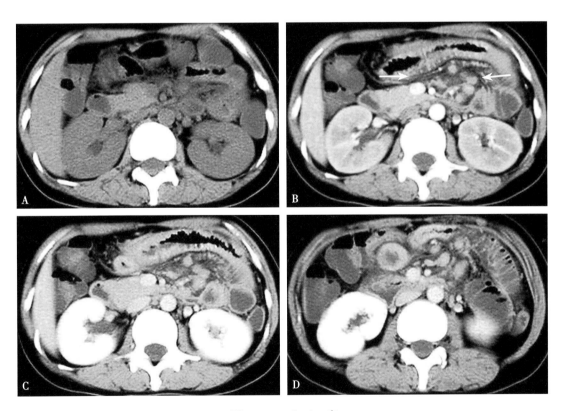

图 1-19-1　Crohn 病

女,40 岁,腹部疼痛 4 年,加重 2 天。A. 平扫示左上腹局部小肠肠壁增厚,无明显钙化;B~D. 增强后增厚肠壁轻中度强化,肠系膜浑浊,近段肠管未见明显扩张,肠系膜可见多发肿大淋巴结(箭头)

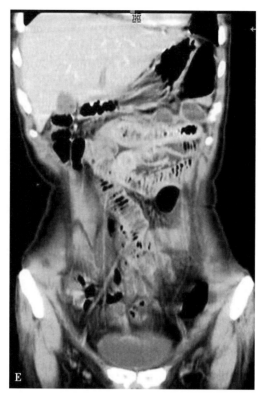

图 1-19-1(续)

E. 冠状位图像示多发肠壁增厚

【诊断要点】

①克罗恩病是一种原因尚不十分清楚的胃肠道慢性肉芽肿性疾病。病变同时累及回肠末段与邻近右侧结肠者最多见(约50%),只涉及小肠者占其次(30%),主要在回肠,局限在小肠少见。呈阶段性和跳跃式分布;②临床上以腹痛、腹泻、腹部肿块、瘘管形成和肠梗阻为特点;③肠壁增厚,急性期肠壁可出现分层征象、靶征、双晕征,慢性期肠壁增厚伴管腔狭窄,增强后轻度强化。肠系膜水肿、增厚,肠系膜淋巴结增生。随着病情发展,可出现肠瘘、腹腔脓肿。

【鉴别诊断】

(1) 小肠结核:患者通常伴有肺部活动性结核或有结核病史,且结核菌素试验呈阳性,抗结核治疗有效。肠壁连续性增厚,肠腔狭窄,腹膜后及肠周可见淋巴结肿大,肿大淋巴结常伴有钙化及坏死,系膜纤维条索影,可有腹膜增厚、腹腔积液等腹膜炎改变。

(2) 小肠淋巴瘤:小肠淋巴瘤受累肠段较长,可单发或多发。肠壁增厚,肠腔变形,肠管扩张或狭窄,肠腔内或外可见软组织块影。

第二十节 小 肠 肿 瘤

一、小肠腺癌(图 1-20-1)

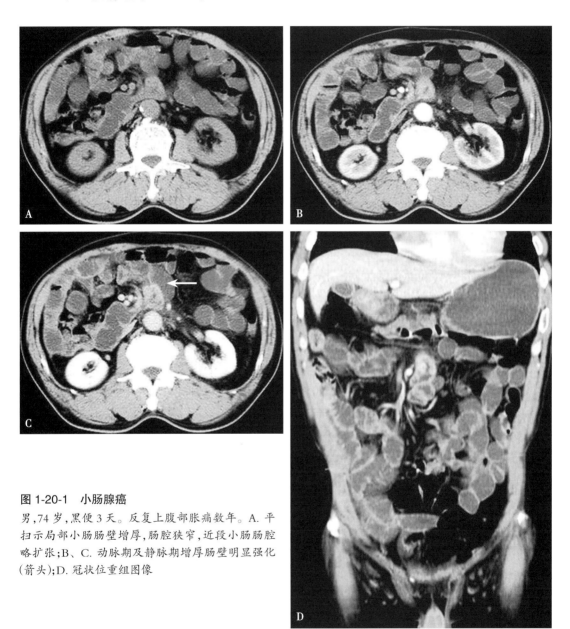

图 1-20-1 小肠腺癌

男,74岁,黑便3天。反复上腹部胀痛数年。A.平扫示局部小肠肠壁增厚,肠腔狭窄,近段小肠肠腔略扩张;B、C.动脉期及静脉期增厚肠壁明显强化(箭头);D.冠状位重组图像

【诊断要点】

①腺癌好发于十二指肠及近段空肠;②临床表现不典型,可表现为腹痛、便血或呕血、肠梗阻、腹部肿块、肠穿孔等;③影像学表现为不规则软组织肿块,局部肠壁增厚,增强后呈中

度强化,密度不均,钙化少见,可形成溃疡。近段肠曲扩张。

【鉴别诊断】

(1) 小肠淋巴瘤:好发于空回肠,肠壁增厚,无肠梗阻,肠系膜淋巴结肿大。

(2) 小肠平滑肌肉瘤:主要向腔外生长,密度不均匀,直径常大于5cm,增强后明显强化。

二、小肠GIST(图1-20-2)

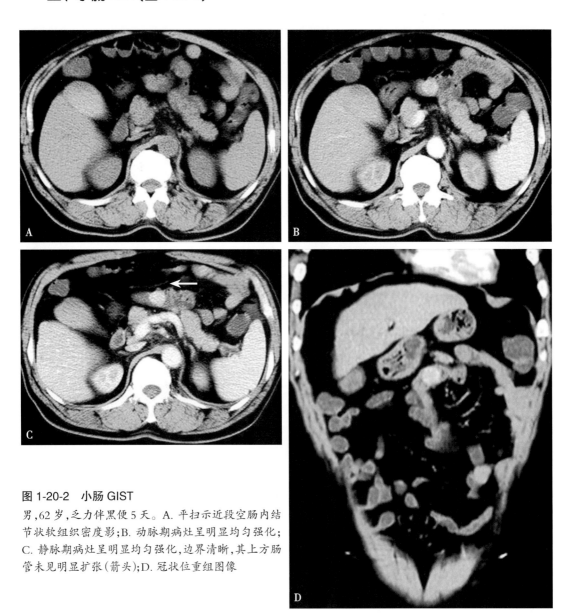

图1-20-2 小肠 GIST
男,62岁,乏力伴黑便5天。A.平扫示近段空肠内结节状软组织密度影;B.动脉期病灶呈明显均匀强化;C.静脉期病灶呈明显均匀强化,边界清晰,其上方肠管未见明显扩张(箭头);D.冠状位重组图像

【诊断要点】

①小肠间质瘤主要表现为大小不等的圆形或分叶状、不规则形肿块,富血供,可见坏死囊变,钙化少见;②部分瘤内溃疡破溃与管壁相通,形成假肠腔征;③小肠间质瘤可多发,很

少引起肠梗阻,恶性间质瘤发生淋巴结转移少见。

【鉴别诊断】

(1) 小肠腺癌:好发于近段小肠,肠壁增厚,管腔狭窄,黏膜皱襞破坏中断,易发生淋巴结转移。

(2) 小肠淋巴瘤:肠壁增厚,管腔扩张,肠系膜淋巴结肿大。

三、小肠淋巴瘤(图 1-20-3)

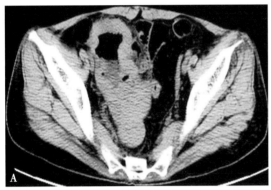
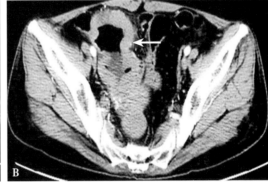
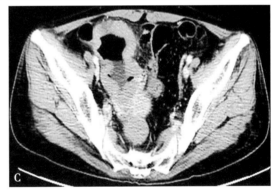

图 1-20-3　小肠淋巴瘤

女,49 岁,腹胀腹痛两个月余。A. 平扫示局部小肠肠壁增厚,肠腔狭窄,近段小肠肠腔略扩张;B、C.动脉期及静脉期增厚肠壁明显强化(箭头)

【诊断要点】

①小肠淋巴瘤在小肠恶性肿瘤中居首位,占小肠恶性肿瘤总数的 40%~50%;②小肠恶性淋巴瘤分原发性和继发性两种;③淋巴瘤可发生于小肠的任何部位,以淋巴丰富的回肠远端发生率最高;④主要表现为肠壁增厚、肠腔内息肉样肿块、肠管扩张、肠系膜结节或肿块影、夹心面包征、肠套叠,少有肠梗阻。

【鉴别诊断】

(1) 小肠腺癌:好发于近段小肠,肠壁增厚常导致肠腔狭窄、肠梗阻,少见肠系膜淋巴结转移。

(2) 小肠间质瘤:肿瘤边缘常光滑且相邻肠壁无增厚,无肠系膜淋巴结肿大。

四、小肠脂肪瘤（图 1-20-4）

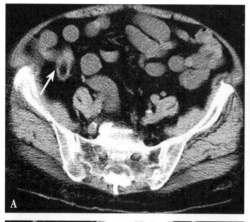
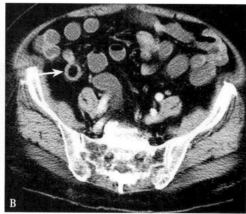
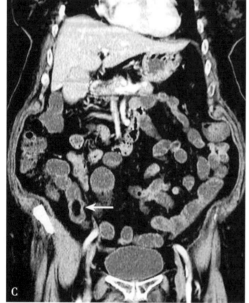

图 1-20-4　小肠脂肪瘤
女，83 岁，反复腹痛三个月余。A. 平扫示小肠肠腔内条状脂肪密度影（箭头）；B. 增强后病灶无明显强化，临近肠管壁略增厚（箭头）；C. 冠状位重组图像，可见脂肪密度影（箭头）

【诊断要点】

①小肠脂肪瘤好发于老年人，50~70 岁最常见。发生部位以空回肠居多，尤其是末端回肠；②当肿瘤小于 1cm 时常无临床症状，当肿瘤增大可出现间断发作性腹痛、消化道出血、恶心、呕吐等；③小肠内脂肪密度肿块，CT 值 –100~–50HU。

【鉴别诊断】

诊断明确，无需鉴别诊断。

第二十一节 小肠其他疾病

胃肠道多发息肉综合征(图 1-21-1)

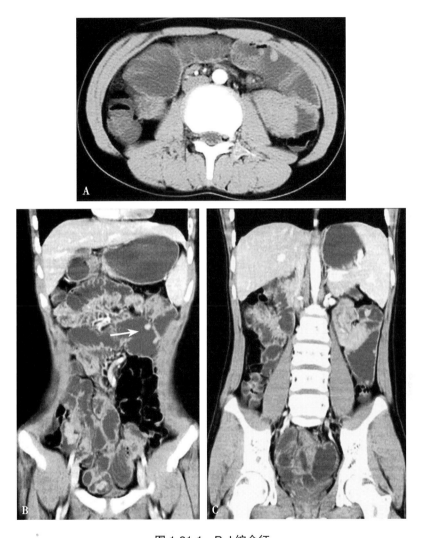

图 1-21-1 P-J 综合征

男,13 岁,反复中上腹痛 7 年。A. 横断位图像;B、C. 冠状位图像,示结肠及小肠肠腔内多发息肉(箭头)

【诊断要点】

①典型胃肠道多发息肉综合征(Peutz-Jeghers 综合征)一般有家族史,大部分伴有不同程度的色素沉着,临床上常表现为血便、腹痛等消化道症状,可出现肠套叠、肠梗阻、出血等;②病变部位小肠最多,占 60%~90%,息肉为非肿瘤性错构瘤性息肉;③多排螺旋 CT 原始图像及后处理图像可以清楚显示息肉大小、形态和位置。

【鉴别诊断】

家族性腺瘤性息肉病：主要表现为结肠内多发腺瘤性息肉，其数量可达100个至数千个。

第二十二节 溃疡性结肠炎

图1-22-1为溃疡性结肠炎病例。

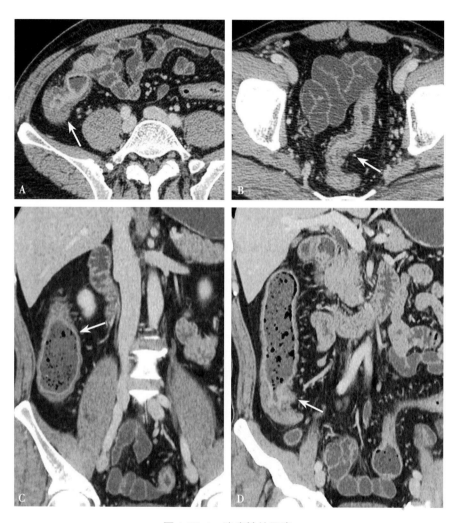

图1-22-1 溃疡性结肠炎

(病例由浙江大学医学院附属邵逸夫医院放射科，王丹提供)

男性，42岁，反复腹泻4年，再发1周。A~D. 腹部CT增强静脉期(A、B. 冠状位重组)
示结肠各段弥漫肠壁增厚，黏膜强化明显，肠系膜小血管影增多(箭头)。肠镜病理提示：
大肠黏膜慢性活动性炎，局灶糜烂(符合炎症性肠病，倾向溃疡性结肠炎)

【诊断要点】

①溃疡性结肠炎为一种原因不明的结肠慢性溃疡性炎症。其特征为发作期与缓解期交替出现；②急性期：肠腔向心性狭窄，钡剂排空迅速，可出现"线样征"。乙状结肠和降结肠边

缘呈连续性齿状突出,结肠袋边缘出现钮扣状龛影,在龛影底部显示双重轮廓,较大的龛影突出于结肠之外;③亚急性期:黏膜皱襞紊乱、息肉状充盈缺损,称为"卵石征",有时黏膜皱襞变平或消失;④慢性期:肠腔轻度狭窄,结肠袋变浅或消失;⑤晚期:肠管可自下而上连续性狭窄缩短,整个肠管呈腊肠样改变,肠管狭窄是对称性的,远端与近端逐渐移行,肠管轮廓多光滑而僵硬,肠腔舒张或收缩均不佳,临床上不出现肠梗阻。

【鉴别诊断】

(1) 结肠 Crohn 病:病变主要在右半结肠而非左半结肠,直肠一般不受累,病变呈节段性不连续性分布,溃疡多为纵形,黏膜增生呈"卵石征"表现,至晚期有瘘管形成。

(2) 结肠结核:好发部位为回盲部、盲肠与升结肠,而左侧结肠很少受累。肠结核是自回盲肠 - 盲肠往升结肠发展,病变常多发不连续,呈跳跃征,而溃疡性结肠炎是自直肠 - 乙状结肠往降结肠发展,病变范围是连续性的。肠结核的黏膜为不规则的浅糜烂,没有假性息肉改变,治愈后可有短缩、变形、环形狭窄、黏膜集中、瘢痕收缩等,而溃疡性结肠炎治愈后肠管狭细短缩、结肠袋消失、僵硬如铅管状,有炎性息肉形成等。

(3) 家族性息肉综合征:为遗传性疾患,无结肠炎改变,便血为主要症状,除可见无数大小不一的息肉外,结肠管径、结肠袋、结肠外形均正常。溃疡性结肠炎的主要特征是炎性改变。

第二十三节 结 肠 结 核

图 1-23-1 为结肠结核病例。

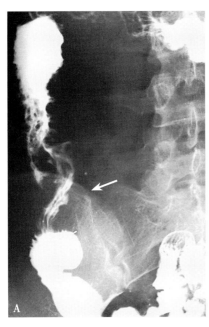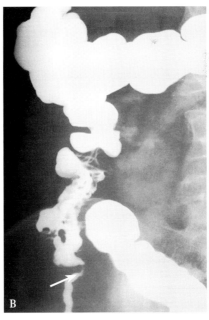

图 1-23-1 结肠结核

(病例由复旦大学附属中山医院放射科提供)

男,61 岁,腹痛、腹泻半个月。A、B. 钡剂灌肠充盈相示盲升结肠狭窄缩短,黏膜紊乱,小结节息肉状充盈缺损(箭头),诊断增殖型肠结核

【诊断要点】

①好发于回盲部,常累及盲、结肠;②溃疡型:病变肠管呈轻度不规则狭窄,结肠袋变浅甚至消失。在回盲瓣区域钡剂通过迅速而不易充盈,末端回肠可呈细线状,称"激惹征"(或跳跃征)。溃疡较深时,病变段肠管呈不规则锯齿状,常与正常段肠管相间;③增殖型:病变段肠管呈小息肉样增生形成大小不等的充盈缺损。肠壁增厚,管腔变窄、变形,严重时产生肠梗阻。肠管缩小变短,并见肠腔内黏膜紊乱且粗细不均。

【鉴别诊断】

(1) 回盲部 Crohn 病:特征为节段性受侵,境界明显,小肠系膜一侧受损较重,游离缘常有假憩室变形,溃疡以纵、横线为其特征,黏膜增粗如铺路石状(卵石征),肠瘘或瘘管较肠结核多见。溃疡龛影较少见,且多在肠管长轴相垂直的方向上分布。

(2) 溃疡性结肠炎:多以左侧结肠受累为主,溃疡多见,呈较弥漫的小锯齿状龛影,形成的假性息肉形状不规则,肠管呈无结肠袋的细管状影,而肠结核则是以右侧结肠与回肠多见,溃疡征象不常见,炎性肉芽肿较为局限且光滑,肠管呈狭窄变形和缩短改变。

(3) 结肠癌:发生于盲肠的癌肿应与回盲部增殖型结核相鉴别,前者为移行段较短的充盈缺损,呈蕈伞状或环形肿块影,形态不规则,肠结核则病变区与正常的移行段较长,境界不清,充盈缺损相对完整,且回盲部具有挛缩上移的特点,二者可以区别。

第二十四节　结肠直肠癌

图 1-24-1 为结肠腺癌病例。

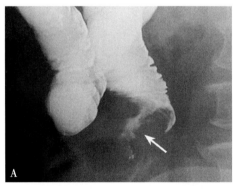
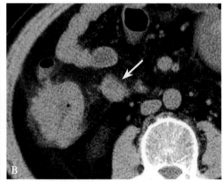

图 1-24-1　结肠腺癌

男,61 岁,腹痛、腹泻半个月。A. 钡剂灌肠充盈相示升结肠充盈缺损,肠腔狭窄,呈"苹果核"征(箭头);B. 腹部 CT 平扫示右腹部升结肠壁增厚,腔狭窄,周围脂肪间隙模糊,可见肿大淋巴结(箭头)

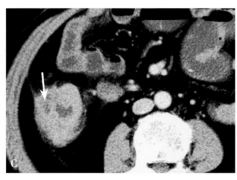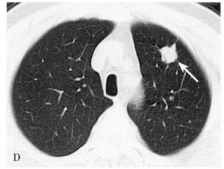

图 1-24-1（续）

C. 腹部 CT 增强静脉期示增厚结肠壁明显强化，其内密度不均匀，可见坏死低密度影（箭头）；D. 胸部 CT 平扫肺窗示左肺上叶结节为结肠癌转移灶（箭头）

【诊断要点】

①结肠直肠癌为较常见的消化道癌肿，其发病率仅次于胃癌和食管癌。多分布在直肠和乙状结肠；②增生型：向腔内生长的菜花状或息肉状充盈缺损，外缘不规整，境界清楚，局部黏膜皱襞破坏消失。肿块较大引起钡剂通过受阻，可扪及肿块；③浸润型：多呈向心性环形狭窄，僵硬，边缘光滑，病变区与正常肠管分界清楚，黏膜皱襞破坏消失，结肠袋消失，常伴有梗阻；④溃疡型：肿瘤生长如扁平碟状，主要表现为腔内不规则龛影，在肠壁一侧可出现"半月征"，龛影周围有宽窄不一的环堤，有指压迹；⑤CT 征象还包括：浆膜与周围脏器受侵，肿块累及周围器官，淋巴结转移和腹膜转移。

【鉴别诊断】

（1）肠息肉：气钡双重对比检查可以显示息肉的全貌及充盈缺损表现，其充盈缺损边缘光滑．界限清楚，充气时可见带蒂和（或）宽基底光滑分叶状软组织肿块，表面常附着少量薄层钡剂。带蒂息肉有一定的活动度。

（2）增殖型回盲部结核：有肺结核病史者，出现慢性腹痛、低热、腹水，钡餐及钡灌肠检查发现回盲部肠管有典型的"激惹征"（或跳跃征），肠管狭窄、僵硬，尤其侵犯回盲瓣区，使回盲瓣增厚时应考虑肠结核。

（3）Crohn 病：发病部位主要以末段回肠和盲肠升结肠为主，病变范围较结、直肠癌广，往往呈节段性分布，黏膜面出现"卵石征"是一个有价值的鉴别诊断征象。当直肠部位出现肠腔狭窄疑诊 Borrmann Ⅳ 型癌时，更应该与 Crohn 病进行鉴别。

（4）溃疡性结肠炎：好发于直、乙结肠及降结肠，病变范围较结、直肠癌广泛，病变呈连续性分布，广泛多发的小溃疡和假息肉，管腔边缘可见纽扣状溃疡。但应该注意溃疡性结肠炎的癌变率较高，对于有较长病史的患者应当警惕癌变。

第二十五节　结肠息肉及息肉综合征

图 1-25-1 为结肠息肉病例（见文末彩插）。

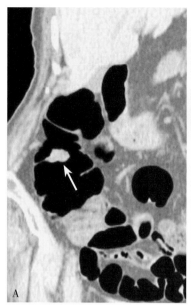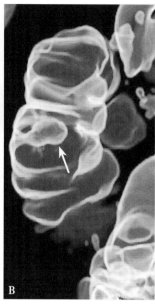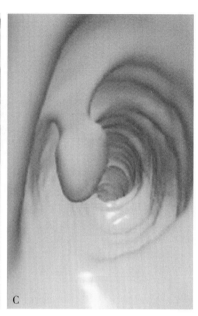

图 1-25-1 结肠息肉

(病例由浙江大学医学院附属邵逸夫医院放射科,王丹提供)

女性,82 岁,腹部不适数年。A~C. 腹部 CT 增强静脉期(A. 冠状位重组;B. 最小密度投影 MinIP;C. 虚拟结肠镜成像,CTVE)示升结肠腔内见一带蒂突起(箭头)。病理:管状绒毛状腺瘤,低级别上皮内瘤变

【诊断要点】

①检查前要充分清洁肠道,以免漏误诊。目前检查方法仍以钡剂灌肠,尤其是气钡双重对比检查为主;②息肉表现肿块周边光滑,无黏膜破坏,肠管有良好的扩张度。肠道内容物附着于肠壁上,虽不易移动,但其形态不规则,密度不均,常可识别;③ CT 仿真内镜对显示息肉亦有一定价值。纤维结肠镜不仅可寻找息肉且可行息肉摘除术。

【鉴别诊断】

(1) 较小的早期肠道恶性肿瘤:恶性肿瘤常有局部肠管僵硬,肠壁内陷,黏膜中断破坏。

(2) 家族性息肉综合征:息肉在左侧结肠较多,右侧结肠较少,至回盲末端则不见。息肉的病理成分多为管状腺瘤,大小自数毫米至数厘米不等,非常密集,可多至 300~3000 个不等。结肠袋正常,结肠无短缩现象,黏膜上也不显溃疡病变。除了依靠上述 X 线所见外,了解家族史也很重要,此外,还应与其他息肉综合征鉴别。

第二十六节 阑 尾 疾 病

一、急性阑尾炎(图 1-26-1)

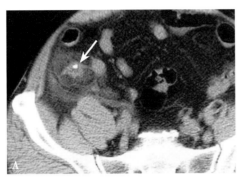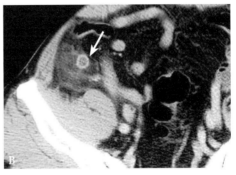

图 1-26-1 急性化脓性阑尾炎

男,64 岁,右下腹疼痛 1 天。A. 腹部 CT 平扫示右下腹盲肠下方可见增粗阑尾,直径约 1.2cm,阑尾腔内可见阑尾石高密度影,阑尾周围脂肪间隙可见渗出模糊影(箭头);B. 腹部 CT 增强静脉期示炎性阑尾壁增厚,明显强化,腔内积液(箭头)

【诊断要点】

①普通 X 线检查早期多无阳性表现,当炎症进一步发展引起局限性腹膜炎时,右下腹部肠郁张,局部小肠明显扩张,胁腹部脂肪线模糊,阑尾坏死可见阑尾内出现小气泡;②CT 直接征象:阑尾增粗,直径 >6mm,阑尾壁增厚,增强检查壁明显强化,以及阑尾黏膜下水肿可表现为不同密度分层同心圆征象,即"靶征";③CT 间接征象:局部盲肠壁增厚,阳性对比剂造影检查可见阑尾开口与盲肠接合部形成"箭头征"。阑尾炎伴阑尾盲肠周围炎时,阑尾及盲肠周围脂肪间隙模糊,出现"条纹征"。阑尾及周围炎症被网膜包裹时可形成炎性肿块;④此外,阑尾腔内积液积气,阑尾石,阑尾壁缺损,周围肠系膜淋巴结增大等 CT 征象,对于急性阑尾炎的诊断有所帮助。

【鉴别诊断】

(1) 类似阑尾炎的急腹症:典型急性阑尾炎一般外科体检及实验室检查就可以明确诊断,但术前 CT 检查排除类似阑尾炎的急腹症,如肠系膜淋巴结炎、Crohn 病、结肠炎、盆腔炎、异位妊娠、消化道穿孔、急性胆囊炎和胰腺炎、肠梗阻和缺血、肠脂垂炎、局限性网膜梗死等,可以明显降低阴性阑尾炎的切除率、延迟治疗率以及并发症率。

(2) 阑尾癌:主要表现为阑尾区的不规则软组织肿块影,多数位于阑尾末端,少数位于基底部。发生于基底部的癌肿可引起阻塞性阑尾炎,需要鉴别,一般阑尾腔扩张明显,直径 >15mm,肿瘤对周围肠壁有浸润。

二、阑尾黏液囊肿(图1-26-2)

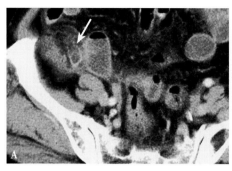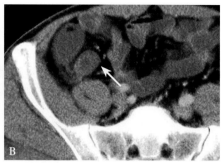

图1-26-2 阑尾黏液囊肿

（病例由浙江大学医学院附属邵逸夫医院放射科,陈仁彪提供）

A. 女,72岁,右下腹疼痛1个月。腹部CT增强静脉期示与阑尾相连囊肿,壁薄光整,伴有阑尾周围炎征象(箭头);B. 男,50岁,无明显不适,腹部CT增强静脉期意外发现阑尾远端囊性肿块,周围脂肪间隙清晰,阑尾近端壁增厚(箭头)

【诊断要点】

①有慢性阑尾炎病史,又在右下腹扪及囊性肿块者都应考虑阑尾黏液囊肿的可能性;②钡餐造影阑尾不显影,少数可见一短的阻塞近端的阑尾阴影;③CT表现为右下腹水样密度囊性肿块,增强检查不强化,边缘清晰。

【鉴别诊断】

(1) 内翻的阑尾切除后残端:它在盲肠末端内侧,为一较小而局限的充盈缺损,为外压所致。黏液囊肿为较大的圆形或椭圆形的阴影,有压痛,回肠有移位现象。

(2) 阑尾周围脓肿:有急性阑尾炎病史,有压痛,周围肠管有痉挛、激惹,脓肿压迹较浅;而阑尾黏液囊肿的压迹较深,没有感染化脓的症状,二者可以鉴别。

(3) 盲肠癌:癌产生不规则的黏膜破坏,蕈伞状充盈缺损,肠壁浸润;阑尾黏液囊肿则光滑锐利,它是黏膜外病变,与癌不难鉴别。

（韩　冰　陈文辉　韩　晶　周合山　戚　乐）

参 考 文 献

1. 吴恩惠. 医学影像诊断学. 北京:人民卫生出版社,2001

2. 王爱英. 实用胃肠道双重对比造影图谱. 北京:北京大学医学出版社,2006

3. 艾森伯格. 胃肠放射学指南. 秦乃姗,译. 北京:中国医药科技出版社,2006

4. 拉姆齐·瓦兰斯. 消化系统疾病影像诊断图谱. 金龙,译. 南京:江苏科学技术出版社,2002

5. 武乐斌,李吉昌,李春卫. 消化疾病影像学图鉴. 济南:山东科学技术出版社,2002

6. 苏庆章. 消化系X线诊断图谱. 长沙:湖南科学技术出版社,2002

7. 唐光健,朱月香. 胃肠道间质瘤的CT诊断. 中华放射学杂志,2006,40(8):843-845

8. 张雷,罗汀,李森,等. 原发性胃淋巴瘤的CT征象分析. 中国临床医学影像杂志,2009,20(2):129-131

9. 郑祥武,吴恩福,程建敏,等.小肠原发性恶性淋巴瘤的 CT 诊断.中华放射学杂志,2001,35(5):370-372

10. 韩广秀,孟繁禄,姚树展,等.小肠原发性肿瘤的影像诊断(附30例分析).医学影像学杂志,2006,16(11):1186-1188

11. 张联合,章士正,胡红杰,等.口服甘露醇多层螺旋 CT 小肠造影的临床价值.中华放射学杂志,2005,39(4):423-427

12. 荣独山.X 线诊断学.第 2 版.上海:上海科学技术出版社,1988

13. 白人驹,张雪林.医学影像诊断学.第 3 版.北京:人民卫生出版社,2010

14. 郭启勇.实用放射学.第 3 版.北京:人民卫生出版社,2007

15. 戚乐,戴平丰,丁建平,等.阑尾腔内气体 MDCT 征象诊断阑尾炎的价值.临床放射学杂志,2010,29(6):787-789

16. 戚乐,戴平丰,丁建平,等.阑尾炎的 MDCT 诊断误区.临床放射学杂志,2011,30(7):1062-1064

17. 戚乐,陈仁彪,顾基伟,等.MDCT 靶征诊断急性阑尾炎的价值.影像诊断与介入放射学,2012,21(6):416-418

18. 戚乐,向军益,戴平丰,等.阑尾石多排螺旋 CT 征象诊断阑尾炎的价值.实用放射学杂志,2012,28(7):1045-1047

19. 戚乐,丁建平,陈仁彪,等.阑尾积液多排螺旋 CT 征象对诊断阑尾炎的价值.浙江临床杂志,2014,16(6):965-966

20. 金成宇,戚乐,陈仁彪,等.64 层 CT 诊断阑尾黏液性肿瘤的临床价值.医学影像学杂志,2012,22(5):857-858

21. 周康荣,严福华,曾蒙苏.腹部 CT 诊断学.上海:复旦大学出版社,2011

第二章

肝脏、胆系、胰腺和脾

第一节　正常影像学表现与变异

　　肝脏大致呈楔形，分为膈面、脏面及左、右两侧缘。肝脏脏面有左右两条纵沟和一条横沟，略呈"H"字形，将肝脏分为右叶、方叶（即左内叶）、尾叶和左外叶。横沟为肝门，有肝管、门静脉、肝固有动脉、淋巴管和神经出入；右纵沟前部为胆囊窝，后半部为下腔静脉窝；左纵沟前为肝圆韧带、后为静脉韧带。横沟与左纵沟在横断面图像上容易显示，分别称为肝门横裂和肝纵裂（图2-1-1A，见文末彩插）。

　　临床上，一般以胆囊窝至下腔静脉左缘的连线（称为Cantlie线）将肝脏分为左、右两叶，右叶以肝右静脉为界分为前段和后段，左叶以镰状韧带为界分为内侧段和外侧段，并且以左右门静脉为界进一步分上下亚段（图2-1-1B）。由此形成了常用的肝脏八段法，即尾状叶（Ⅰ段）；左外侧上亚段（Ⅱ段）、左外侧下亚段（Ⅲ段）；左内侧亚段（Ⅳ段，左内侧上、下亚段分别为Ⅳa段、Ⅳb段）；右前下亚段（Ⅴ段）、右后下亚段（Ⅵ段）、右后上亚段（Ⅶ段）以及右前上亚段（Ⅷ段）（图2-1-2）。肝脏八段法与血管分布相符，更能适应现代外科肝叶切除的要求。

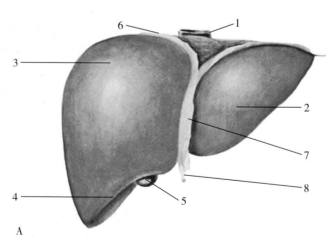

图2-1-1　肝脏解剖图（前面观）

1. 下腔静脉；2. 肝左叶；3. 肝右叶；4. 肝右叶下缘；5. 胆囊；6. 冠状韧带；7. 镰状韧带；8. 肝圆韧带

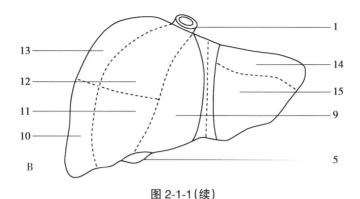

图 2-1-1(续)

9. 肝左内叶；10. 肝右叶后下段；11. 肝右叶前下段；12. 肝右叶前上段；13. 肝右叶后上段；14. 肝左外叶下段；15. 肝左外叶上段

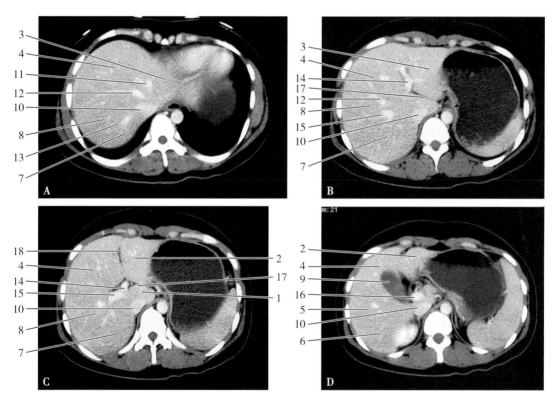

图 2-1-2　正常肝脏影像解剖

1. 肝尾状叶；2. 肝左外叶下段；3. 肝左外叶上段；4. 肝左内叶；5. 肝右叶前下段；6. 肝右叶后下段；7. 肝右叶后上段；8. 肝右叶前上段；9. 胆囊；10. 下腔静脉；11. 肝左静脉；12. 肝中静脉；13. 肝右静脉；14. 门静脉左支；15. 门静脉右支；16. 门静脉主干；17. 肝门横裂；18. 肝纵裂

　　肝叶和肝段的形态和大小个体差异明显，正常变异甚多，左叶大小和形态变化更多见。其中獭尾肝较常见(图 2-1-3)，表现为肝左外叶向左后方延长、弯曲，有时可达上腹部外侧壁，与脾脏接近或重叠。肝副叶为肝脏较少见的变异，常出现在肝右叶后下方，呈舌状突出，与肝右叶分界明显，称为 Riedel 叶。另外，先天性肝叶缺如是肝脏一种少见的变异(图 2-1-4)，主要为胚胎发育时门静脉、肝动脉及胆管等分支异常所致。

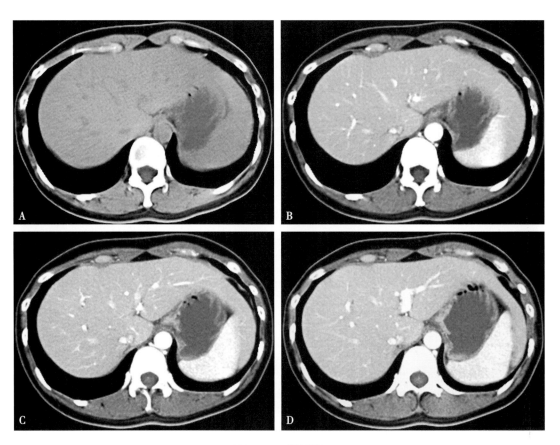

图 2-1-3 獭尾肝

女,34 岁,因腹痛、呕吐就诊。A. CT 平扫显示肝左外缘向左后方延长、弯曲,与脾脏相接,分界不清;B~D. 增强 CT 显示延长部分肝组织与其余肝组织强化一致,与脾脏分界清,尖端超过腋中线

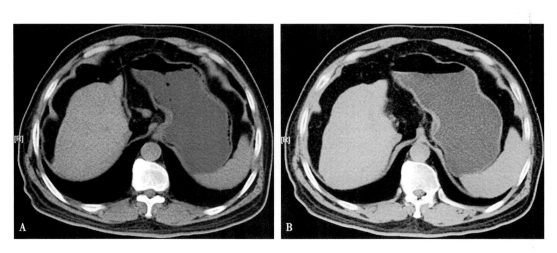

图 2-1-4 先天性肝左叶缺如

男,57 岁,因便血一个月余就诊。A~D. CT 扫描显示肝左叶缺如,右叶轻度代偿性增大

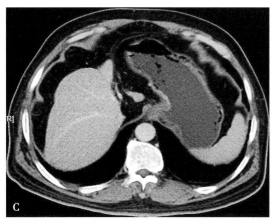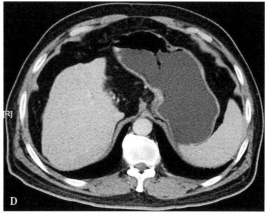

图 2-1-4(续)

第二节 读片方法及分析诊断思路

对于肝脏病变,读片时首先观察肝脏的形态、轮廓和密度,区分弥漫性病变和局灶性病变。弥漫性病变常见的有肝硬化、脂肪肝等,少见的有 Budd-Chiari 综合征(Budd-Chiari syndrome)、肝窦阻塞综合征、血色素沉着症、肝糖原贮积症、肝豆状核变性等。对局灶性病变,根据其血供情况及 CT、MRI 增强特征,分为富血供病变、乏血供病变及持续强化病变三大类。

富血供病变动脉期病变明显强化,临床常见的有原发性肝细胞肝癌(hepatocellular carcinoma,HCC)、海绵状血管瘤、局灶性结节增生(focal nodular hyperplagia,FNH)、腺瘤、部分少脂肪的血管平滑肌脂肪瘤(angioleiomyolipoma,AML)和部分肉瘤,还有部分转移性病灶,主要见于肺癌、肾癌、乳腺癌、黑色素瘤、平滑肌肉瘤、神经内分泌肿瘤等的肝转移。进一步分析须仔细观察病灶的特征,如强化是否均匀、强化程度、有无中央瘢痕、有无出血以及有无包膜等。

乏血供病变或延迟强化病变,动脉期不增强或强化不明显,主要见于大多数转移性肝癌、少数原发性肝癌、机化性血管瘤、肝包虫病、囊肿、血肿及肝脓肿等。

持续强化的病变,常见的有血管瘤、胆管细胞癌、血管肉瘤、炎性假瘤以及部分血管平滑肌脂肪瘤等。根据强化程度、有无充填倾向以及边界、密度或信号等再作鉴别。

近年来普美显增强 MRI 的应用,为疾病的诊断提供了帮助。诊断病变时,除了影像学表现,还须结合临床病史、重要的检验结果等,诊断困难时,动态随访观察病灶的变化也非常必要。

第三节 肝脏弥漫性疾病

一、肝硬化(图2-3-1)

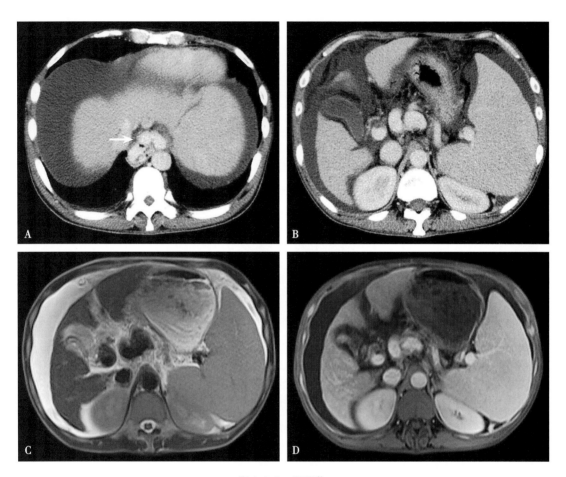

图 2-3-1 肝硬化

男,38岁,乙肝史15年,反复呕血、黑便半年。A. 增强CT显示食管下段静脉明显扩张扭曲(箭头);B~D.CT及MRI均显示肝叶比例失调,肝裂增宽,脾静脉增粗,脾脏肿大,腹腔积液

【诊断要点】

①乙型肝炎和酒精中毒是肝硬化的主要病因,国内主要为前者;②早期肝硬化CT可表现为肝脏体积正常或增大,中晚期可表现为肝缘凹凸不平,肝脏缩小,肝叶比例失调,肝门及肝裂增宽;③可继发门静脉高压,CT表现为侧支开放,常见食管下段静脉、胃冠状静脉及脾门附近静脉扩张扭曲,脾脏肿大,腹水形成等;④ MRI T_2WI 还可见肝实质信号呈网格状增高。

【鉴别诊断】

（1）慢性血吸虫性肝病：晚期可致肝硬化，特异性征象为肝内网状和分支状钙化，有时汇管区可见团块状钙化，肝外门脉血管壁亦可有钙化。

（2）Budd-Chiari综合征：肝段下腔静脉或肝静脉狭窄或闭塞，致肝静脉回流障碍，继发淤血性肝硬化和门静脉高压，出现肝尾状叶代偿性增大、脾大和腹水。

二、肝硬化结节（图2-3-2）

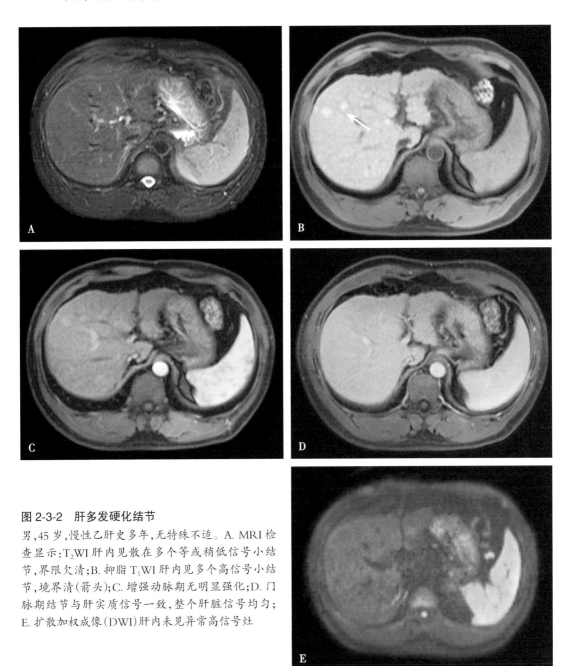

图2-3-2　肝多发硬化结节

男，45岁，慢性乙肝史多年，无特殊不适。A. MRI检查显示：T$_2$WI肝内见散在多个等或稍低信号小结节，界限欠清；B. 抑脂 T$_1$WI肝内见多个高信号小结节，境界清（箭头）；C. 增强动脉期无明显强化；D. 门脉期结节与肝实质信号一致，整个肝脏信号均匀；E. 扩散加权成像（DWI）肝内未见异常高信号灶

【诊断要点】

①多发的肝硬化结节在 CT 平扫时表现为等或略高密度结节影,增强动脉期无明显强化,门脉期大多数病例结节显示不明显,整个肝脏密度趋于一致,部分病例可表现为多发的低密度结节;②单发的肝硬化结节 CT 平扫及动脉期为低密度而门脉期为等密度或低密度;③肝硬化结节在 MRI T_1WI 上表现为等或稍高信号,T_2WI 上为等或低信号,增强表现与 CT 相仿。

【鉴别诊断】

(1) 弥漫性肝癌:多发的肝硬化结节门脉期表现为弥漫分布的低密度结节时,需与弥漫性肝癌鉴别,肝癌表现为 T_2WI 信号增高,DWI 信号增高,动脉期明显强化,门脉可有癌栓,表现为门静脉增宽伴病灶强化。

(2) 小肝癌:单发的肝硬化结节须与少血供的小肝癌鉴别,小肝癌在 T_2WI 及 DWI 上多表现为高信号,而肝硬化结节多为等或低信号。

三、弥漫性肝脂肪浸润(图 2-3-3)

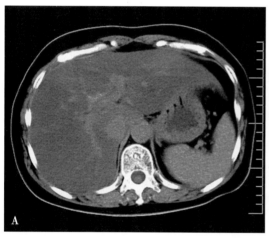 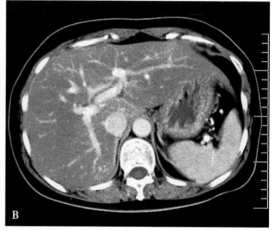

图 2-3-3 弥漫性肝脂肪浸润

女,56 岁,腹胀不适半年余。A. CT 平扫显示肝实质密度明显低于脾脏密度,肝内血管呈相对高密度;B. 增强 CT 显示肝实质强化均匀

【诊断要点】

① CT 表现为肝脏密度弥漫性减低,严重者肝静脉和门静脉呈相对高密度;② MRI 脂相表现为高信号、同相位信号较反相位信号增高。

【鉴别诊断】

弥漫性肝脏脂肪浸润的残存肝岛与肝内占位:肝岛多呈相对高密度,边缘模糊,增强后强化均匀,强化曲线与正常肝实质一致,若显示分支血管通过其内则诊断更为明确;而肝内占位强化曲线大多不同于肝实质。

四、血色素沉着症(图 2-3-4)

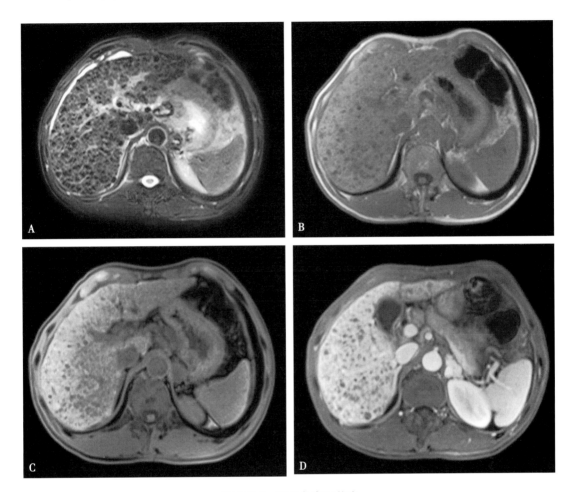

图 2-3-4 肝血色素沉着症

男,52 岁,因 AFP 异常就诊。MRI 检查发现肝内弥漫性异常信号灶,A. T_2WI 呈明显低信号;B、C. T_1WI 及抑脂 T_1WI 均呈弥漫低信号;D. 增强后病灶未见强化

【诊断要点】

①血色素沉着症是一种铁代谢疾病,主要为铁代谢紊乱;② CT 表现为全肝密度增高;③ MRI 对本症十分敏感,表现为 T_1、T_2 加权图像上,全肝信号明显减低,并且反相位信号较同相位高。

【鉴别诊断】

肝糖原贮积症:可表现为全肝密度增高,但有肝脏体积明显增大,可继发腺瘤,MRI 的 T_1、T_2 加权相及同、反相位图有助于鉴别。

五、肝糖原贮积症(图 2-3-5)

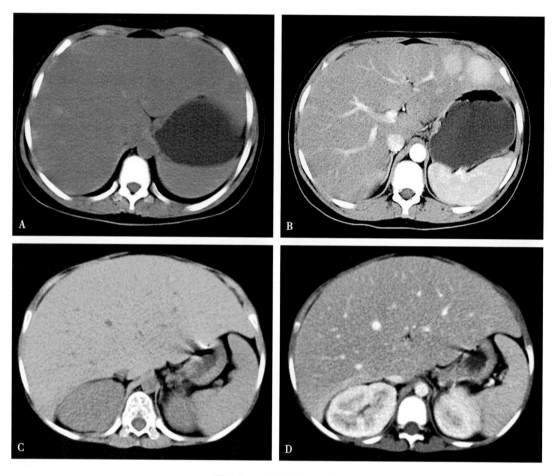

图 2-3-5　肝糖原贮积症

男,17 岁,自幼肝脏肿大,GPT 反复升高,最近 2 年血甘油三酯升高。A. CT 平扫发现肝脏体积显著增大,肝实质密度明显减低;B.增强动脉期肝内见多发均匀强化结节灶,为多发腺瘤。女,16 岁,8 年前体检发现肝脏增大,穿刺证实为肝糖原贮积症。C. CT 平扫显示肝脏体积明显增大,密度均匀;D.增强后肝实质强化均匀

【诊断要点】

①是一种先天性糖原代谢紊乱性疾病,典型表现为新生儿期出现肝大以及低血糖、高乳酸血症、脂肪代谢紊乱等;② CT 表现主要为肝显著增大和肝实质密度改变,肝实质密度取决于肝细胞内糖原累积和脂肪浸润的相对量,可表现为升高、正常或降低;③本病可继发肝腺瘤;④ X 线片可见骨骼成熟延迟,骨密度降低等改变。

【鉴别诊断】

(1) 单纯性弥漫性肝脂肪浸润:一般年龄较大,多不伴有腺瘤,无低血糖改变。

(2) 肝硬化:早期可表现为肝大,但多有肝叶比例失调,临床多有乙型肝炎感染史,患者年龄较大,多不伴腺瘤。

六、肝豆状核变性(图 2-3-6)

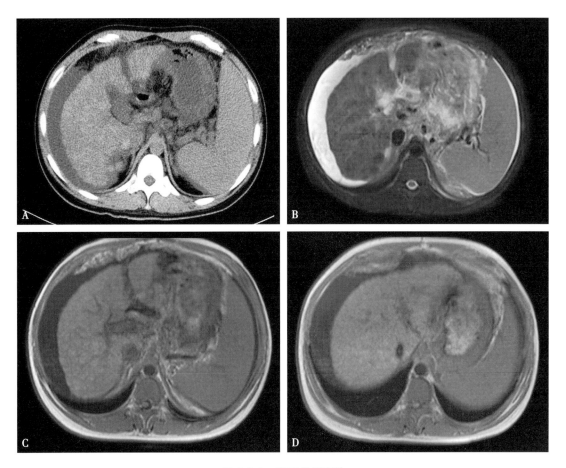

图 2-3-6　肝豆状核变性

男,29 岁,确诊肝豆状核变性 17 年,皮肤巩膜黄染半年。A. CT 平扫显示肝叶比例失调,肝实质密度不均,见多发略高密度硬化结节,脾脏肿大,腹腔积液;B. T_2WI 显示肝内散在多发低信号硬化小结节;C、D. T_1WI 结节呈略高信号

【诊断要点】

①肝豆状核变性又名 Wilson 病,是一种染色体隐性遗传铜代谢障碍疾病,多见于 10~25 岁青少年,主要表现为脑豆状核变性、肝硬化和角膜色素环形成;②CT、MRI 主要为肝硬化表现,无特异性,肝实质密度可正常或略高;③头颅 CT 可见豆状核对称性密度减低,颇具特征;④可有继发性骨质疏松;⑤尿铜量增高,血清铜蓝蛋白降低(小于 200mg/L)。

【鉴别诊断】

(1) 肝炎后肝硬化:多有乙肝病史,常伴脂肪沉积而致肝实质密度减低,头颅 CT 不出现豆状核对称性密度减低。

(2) 慢性血吸虫性肝病:晚期可致肝硬化,特异性征象为肝内网状和分支状钙化,有时汇管区可见团块状钙化,肝外门脉血管壁亦可有钙化。

第四节 肝脓肿

图 2-4-1 为肝脓肿病例。

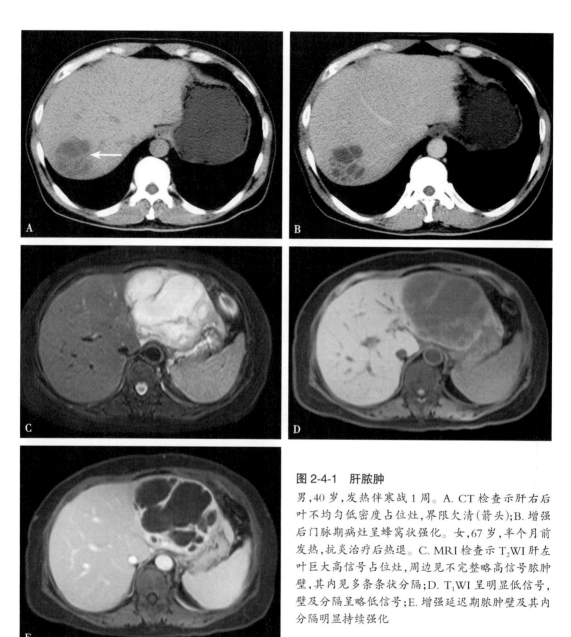

图 2-4-1 肝脓肿

男,40 岁,发热伴寒战 1 周。A. CT 检查示肝右后叶不均匀低密度占位灶,界限欠清(箭头);B. 增强后门脉期病灶呈蜂窝状强化。女,67 岁,半个月前发热,抗炎治疗后热退。C. MRI 检查示 T_2WI 肝左叶巨大高信号占位灶,周边见不完整略高信号脓肿壁,其内见多条条状分隔;D. T_1WI 呈明显低信号,壁及分隔呈略低信号;E. 增强延迟期脓肿壁及其内分隔明显持续强化

【诊断要点】

①临床多有发热、肝区痛症状;②典型的肝脓肿 CT 平扫为界限不清的低密度,中心可见更低密度区,周围可见密度不同的环形带,其内可见分隔呈蜂窝状改变;③增强动脉期脓肿

壁即可强化,常伴病灶周围异常灌注,门脉期及延迟期脓肿壁及分隔持续强化而其内坏死区无强化;④ MRI 脓腔表现为明显长 T_1 长 T_2 信号,DWI 可呈高信号,脓肿壁及其内分隔呈略长 T_1 略长 T_2 信号,增强表现与 CT 相仿。

【鉴别诊断】

(1)肝胆管细胞癌:增强扫描动脉期病灶周围异常灌注较少出现,内壁不光整呈破布样,罕见蜂窝状改变,远段胆管扩张较常见,病灶周围肝实质可有收缩征象,临床多无发热症状。

(2)坏死性转移瘤:往往有原发肿瘤病史,临床多无发热,病灶常为多发,病灶内见液化坏死,分隔少见,多呈环状强化。

第五节　肝脏寄生虫病

一、慢性血吸虫性肝病、肝硬化(图 2-5-1)

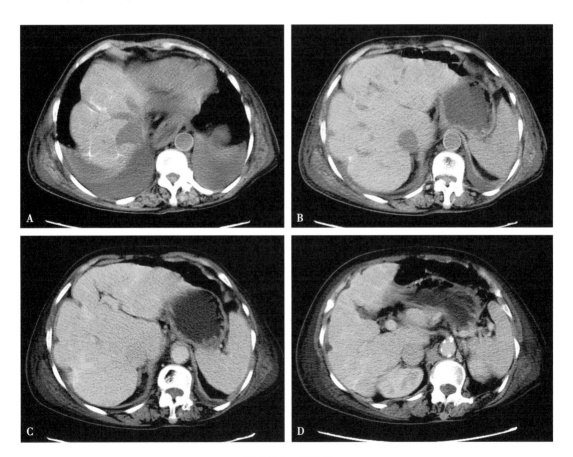

图 2-5-1　肝硬化

女,79 岁,因贫血入院,既往有血吸虫感染史。A、B. 平扫 CT 显示肝脏外形不规则,肝叶比例失调,肝内见线样、地图样钙化;C、D. 增强 CT 显示肝内线条样强化

【诊断要点】

①肝内钙化,96%有不同程度的钙化,典型者为肝包膜下和(或)实质内的线样、地图样或网状钙化;②肝内汇管区低密度及中心血管影;③肝脏形态改变,肝叶比例失调,70%有肝左叶和(或)尾叶增大,而右叶缩小;④肝门静脉系统钙化;⑤脾脏肿大,腹水形成;⑥其他表现包括肠系膜纤维化、结肠壁增厚、钙化。

【鉴别诊断】

(1) 肝炎后肝硬化:多有乙肝病史,常见多发肝硬化结节,没有线样、地图样钙化。

(2) Budd-Chiari综合征:可继发淤血性肝硬化和门静脉高压,肝、脾大和腹水是CT、MRI的主要表现,增强检查肝实质密度或信号不均匀,肝静脉分支不显影或增粗、下腔静脉不能显示具有重要诊断价值。

二、肝包虫病(图2-5-2)

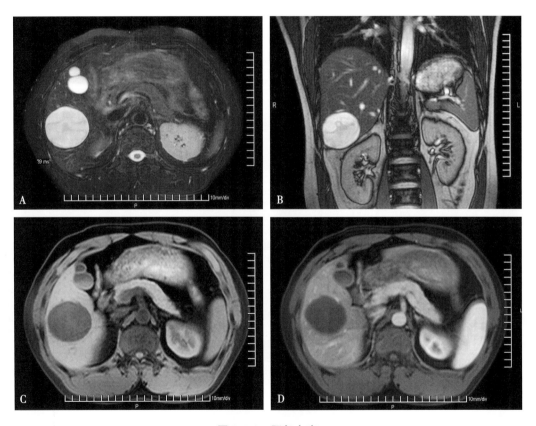

图2-5-2 肝包虫病

男,51岁,来自牧区,上腹不适半年余。A、B. MRI发现肝脏右叶囊性占位灶,T₂WI及冠状位TrueFISP图像显示囊液信号不均,内囊分离悬浮于其中,呈"飘带征";C. T₁WI显示囊壁明显增厚呈等信号,其外见弧形线样低信号影衬托;D. 增强动脉期病灶无强化

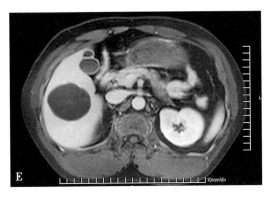
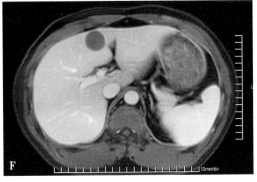

图 2-5-2（续）

E. 门脉期囊壁均匀强化,信号略高于肝实质;F. 肝左内叶见类似信号囊性灶,囊壁环形强化呈略高信号

【诊断要点】

①患者有牧区生活史或有与犬、羊及皮毛密切接触史;② CT 表现为大小不一的圆形或类圆形囊性低密度影,境界锐利,囊壁均匀增厚但不易显示,有时增强后可显示增厚的囊壁;③特征性表现为母囊内出现子囊,子囊数目、大小不一,密度低于母囊,多子囊时呈多房状、蜂窝状或车轮状改变;④内囊分离,可出现"双边征"或"飘带征";⑤病变中晚期,外囊壁常钙化呈弧形或蛋壳样,囊内容物可出现无定形的条片状钙化,CT 易显示;⑥ MRI 对囊中囊及内囊分离的显示能力与 CT 相仿,但不能显示囊壁或囊内容物的钙化。

【鉴别诊断】

(1) 慢性肝脓肿:脓肿壁多呈不同密度的环形带,可以完整或不完整,密度多低于或等于周围肝实质,增强后有不同程度强化,临床多有感染病史。

(2) 肝囊肿:囊壁薄而光整,囊液密度均匀,合并感染时,囊壁可有增厚,但边缘模糊,无囊中囊或内囊分离征象。

第六节　肝脏良性肿瘤和肿瘤样病变

一、肝血管瘤(图 2-6-1)

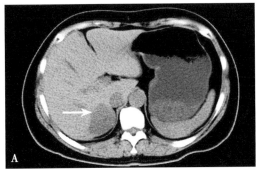
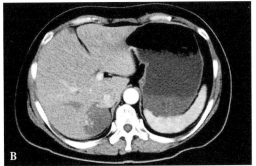

图 2-6-1　肝血管瘤

女,56 岁,体检发现肝占位 1 周。A. CT 发现肝右后叶低密度占位灶,密度均匀,界清(箭头);B. 增强动脉期病灶周边点状强化

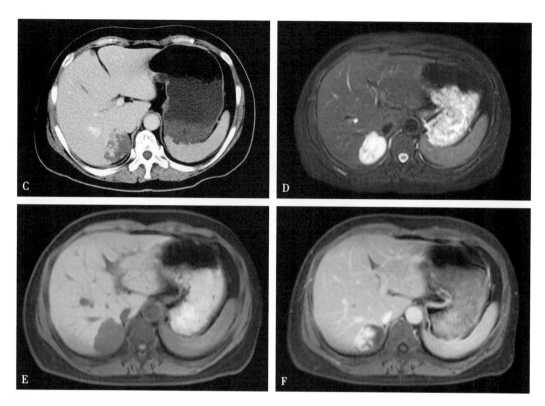

图 2-6-1(续)

C. 门脉期强化范围增大,呈充填趋势;D. MRI T_2WI 病灶呈明显高信号,即"灯泡征";E. T_1WI 病灶呈均匀低信号,界清;F. 增强延迟期病灶大部分强化充填呈高信号

【诊断要点】

①血管瘤 CT 平扫为低密度,边界清楚,但无包膜征象;②典型的血管瘤 CT 增强呈"快进慢出"特征,动脉期及门脉期表现为病灶边缘呈点状、结节状或云絮状显著强化,其密度接近或等于主动脉,延迟期病灶持续强化且向中央扩展,可完全充填呈均匀高密度或等密度,充填的时间和病灶大小有一定关系;③MRI T_2 加权颇具特征,表现为边缘锐利的极高信号灶,称"灯泡征"。增强特征与 CT 相仿。

【鉴别诊断】

(1) HCC:一般有肝硬化、肝炎病史,AFP 常为阳性。增强多呈"快进快出",包膜的出现高度提示 HCC 的诊断。

(2) 转移性肝癌:部分病灶可出现边缘强化,但延迟扫描无充填表现,另外转移性肝癌往往有原发肿瘤病史,且常多发。

二、肝囊肿(图 2-6-2)

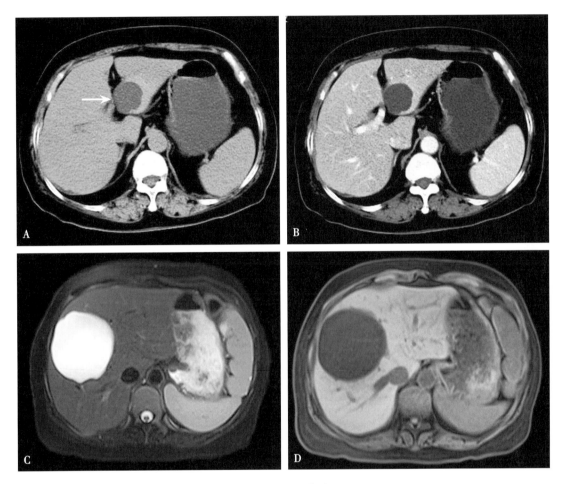

图 2-6-2 肝囊肿

女,69 岁,超声发现肝囊肿 1 周。A. CT 平扫显示肝左外叶类圆形均匀低密度灶,边缘光滑锐利(箭头);
B. 增强后病灶无强化。女,38 岁,体检发现肝囊肿。MRI 检查肝右前叶见类圆形异常信号占位灶,C. T₂WI
呈显著均匀高信号,边缘锐利;D. T₁WI 呈均匀低信号

【诊断要点】

①肝囊肿分为单发、多发和多囊肝,较小者无症状,巨大者可产生压迫症状;② CT 表现
为边缘光滑、边界锐利的均匀低密度灶,增强后无强化;③ MRI 检查 T_2WI 为显著高信号,
T_1WI 为明显低信号,边界锐利,信号均匀,无强化;④囊肿合并感染,T_1WI 可见信号增高,
T_2WI 可见混杂信号。

【鉴别诊断】

(1) 囊腺瘤或癌:囊内可见分隔或附壁结节,增强后结节有强化。

(2) 囊性转移灶:边缘多不整齐,囊壁厚薄不均,内部密度或信号欠均匀。

(3) 肝包虫病:多有牧区生活史,典型病例可见囊中囊、内囊分离、囊壁钙化等。

三、肝局灶性结节增生（FNH，图 2-6-3）

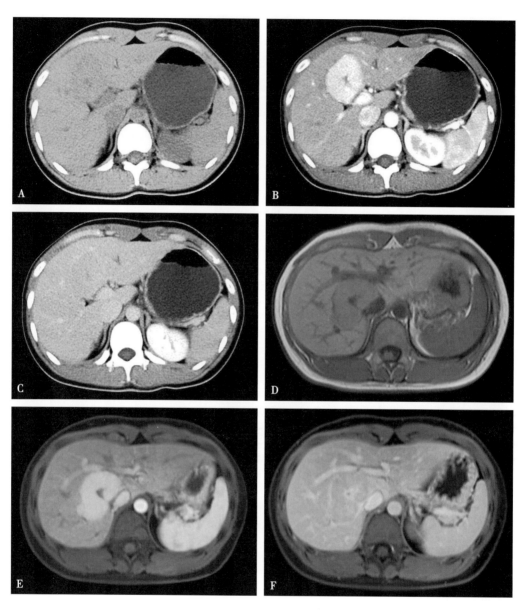

图 2-6-3 FNH

女，21 岁，体检发现肝占位 3 周。A. CT 平扫肝左内叶隐约见均匀略低密度影，其中央见点状更低密度瘢痕影；B. 增强动脉期病灶明显均匀强化，中央瘢痕区仍呈低密度；C. 门脉期病灶接近等密度，中央低密度区逐渐强化缩小。女，23 岁，体检发现肝占位一年余，无不适感；D. MRI 发现肝右前叶异常占位灶，T_1WI 呈低信号，边界清，中央见星芒状更低信号瘢痕影；E. 增强动脉期除中央瘢痕外病灶明显均匀强化；F. 延迟期中央瘢痕强化呈高信号而病灶其余部分呈等信号，病灶周围可见到扭曲血管影

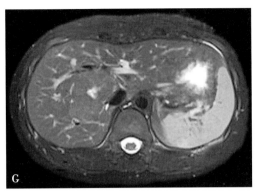
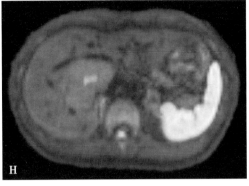

图 2-6-3(续)

G. T₂WI 除瘢痕呈高信号外病灶其余部分接近等信号；H. DWI 病灶呈略高信号，其内瘢痕呈明显高信号

【诊断要点】

①患者年龄较轻，临床无肝硬化病史，AFP 阴性；②CT 平扫为等或略低密度，境界不清或不规则，部分病灶中央可见更低密度瘢痕；③MRI T₂WI 及 DWI 表现为等或略高信号，中央瘢痕呈明显高信号，T₁WI 多为等或略低信号，瘢痕呈更低信号；④增强动脉期病灶多明显强化且除中心瘢痕外强化均匀一致，病灶中心或周围可见到增粗、扭曲的供血动脉；⑤门脉期和延迟期大部分病灶呈等密度或等信号，中央瘢痕区延迟期可强化，呈相对高密度或高信号。⑥普美显增强 MRI 肝胆期病灶呈高信号，病灶周围尤为明显。

【鉴别诊断】

(1) HCC：临床多有肝硬化病史，AFP 升高；病灶强化特征为"快进快出"，门脉期和延迟期多强化减退呈低密度或低信号，可见环形包膜强化；较大病灶强化多不均匀。

(2) 肝腺瘤：富血供，动脉期均匀强化，无中央瘢痕，富含脂质，可有出血，延迟期多为低密度或低信号，包膜强化常见。

(3) 不典型血管瘤：动脉期均匀强化呈高密度，门脉期及延迟期呈等密度，易与 FNH 混淆，MRI 有助于鉴别。血管瘤在 T₂WI 及 DWI 呈明显高信号。

四、肝腺瘤(图 2-6-4)

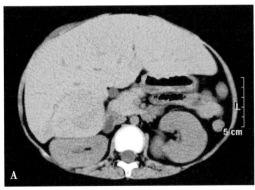
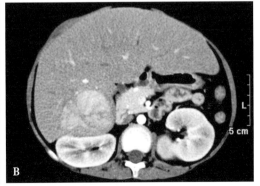

图 2-6-4　肝糖原贮积症伴多发腺瘤

女，16 岁，8 年前体检发现肝脏增大，穿刺证实为肝糖原贮积症。A. CT 平扫示肝体积显著增大，右后叶见类圆形等密度占位灶，凸出于肝轮廓外，边缘见环形略低密度影；B. 增强动脉期病灶明显异常强化，欠均匀

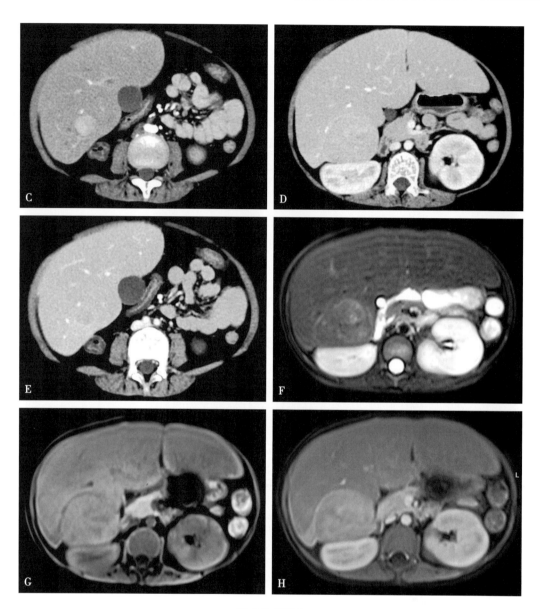

图 2-6-4(续)

C. 右后叶另见一均匀强化小结节影；D、E. 增强延迟期病灶强化减退呈等、略低密度，并见环形强化的包膜；F. 抑脂 T_2WI 呈等和略高信号；G. 抑脂 T_1WI 呈等信号，周围见低信号包膜；H. 延迟期见包膜呈环形强化

【诊断要点】

①主要见于生育期妇女，与长期口服避孕药关系密切；肝糖原贮积症患者常伴多发肝腺瘤；②肝腺瘤包含 4 种病理亚型，其影像表现复杂；③ CT 平扫多表现为均匀略低密度或等密度，增强动脉期多呈均匀强化的高密度，门脉期呈略高密度或等密度，延迟期呈等密度或略低密度；④腺瘤有自发出血倾向，并发出血时密度不均匀，增强后出血区无强化呈低密度；⑤腺瘤几乎都有包膜，增强后期可见环形包膜强化；⑥ MRI 检查 T_2WI 为等或略高信号，病灶内通常可见脂质信号。

【鉴别诊断】

（1）HCC：多有乙肝感染及肝硬化病史，MRI T$_2$WI 及 DWI 上的信号强度高于腺瘤，增强后的典型表现为"速升速降"型。

（2）局灶性结节增生：病灶中心常见低密度或低信号瘢痕组织，增强延迟期强化为其特征表现，普美显增强肝胆期病灶周边常呈高信号。

五、肝血管平滑肌脂肪瘤（AML，图 2-6-5）

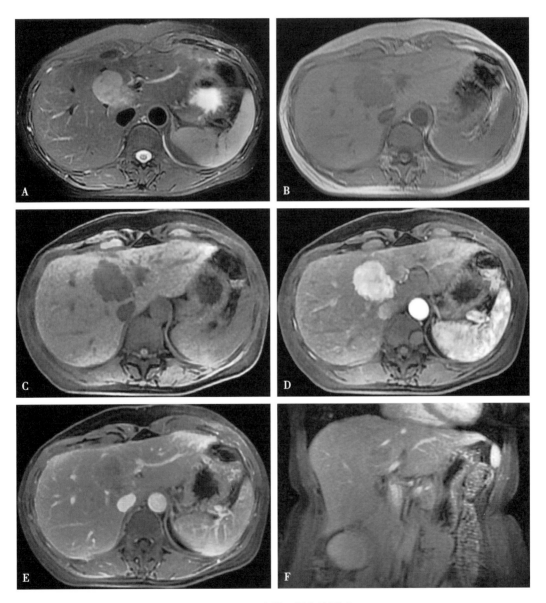

图 2-6-5　肝血管平滑肌脂肪瘤

女，45 岁，体检 B 超发现肝占位。A. MRI 显示肝左内叶异常信号占位灶，T$_2$WI 呈高信号，欠均匀，边界清；B. T$_1$WI 呈稍低信号；C. 抑脂 T$_1$WI 信号减低呈明显低信号，边界清；D. 增强动脉期病灶明显强化，内见条状血管影；E、F. 门脉期及延迟期强化减退呈等、略低信号，不均匀

【诊断要点】

①大多无明显临床症状和体征,多为体检或偶然发现;②脂肪成分的存在是其特征之一,但病灶内脂肪含量差异很大,MRI 对少量脂肪的发现优于 CT;③病灶内血管影,尤其是脂肪成分内见到血管影更具诊断意义;④富血供肿瘤,也可表现为快进快出的强化方式;⑤普美显增强 MRI 肝胆期通常呈低信号。

【鉴别诊断】

(1) HCC:表现为"快进快出",病灶内成熟血管较少见,增强后期假包膜强化常见。肝硬化病史及甲胎蛋白的升高有助于 HCC 的诊断。

(2) 脂肪瘤和脂肪肉瘤:脂肪瘤边界清楚,内部密度或信号均匀,增强后无强化;脂肪肉瘤有软组织成分,有强化表现,病灶往往较大,无中心血管影显示。

(3) FNH:富血供病变,不含脂肪成分,其滋养血管多位于病灶周边或中心瘢痕内,普美显增强肝胆期病灶周边常呈高信号。

六、局灶性肝脂肪变性(图 2-6-6)

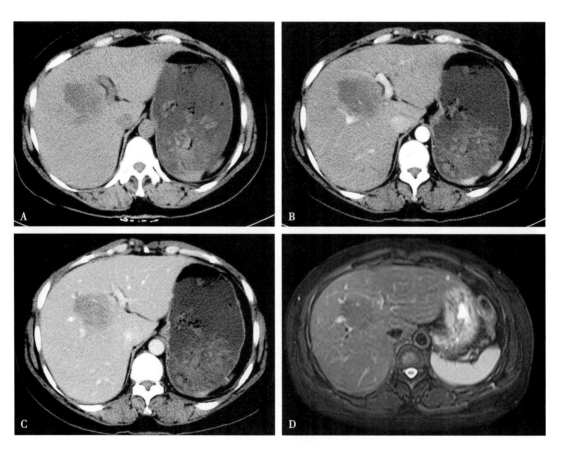

图 2-6-6 局灶性肝脂肪变性

女,49 岁,体检 B 超发现肝占位。A. CT 显示肝左内叶低密度灶,密度欠均匀,边界欠清;B. 增强动脉期病灶强化不明显,内见点条状强化血管影通过;C. 门脉期病灶轻度强化;D. MRI 抑脂 T_2WI 病灶呈稍低信号,内见点状高信号血管断面

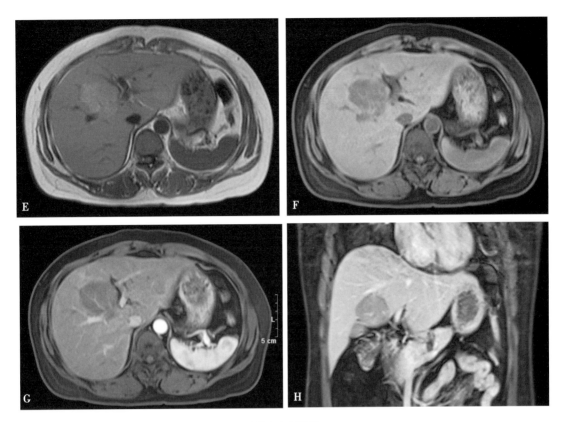

图 2-6-6（续）

E. T₁WI 呈均匀稍高信号,界清;F. 抑脂 T₁WI 呈不均匀低信号,边界清;G. 增强动脉期病灶强化不明显,内见强化血管影,走行自然;H. 冠状位延迟期病灶轻度强化

【诊断要点】

①典型病例 CT 表现为肝内片状低密度影,增强后可清楚显示肝内血管分支通过低密度区;② MRI 对脂肪成分的显示明显优于 CT;③病灶内见到走行自然的血管影具有诊断意义。

【鉴别诊断】

（1）含脂 AML:密度或信号多不均匀,增强后实质成分强化明显,有时可见到供血血管,但走行不同于肝内正常血管分支。

（2）脂肪瘤:边界清楚光滑,内部密度或信号均匀,增强后无强化,其内无正常走行的血管影通过。为成熟脂肪,MRI 同、反相位信号无变化。

第七节 肝脏恶性肿瘤

一、肝细胞肝癌(图 2-7-1)

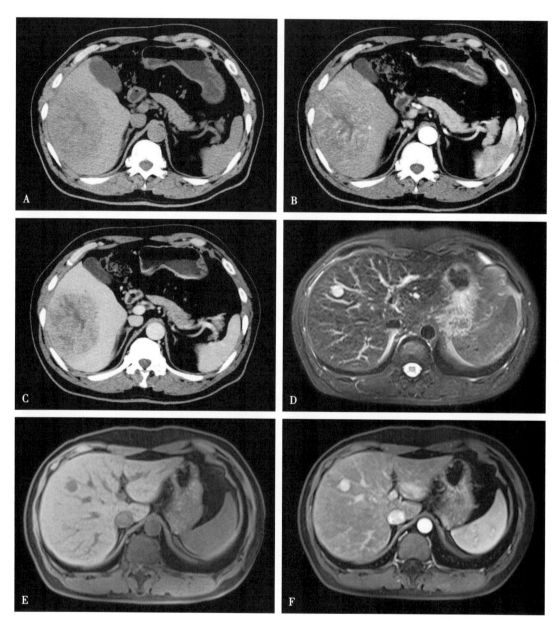

图 2-7-1 肝细胞肝癌

男,57 岁,右上腹隐痛伴右背部放射痛 8 天。A. CT 平扫发现肝右叶稍低密度占位灶,界清,其内见不规则更低密度坏死区;B. 增强动脉期病灶不均匀异常强化;C. 门脉期强化减退呈相对低密度,边界更清,坏死区始终无强化。男,36 岁,体检超声发现肝占位 3 天。D. MRI 显示肝右前叶异常信号小病灶,T_2WI 呈高信号,界清;E. 抑脂 T_1WI 呈均匀低信号;F. 增强动脉期病灶明显强化呈高信号

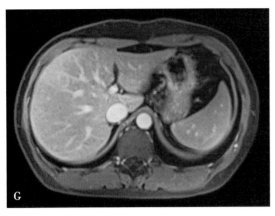 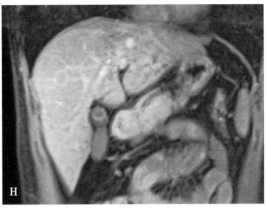

图 2-7-1（续）

G、H. 门脉期及延迟期病灶强化减退呈等信号，周围见环形包膜强化，肝左叶见持续强化的小血管瘤

【诊断要点】

①临床多有乙肝感染后肝硬化病史，AFP 阳性；② CT 平扫多表现为低密度，脂肪肝病例，病灶可呈等密度或稍高密度，大病灶密度往往不均匀，可发生坏死、出血、钙化或脂肪变性；③增强动脉期大病灶多呈不均匀强化，表现为实质部分强化而其内坏死、出血或脂肪变性成分无强化，部分病例可见到增粗的供血动脉，部分病例可出现动静脉分流现象，表现为病灶周围门脉血管早期浓密显影且增粗扭曲；④直径≤3cm 的小肝癌病灶，增强动脉期多有强化，大部分均匀一致呈高密度，部分伴坏死、出血或变性而强化不均匀，少数病灶可无明显强化；⑤门脉期大多数病灶呈相对低密度，也可呈等密度，大病灶境界显示较平扫及动脉期清楚，有时可见完整或不完整的包膜；⑥门脉期对血管受侵及癌栓形成的显示最佳，肿瘤越大，血管受侵和癌栓形成的概率越高，弥漫性肝癌几乎均伴有门脉癌栓；⑦ MRI 检查 T_2WI 及 DWI 为高信号，T_1WI 多为低信号，大病灶信号多不均匀，增强表现与 CT 相仿，MRI 对瘤内出血、脂肪变性及包膜的显示优于 CT。

【鉴别诊断】

（1）局灶性结节增生：动脉期明显强化，但其强化均匀一致，有时可见中心瘢痕组织无强化呈低密度（信号），门脉期多持续强化呈略高密度（信号）或等密度（信号），延迟期多呈相对低密度（信号），而瘢痕组织此时可强化呈高密度（信号），临床多无肝硬化病史，AFP 阴性。

（2）肝腺瘤：血供丰富，动脉期呈均匀强化的高密度，门脉期可为等密度或略高密度，边界不清，延迟期呈低密度；如病灶内有出血，可表现为无强化的低密度。腺瘤几乎都有包膜，延迟期强化而显示明显。本病主要发生在生育期年轻妇女，与长期口服避孕药有关，有自发出血和恶变倾向。

二、肝细胞肝癌(透明细胞型,图 2-7-2)

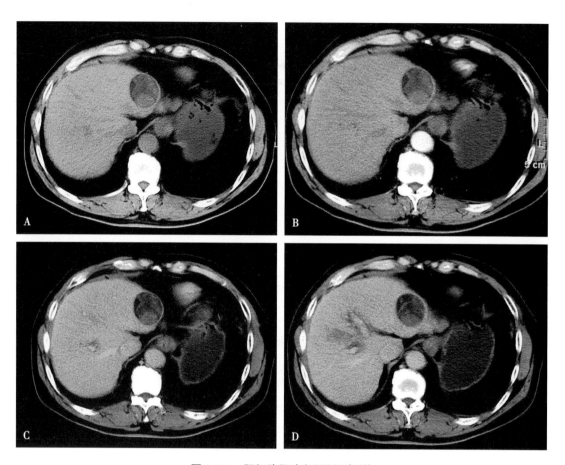

图 2-7-2 肝细胞肝癌(透明细胞型)

男,69 岁,体检 B 超发现肝占位 10 天。A. CT 发现肝左外叶类圆形低密度灶,边缘清晰光整,密度不均,内含脂肪密度;B. 增强动脉期病灶实质部分轻度强化;C、D. 门脉期实质部分强化减退

【诊断要点】

①透明细胞型肝癌是肝细胞肝癌的一种特殊病理类型;②CT 平扫表现为低密度,可含有脂肪密度;③MRI 反相位 T_1WI 上,病灶信号下降,抑脂 T_1WI 有助于显示病灶内的脂肪成分;④动态增强扫描显示,脂肪成分不强化,实质部分早期不均匀强化,平衡期或门脉期强化减退,或表现为分隔样强化,可有包膜强化。

【鉴别诊断】

(1) 肝血管平滑肌脂肪瘤:很少有包膜,病灶内常见到中心血管影,特别是脂肪成分中见到血管影更具诊断意义。

(2) 含脂肪成分的肝转移瘤:极少见,一般来源于原发脂肪肉瘤、肾母细胞瘤或透明细胞型肾癌,临床上有原发肿瘤病史有助于鉴别诊断。

三、肝胆管细胞癌（图 2-7-3）

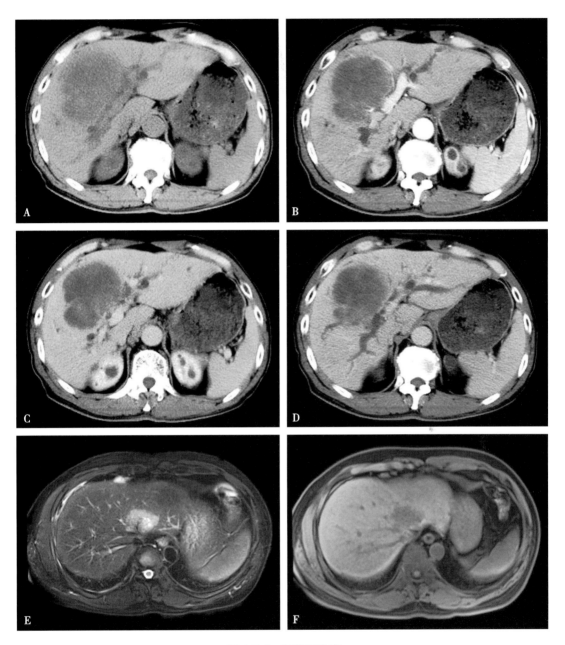

图 2-7-3 胆管细胞癌

男,59 岁,腹胀伴黄疸 1 个月。A. CT 发现肝左右叶交界处低密度占位灶,欠均匀,边缘不光整;B.增强动脉期病灶边缘轻度强化;C、D.门脉期病灶持续强化,肝内胆管扩张扭曲。男,45 岁,右上腹疼痛不适一年余。E. MRI 发现第二肝门处肝左内叶异常信号占位灶,抑脂 T_2WI 呈高信号,其内见斑点状更高信号;F.抑脂 T_1WI 为低信号,边缘不光整

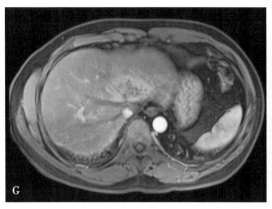
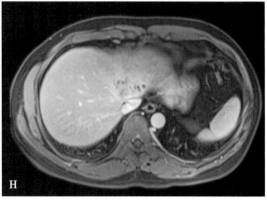

图 2-7-3(续)

G. 增强动脉期病灶不均匀强化,以周边强化为主;H. 门脉期病灶强化更明显,其内见散在无强化的液性低信号

【诊断要点】

① CT 平扫为轮廓欠清的低密度实质性病灶,有时可见到点、条状钙化,常有病灶远端局限性胆管扩张,邻近肝实质常有收缩征象;②增强动脉期病灶边缘强化,门脉期及延迟期病灶边界更清晰,内缘不规则,病灶中心常见液化坏死;③MRI T_2WI 为高信号,T_1WI 为低信号,增强表现与 CT 相仿;④临床多无肝硬化病史,CEA 阳性而 AFP 阴性。

【鉴别诊断】

(1) 少血供 HCC:一般病灶内无坏死,病灶远端无局限性胆管扩张,增强门脉期及延迟期无持续强化,临床多有肝硬化病史及 AFP 阳性。

(2) 肝脓肿:典型脓肿周围常可见密度或信号不同的环形带,可以是单环、双环或三环,有时可见分隔形成;临床常有发热症状。

四、胆管囊腺癌(图 2-7-4)

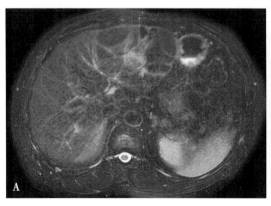
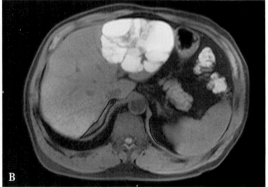

图 2-7-4 肝胆管囊腺瘤癌变伴出血

女,49 岁,上腹不适一个月余。A. MRI 检查发现肝左叶异常信号占位灶,T_2WI 呈等低信号,其内见略高信号结节影及条状分隔;B. 抑脂 T_1WI 病灶呈明显高信号,边界清,其内见略低信号分隔及软组织结节

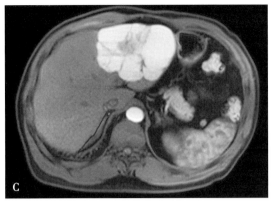
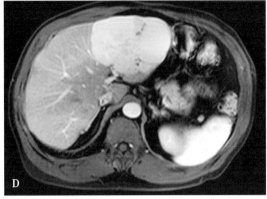

图 2-7-4(续)

C. 增强动脉期病灶强化不明显;D. 门脉期分隔及其内软组织成分明显强化

【诊断要点】

①肝囊腺癌为起源于胆管细胞的肿瘤,多由囊腺瘤恶变而成,有分泌黏液的功能,以 30 岁以上女性多见;② CT 表现多为边界锐利的囊实性肿块,以囊性为主,囊壁厚薄不均或有附壁结节,内部可见间隔或见乳头状软组织影向囊内突出,多数病灶与胆管不相通;③ MRI 检查病灶软组织成分呈 T_1 略低 T_2 略高信号,囊性部分呈长 T_1 长 T_2 信号,伴出血时,囊性部分 T_1 信号明显增高而 T_2 信号减低;④增强检查肿瘤实质部分及纤维间隔有强化,常表现为门脉期及延迟期持续强化。

【鉴别诊断】

(1)肝囊腺瘤:影像学上与囊腺癌不易区别,如肿瘤内软组织成分多、壁较厚而不规则,则以恶性可能大。

(2)囊性转移灶:多有原发肿瘤病史,肝内病灶常多发,边缘多不整齐,囊壁厚薄不均,但病灶内纤维分隔及乳头状突起不常见。

五、肝脏血管肉瘤(图 2-7-5)

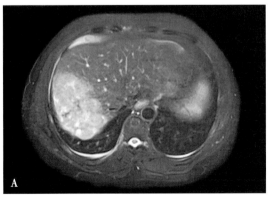
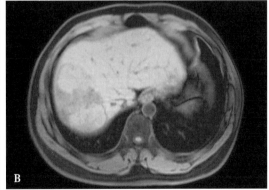

图 2-7-5 肝脏血管肉瘤

男,37 岁,体检发现肝右叶占位 1 周。A. MRI 显示肝右叶异常信号占位灶,边界部分不清,抑脂 T_2WI 呈不均匀高信号;B. 抑脂 T_1WI 呈等低信号

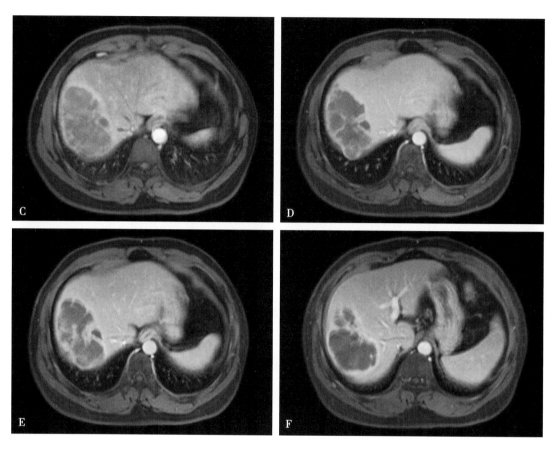

图 2-7-5（续）

C. 增强动脉期病灶周边强化，局部呈条状、结节样强化；D~F. 门脉期及延迟期病灶呈持续渐进性强化，中心见条状、分隔状强化，病灶内见大片低信号坏死区

【诊断要点】

①肝脏肉瘤为起源于肝脏间叶组织的恶性肿瘤，血管肉瘤为其中相对常见的一种肝肉瘤；②常为多发性，也可单发，病灶常较大；③肿瘤常伴出血和坏死，CT 平扫多呈混杂密度，境界可不清；④ MRI 检查 T_2WI 多为混杂高信号，T_1WI 为不均匀低信号，伴出血时为高低混杂信号；⑤增强后动脉期病灶呈明显不均匀强化，强化程度明显高于肝实质，形态不规则，有时可见条状或分隔状强化，门脉期及延迟期病灶持续强化，呈缓慢充填趋势；⑥较大病灶，内部常出现大片坏死，呈始终无强化的低密度或低信号。

【鉴别诊断】

（1）肝血管瘤：边界清楚，密度或信号均匀，很少有出血，强化程度与主动脉相仿，可完全充填。

（2）肝胆管细胞癌：边缘强化为主，门脉期及延迟期持续强化，但强化程度较轻，且无充填趋势，可有远端胆管扩张。

六、肝转移瘤（图 2-7-6）

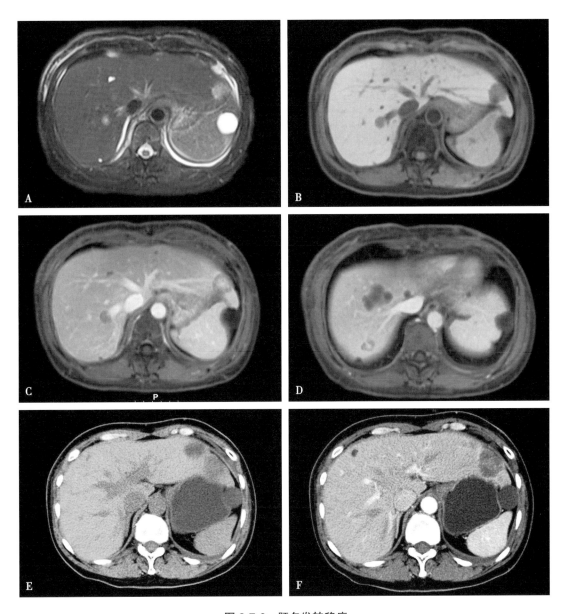

图 2-7-6　肝多发转移瘤

女,53 岁,有乳腺癌及膀胱肉瘤手术史。A. MRI 检查发现肝内多发异常信号占位灶,T_2WI 呈高信号,边界清,中心见点样更高信号;B. 抑脂 T_1WI 呈低信号;C、D. 增强门脉期病灶边缘环形强化,部分病灶中央斑点状强化,呈"靶征";2 个月后 CT 复查,E. 平扫显示肝内多发圆形低密度占位灶,大小不一,部分病灶增大,边界清,密度欠均匀;F. 增强动脉期病灶强化不明显

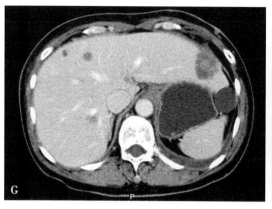
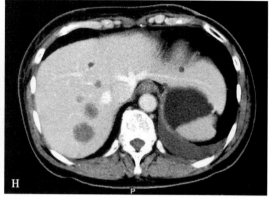

图 2-7-6(续)

G、H. 门脉期边缘轻度强化,边界更清

【诊断要点】

①临床多有原发肿瘤病史,常无肝炎、肝硬化病史,AFP 正常而 CEA 可升高;②病灶大多多发、散在、大小相仿,无假包膜;③大多数病灶呈边缘强化,强化程度不一,多数仍低于正常肝实质,病灶中心为低密度,也有为高密度的,称"靶征"或"牛眼征";④较小的转移灶也可发生中央囊样坏死;⑤大的转移灶可侵犯局部血管,但较少见到门脉癌栓;⑥MRI 检查 T_2WI 为高信号,T_1WI 多为低信号,增强表现与 CT 相仿。

【鉴别诊断】

(1) 多发 HCC:大小不一,大多以大病灶周围多发结节灶形式出现,动态增强呈速升速降改变,可见包膜征和门脉癌栓形成,大病灶可有囊样坏死而小病灶多不出现囊样变。

(2) 血管瘤:可出现边缘强化,但其边缘强化多呈结节样,其密度与腹主动脉密度一致,最后可完全充填。

第八节 肝 移 植

一、肝移植术前评估

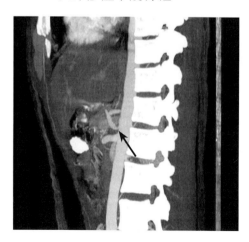

1. 肝移植术前动脉评估(图 2-8-1~ 图 2-8-3,图 2-8-2、图 2-8-3 见文末彩插)

图 2-8-1 腹腔干狭窄

男,52 岁,因肝硬化肝癌行肝移植术前血管评估。腹部 CTA 动脉期矢状面重组提示腹腔干起始处狭窄

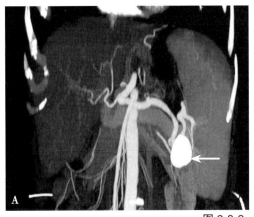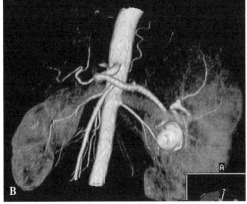

图 2-8-2　脾动脉瘤

女,65 岁,肝移植术前评估。A、B. 腹部 CTA 动脉期 MIP 及 VR 重组提示脾动脉远端动脉瘤(箭头)

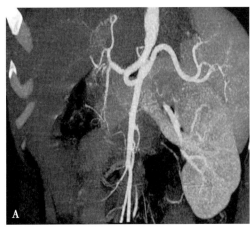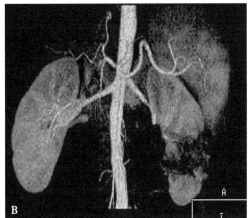

图 2-8-3　肝动脉解剖与变异(Michel Ⅰ型)

女,62 岁,肝移植术前评估。A、B. 腹部 CTA 动脉期 MIP 及 VR 重组提示肝动脉解剖为 Michel Ⅰ型,即为正常肝动脉解剖结构

【诊断要点】

①在肝移植手术过程中,要根据供受体不同的肝动脉解剖和变异选择不同的血管缝合方法,以保证术后肝脏的动脉血供;②目前常用的肝动脉解剖与变异的分型为 Michel 分型,共包括十型。即Ⅰ型(正常解剖):肝总动脉发自腹腔干,分为胃十二指肠动脉和肝固有动脉,在近肝门处分为肝左动脉(2~3 段)与肝右动脉(5~8 段),肝中动脉(4 段)通常起自肝左动脉;Ⅱ型:替代肝左动脉起自胃左动脉;Ⅲ型:替代肝右动脉起自肠系膜上动脉;Ⅳ型:替代肝左动脉及替代肝右动脉共存;Ⅴ型:副肝左动脉起自胃左动脉;Ⅵ型:副肝右动脉起自肠系膜上动脉;Ⅶ型:副肝左动脉及副肝右动脉共存;Ⅷ型:同时存在替代肝左动脉及副肝右动脉或者替代肝右动脉及副肝左动脉;Ⅸ型:肝总动脉起自肠系膜上动脉;Ⅹ型:肝总动脉起自胃左动脉(图 2-8-4~ 图 2-8-9,见文末彩插)。

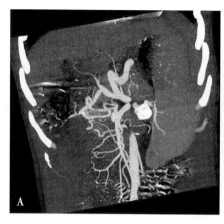
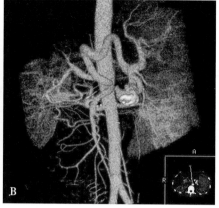

图 2-8-4 肝动脉解剖与变异（Michel Ⅱ型）

男，43 岁，因腹部其他疾病行腹部 CTA 检查。A、B. 动脉期 MIP 及 VR 重组提示肝动脉解剖为 Michel Ⅱ型，即替代肝左动脉起自胃左动脉

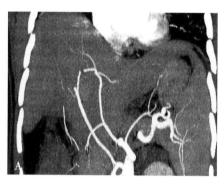
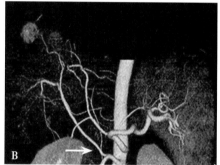

图 2-8-5 肝动脉解剖与变异（Michel Ⅲ型）

男，41 岁，因体检发现肝占位行腹部 CTA 检查。A、B. 动脉期 MIP 及 VR 重组提示肝动脉解剖为 Michel Ⅲ型，即替代肝右动脉起自肠系膜上动脉（箭头）

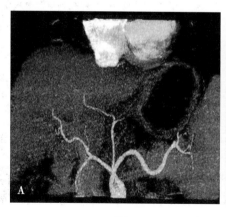
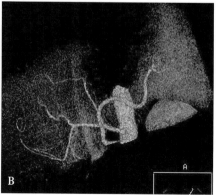

图 2-8-6 肝动脉解剖与变异（Michel Ⅳ型）

女，42 岁，肝移植供体术前评估。A、B. 腹部 CTA 动脉期 MIP 及 VR 重组提示肝动脉解剖为 Michel Ⅳ型，即替代肝左动脉及替代肝右动脉共存

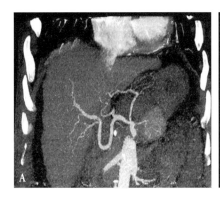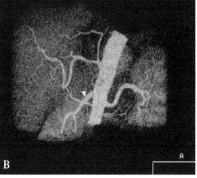

图 2-8-7　肝动脉解剖与变异（Michel Ⅴ型）

女,38 岁,肝移植供体术前评估。A、B.腹部 CTA 动脉期 MIP 及 VR 重组提示肝动脉解剖为 Michel Ⅴ型,即副肝左动脉起自胃左动脉

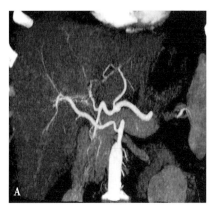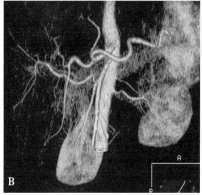

图 2-8-8　肝动脉解剖与变异（Michel Ⅷ型）

男,36 岁,肝移植供体术前评估。A、B.腹部 CTA 动脉期 MIP 及 VR 重组提示肝动脉解剖为 Michel Ⅷ型,即副肝左动脉及副肝右动脉共存

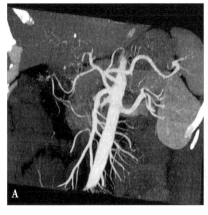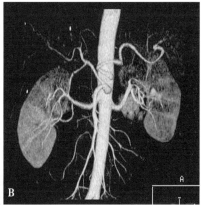

图 2-8-9　肝动脉解剖与变异（Michel Ⅸ型）

女,35 岁,肝移植供体术前评估。A、B.腹部 CTA 动脉期 MIP 及 VR 重组提示肝动脉解剖为 Michel Ⅸ型,即肝总动脉起自肠系膜上动脉

2. 肝移植术前门静脉评估（图 2-8-10，见文末彩插）

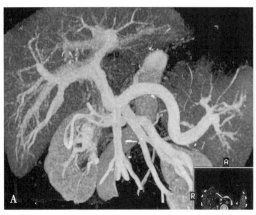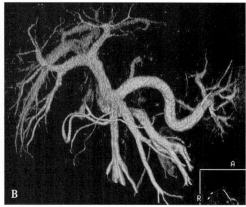

图 2-8-10 门静脉解剖与变异（A 型）

女，32 岁，肝移植供体术前评估。A、B. 腹部 CTA 门脉期 MIP 及 VR 重组提示门静脉解剖为 A 型，即为正常门静脉解剖结构（门静脉主干在肝门处分为左支和右支，随后右支分为右前支和右后支）

【诊断要点】

门静脉解剖结构一般分为五型，即① A 型（正常解剖）：门静脉主干在肝门处分为左支和右支，随后右支分为右前支和右后支；② B 型：门静脉主干直接分出门静脉左支、右前支和右后支三个分支；③ C 型：门静脉右后支直接起自门静脉左支主干；④ D 型：门静脉右前支起自门静脉左支；⑤ E 型：缺乏门静脉左支，门静脉主干在进入肝实质分出肝右叶分支后，再转向左侧跨过脐裂，在肝实质内作为门静脉左支向左半肝供血（图 2-8-11~ 图 2-8-13，见文末彩插）。

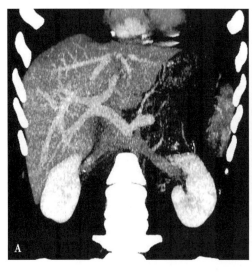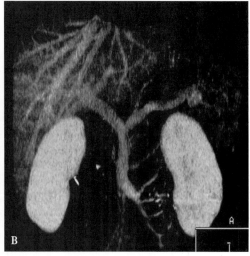

图 2-8-11 门静脉解剖与变异（B 型）

男，40 岁，因其他腹部疾病行腹部 CTA 检查。A、B. 门脉期 MIP 及 VR 重组提示门静脉解剖为 B 型，即门静脉主干直接分出门静脉左支、右前支和右后支三个分支

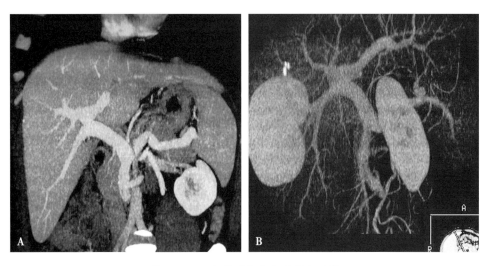

图 2-8-12　门静脉解剖与变异（D 型）

男,44 岁,因其他腹部疾病行腹部 CTA 检查。A、B. 门脉期 MIP 及 VR 重组提示门静脉解剖为 D 型,即门静脉右前支起自门静脉左支

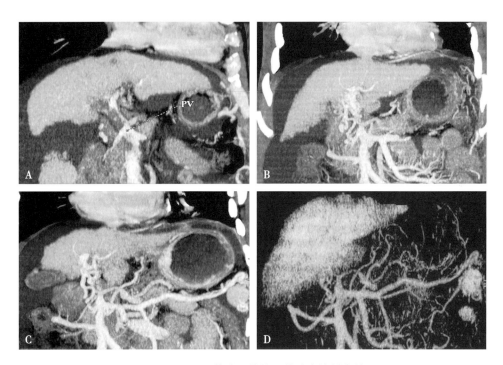

图 2-8-13　门静脉血栓伴门静脉海绵样变性

男,53 岁,乙肝史十余年,因腹痛、腹胀 2 个月余。A. 腹部 CTA 提示乙肝后肝硬化失代偿伴门静脉血栓;B~D. 门静脉海绵样变性;PV. 门静脉

【诊断要点】

临床上有肝硬化病史的患者,如果影像学发现正常门静脉内出现低密度不强化影,周围伴侧支循环形成,便可以诊断门静脉血栓形成伴门静脉海绵样变性。

二、肝移植术前体积测定(图 2-8-14、图 2-8-15,见文末彩插)

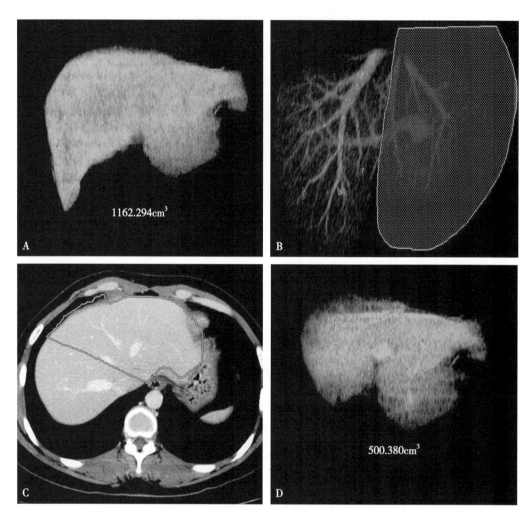

图 2-8-14 供体术前肝体积(全肝及包括肝中静脉左半肝体积)测定

女,35 岁,供体术前肝体积测定。A. 总肝体积;B~D. 包括肝中静脉左半肝体积

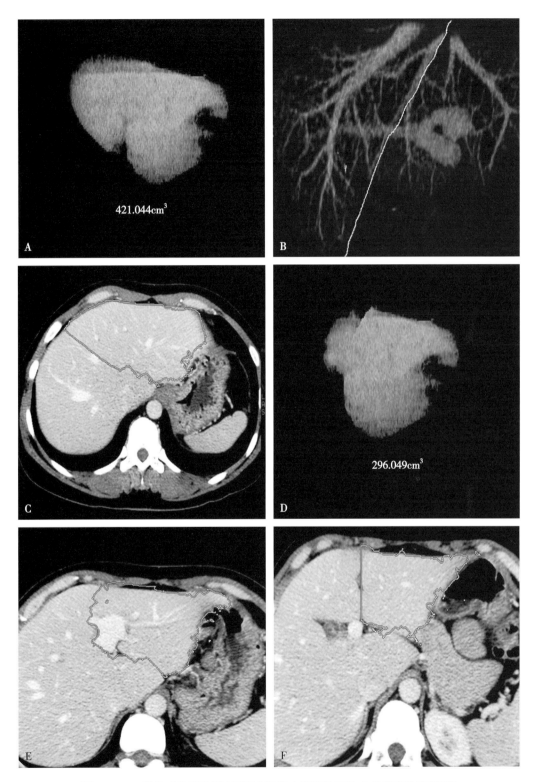

图 2-8-15　供体术前肝体积（无肝中静脉左半肝体积和左外叶肝体积）测定

女,35 岁,供体术前肝体积测定。A~C. 无肝中静脉左半肝体积;D~F. 左外叶肝体积,行无肝中静脉左半肝移植,无肝中静脉左半肝重量约为 445g

三、肝移植术后并发症

1. 肝移植术后血管并发症(图 2-8-16~ 图 2-8-19,图 2-8-16、图 2-8-18、图 2-8-19 见文末彩插)

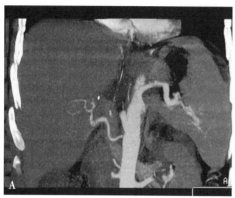
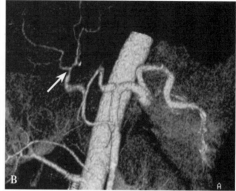

图 2-8-16　肝移植术后肝动脉吻合口狭窄

男,37 岁。A、B. 肝移植术后 1 周腹部 CTA 随访复查,提示肝动脉吻合口狭窄(箭头)

【诊断要点】

①肝移植术后肝动脉狭窄发生率为 4%~12%,一般于术后 3 个月内出现;②多发生在吻合口,也可同时伴有左右动脉分支狭窄;③可分为局限性狭窄(≤1cm)和节段性狭窄(≥1cm);④狭窄程度:轻度(<50%)、中度(<75%)、重度(>75%)。

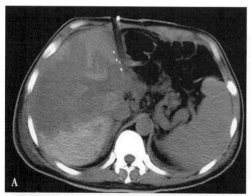
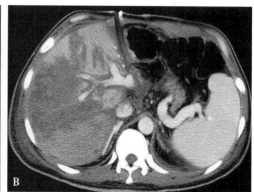
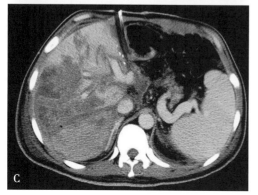

图 2-8-17　肝移植术后肝动脉闭塞

男,37 岁,肝移植术后发热,腹痛,行腹部 CTA 提示肝动脉闭塞。A. 肝脏平扫见右肝部分肝实质密度减低;B、C.动脉期及门脉期均未见显示,该患者术后 20 天死亡

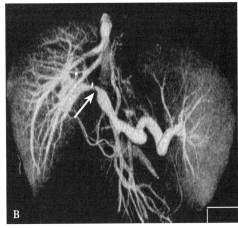

图 2-8-18 肝移植术后门静脉吻合口狭窄

男,43 岁。A、B. 肝移植术后 1 周腹部 CTA 随访复查,提示门静脉吻合口狭窄(箭头)

【诊断要点】

①肝移植术后门静脉吻合口狭窄主要与吻合技术、血管不相配以及术前门静脉完全或重度栓塞有关,临床表现为门静脉高压;②一般认为肝移植术后门静脉直径至少应 >3.5mm。

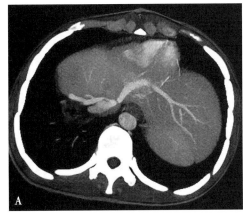
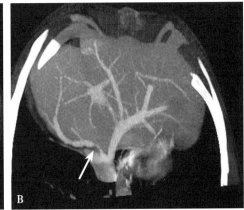
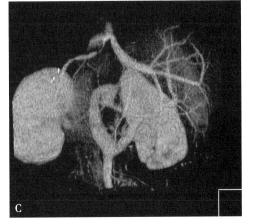

图 2-8-19 肝移植术后肝静脉狭窄

女,42 岁。A~C. 肝移植术后 1 周腹部 CTA 随访复查,提示肝中静脉汇入下腔静脉处狭窄(箭头)

2. 肝移植术后肝脏排斥反应(图 2-8-20)

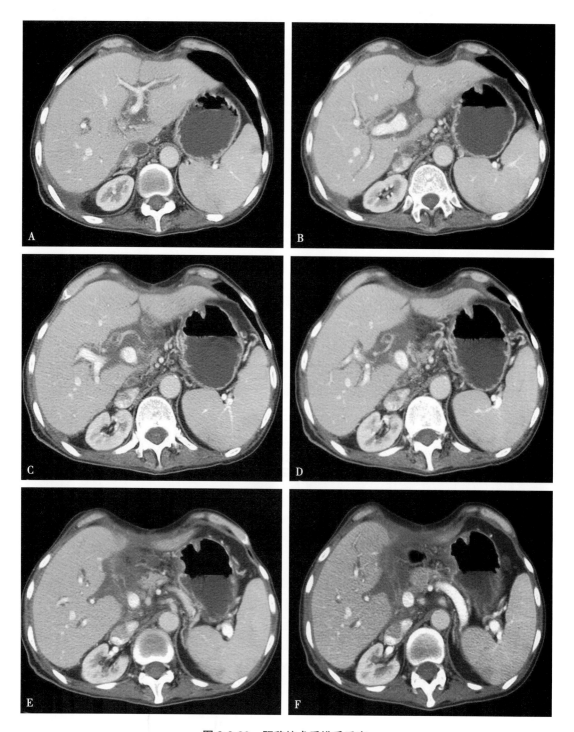

图 2-8-20 肝移植术后排斥反应

男,46 岁,肝移植术后 1 周腹部 CTA 随访复查。A~F. 可见围绕门静脉主干及其分支的低密度环,肝门周围液体积聚,提示肝移植术后急性排斥反应

【诊断要点】

①肝移植术后肝脏排斥反应分为急性排斥反应(术后4天~2周)和慢性排斥反应(术后60天或数年后);②急性排斥反应病理表现为汇管区水肿伴汇管区和终末肝小静脉的内膜炎影像表现;③影像学表现为静脉与下腔静脉周围"袖套征"(CT表现为围绕门静脉主干及其分支和下腔静脉的低密度环,以门静脉主干及分支多见),肝门周围液体积聚;④慢性排斥反应病理表现为胆管减少或消失,闭塞性血管病变;⑤影像学表现为肝内胆管僵直变细。

3. 肝移植术后移植肝肿瘤复发(图2-8-21)

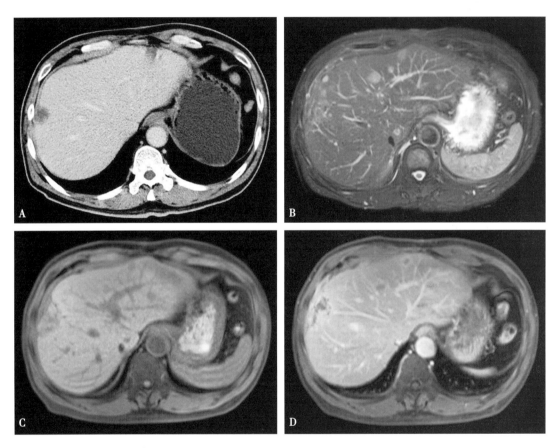

图 2-8-21　移植肝肿瘤复发

男,61岁,因肝胆管细胞癌行肝移植术后1年,体检发现肝右叶占位1天。A. CT显示移植肝右前叶包膜下低密度占位,边缘轻度环形强化;B. 复发灶切除术后2个月,MRI复查:T_2WI发现肝内多发圆形高信号灶,边界清;C. T_1WI呈稍低信号;D. 增强门脉期病灶呈环形持续强化

【诊断要点】

① CT和MRI是诊断肝癌肝移植后肿瘤复发的有效手段;②移植肝肿瘤复发的CT、MRI表现多样,可为弥漫型、巨块型、多发结节型及单发结节型;③复发肿瘤类型与病肝间存在一定关系。

第九节 胆系先天性疾病

一、肝外胆管囊状扩张（图 2-9-1）

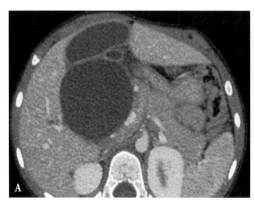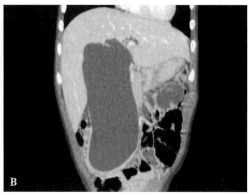

图 2-9-1 肝外胆管囊状扩张

男,5 岁,呕吐伴腹痛 20 天,身目黄染 9 天。A. CT 扫描门脉期轴位图像可见胆总管呈巨大囊状扩张；B. 冠状位重组清晰显示扩张的胆总管与肝内胆管相通

【诊断要点】

①好发于女性儿童,临床表现为间歇性黄疸、腹痛及右上腹部包块；②包括胆总管囊肿,胆总管憩室及壁内段胆总管囊状膨出；③ CT 可见呈水样密度的囊性肿块,密度均匀,边缘光滑,肝内胆管正常或扩张；④ MRI 可见局限扩张的胆管为长 T_1 长 T_2 信号,呈类圆形或梭形；⑤胆管造影可见对比剂充盈。

【鉴别诊断】

梗阻所致肝外胆管扩张:常由胆管内结石或者胆管下段肿瘤所致,CT 或 MRI 可见结石或胆管占位病变的直接征象,肝内胆管不同程度扩张。

二、肝内胆管囊状扩张（Caroli 病,图 2-9-2）

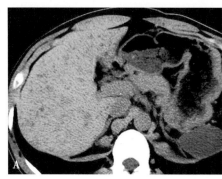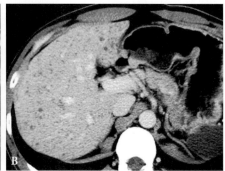

图 2-9-2 肝内胆管囊状扩张

男,37 岁,体检发现肝多发占位。A. CT 平扫轴位肝内可见弥漫细小囊性低密度灶、部分呈细小分支状改变,与胆系结构一致；B. 增强扫描门脉期轴位部分可见中心"圆点征"

【诊断要点】

①该病为先天性染色体缺陷引起,临床表现腹痛、肝大;②肝内胆管多发囊状扩张,囊与囊或与胆管相通,内有胆汁;③ CT 可见囊肿包绕伴行的门静脉,增强扫描呈"中心点"征,扩张的胆管内可见胆管结石;④ MRI 显示肝内多发长 T_1 长 T_2 囊状扩张,磁共振胰胆管造影（magnetic resonance cholangiopancreatography,MRCP)可清楚显示肝内扩张的胆管。

【鉴别诊断】

(1) 肝囊肿与胆管错构瘤:病灶与肝内胆管不相通。

(2) 肝脓肿:脓肿之间亦可与胆管相通,但脓肿壁较厚有强化。

三、肝内外胆管囊状扩张(图 2-9-3)

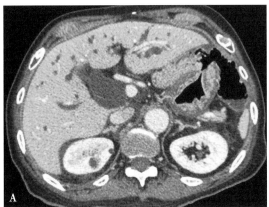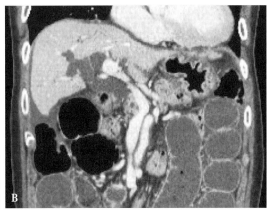

图 2-9-3　肝内外胆管囊状扩张

男,85 岁,腹胀、腹痛 3 天。A. CT 增强扫描门脉期轴位可见肝内、外囊状扩张的胆管;B. 冠状位重组可清晰显示肝内及肝外扩张的胆管

【诊断要点】

①该病少见;②囊肿呈水样密度影;③肝内外同时发病是其特征。

【鉴别诊断】

胆管囊肿分 5 种类型:①胆总管囊肿,②胆总管憩室,③局限在十二指肠壁内段的囊肿,④肝内外多发胆管囊肿及肝外胆管多发囊肿,⑤单发或多发肝内胆管囊肿,又称 Caroli 病。鉴别主要是梗阻性肝内外胆管扩张:常由胆管内结石或者胆管下段肿瘤所致,CT 或 MRI 可见结石或胆管占位病变的直接征象及肝内外胆管不同程度扩张。

第十节 胆系结石症

一、胆囊结石(图 2-10-1)

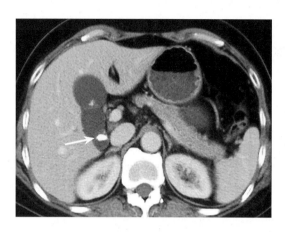

图 2-10-1 胆囊结石
女,55 岁,B 超体检发现胆囊内结石。CT
增强扫描门脉期轴位可见胆囊内多发高
密度影(箭头)

【诊断要点】

①病变多见于中年女性,临床上表现为胆绞痛和阻塞性黄疸;② CT 表现为胆囊内单发或多发的圆形、不规则形或泥沙样高密度影,偶为脂肪样低密度影,其位置可随体位变换而改变;③胆囊内结石在 T_2WI 上多表现为低信号,T_1WI 信号与结石成分有关,多数为低信号,少数为高信号;④超声三大特征:强回声团,后方伴声影,强回声团随体位改变而移动。

【鉴别诊断】

胆囊息肉和腺瘤:增强扫描可见强化。

二、胆总管结石(图 2-10-2、图 2-10-3)

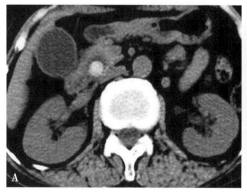
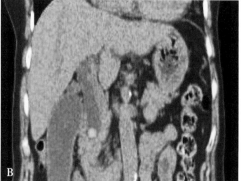

图 2-10-2 胆总管结石
女,60 岁,反复上腹部饱胀不适 3 年,加重伴腹痛 1 个月。A. CT 平扫轴位可见胆总管下端类圆形高密度影,边界不清,胆总管扩张;B. MPR 冠状位重组可清楚显示扩张的胆管及下端的结石

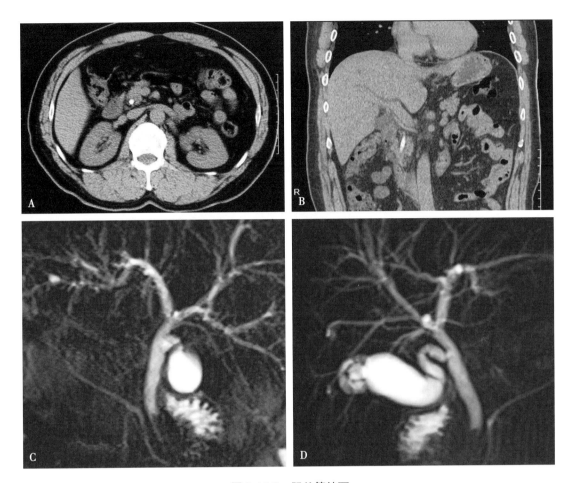

图 2-10-3　胆总管结石

男,56 岁,反复上腹部饱胀不适数月,加重伴腹痛腹胀、左腰部不适 1 天。A. CT 平扫轴位可见胆总管下端见小圆形高密度影,边界清;B. 冠状位见胆总管内条形高密度影;C、D. MRCP 冠状位重组可清楚显示扩张的胆管及下端的结石

【诊断要点】

①好发于中年女性,临床表现胆绞痛和梗阻性黄疸;② CT 可见扩张的胆总管,胆总管内可见充盈缺损即半月征;③ MRCP 显示扩张的胆总管下端呈倒"杯口"状充盈缺损,胆固醇结石一般呈长 T_1 短 T_2 信号,胆色素结石一般呈短 T_1 短 T_2 信号。

【鉴别诊断】

(1) 胆管肿瘤:可引起胆管扩张,增强扫描有强化,其位置不随体位变换而改变。

(2) 胆管炎:亦可引起胆道梗阻,但累及范围广,狭窄呈逐渐过渡,胆管壁不规则呈串珠样改变。

第十一节 胆囊炎和胆管炎

一、急性胆囊炎(图 2-11-1)

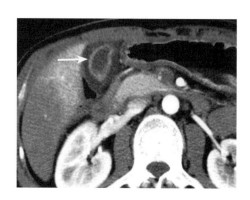

图 2-11-1 急性胆囊炎

男,32 岁,急性腹痛 1 天。CT 增强扫描动脉期可见增厚的胆囊壁明显强化,邻近的肝组织明显充血(箭头)

【诊断要点】

①发病年龄常见于 45 岁以下,男女比例 1∶2,临床表现为急性发作的右上腹痛;②常与结石并存,表现为胆囊增大,胆囊壁增厚;③ CT 可见胆囊增大,直径 >5cm,胆囊壁增厚超过 3mm,周围可见炎症积液,邻近肝组织充血水肿;④ MRI 显示胆囊壁因水肿呈长 T_1 长 T_2 信号,胆汁含水量增加成长 T_1 长 T_2 信号;⑤增强扫描胆囊壁明显强化。

【鉴别诊断】

(1) 肝硬化低蛋白血症:胆囊壁增厚,但胆囊不增大。

(2) 急性肝炎:胆囊壁增厚,但胆囊不大。

二、慢性胆囊炎(图 2-11-2)

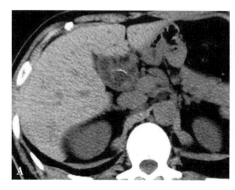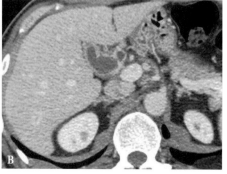

图 2-11-2 慢性胆囊炎

女,56 岁,腹胀不适。A. CT 平扫轴位可见胆囊缩小,胆囊壁均匀增厚,胆囊壁钙化;B. 增强扫描轴位可清楚显示增厚的胆囊壁明显强化

【诊断要点】

①多由反复发作的急性胆囊炎发展而来,常与结石并存;②超声示胆囊缩小,胆囊壁增厚;③ CT 可见囊壁钙化,及囊内结石;④ MRI 常可见胆囊窝积液及周围水肿呈长 T_1 长 T_2 信号。

【鉴别诊断】

(1) 胆囊癌:胆囊壁不规则增厚,内可见软组织肿块。

(2) 胆囊腺肌增生症:胆囊壁增厚,壁内可见较多小囊腔,有时内可见结石,胆囊造影时有对比剂进入胆囊壁。

三、硬化性胆管炎(图 2-11-3)

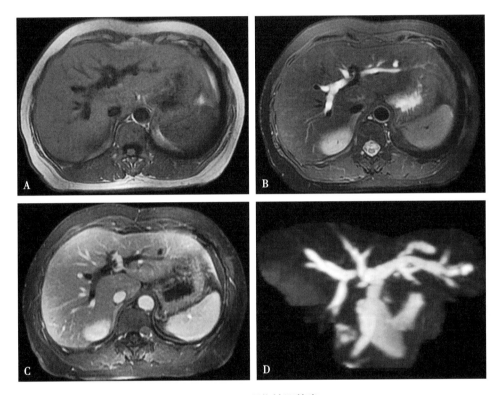

图 2-11-3　硬化性胆管炎

女,53 岁,临床确诊为硬化性胆管炎。A、B. MRI 轴位 T_1WI、T_2WI 可见肝内外呈长 T_1 长 T_2 扩张的胆管,管壁僵硬,稍不规则扩张,呈树枝状改变;C. 增强扫描轴位可见增厚的胆管壁明显强化,边缘毛糙;D. MRCP 清楚地显示肝内外胆管不规则扩张呈串珠样

【诊断要点】

① 70% 发生于男性,多见于 40 岁左右,75% 合并有溃疡性结肠炎;②主要表现为胆管的进行性炎症、纤维化和胆道阻塞;③ CT 可见胆管狭窄并有壁结节;④ MRCP 可见胆管呈串珠样改变。

【鉴别诊断】

(1) 胆管肿瘤:可引起胆管扩张,但可见肿块,增强扫描明显强化。

(2) 胆总管结石:可见胆管扩张,胆管壁一般不会增厚,其下方可看到不强化的结石。

第十二节 胆系肿瘤与胆囊增生性疾病

一、胆囊息肉（图 2-12-1）

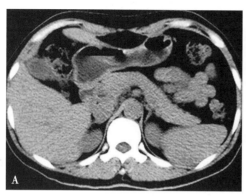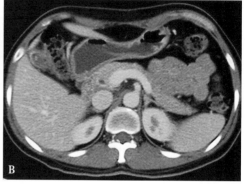

图 2-12-1 胆囊息肉

女，40 岁，患者有急性胰腺炎治疗病史，脾大查因。A. CT 平扫轴位可见胆囊壁稍增厚；B. 增强扫描门脉期轴位可见胆囊腔内圆形强化结节影

【诊断要点】

①常发生在胆囊体部，基底窄，表面不规则，大小为 0.5~4cm 不等；② CT 表现为凸向胆囊腔内的软组织小结节，胆囊壁无增厚；③增强扫描明显强化。

【鉴别诊断】

与早期胆囊癌、慢性炎症等胆囊隆起性病变鉴别困难，当病变直径 >1cm 且发生在胆囊颈时应警惕恶变可能。

二、胆囊腺肌瘤病（图 2-12-2）

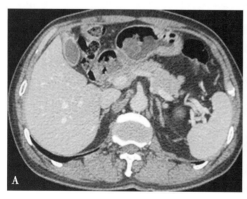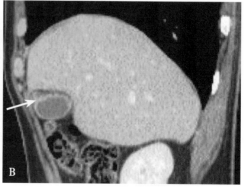

图 2-12-2 胆囊腺肌瘤病

男，59 岁，发现右上肺肿瘤 7 天。A、B. CT 增强扫描轴位（图 A）及冠状位（图 B）可见增厚的胆囊壁底部明显强化，内可见罗 - 阿氏窦（箭头）

【诊断要点】

①发病率为 2.8%~5%,主要是黏膜增生突入肌层;② CT 表现胆囊小,壁不均匀增厚,胆囊造影可见对比剂进入胆囊壁,有时壁内可见小结石影;③ MRI 的 T_2WI 上可见增厚的胆囊壁内类圆形高信号灶;④增强扫描可见增厚的胆囊壁明显强化,壁内小憩室无强化。

【鉴别诊断】

(1) 慢性胆囊炎:胆囊壁均匀增厚。

(2) 胆囊息肉:增厚的胆囊壁无小憩室。

(3) 胆囊癌:胆囊壁不均匀增厚,但其内未见小憩室。

三、胆囊癌(图 2-12-3)

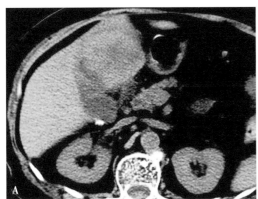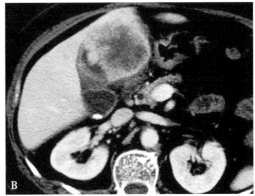

图 2-12-3　胆囊癌

女,79 岁,反复发热 3 个月,发现胆囊占位 1 周。A. CT 平扫轴位可见胆囊底部一团块状软组织影,以宽基底与胆囊壁相连,病灶基底部胆囊壁增厚,与周围肝脏片状低密度影分界不清,胆囊颈部可见高密度结石影;B. 增强扫描门脉期轴位可见软组织病灶及增厚的胆囊壁明显强化,受累的肝实质不均匀强化

【诊断要点】

①好发于中老年人,以女性多见,临床常表现右上腹持续性疼痛、黄疸;② 60%~90% 合并胆囊结石,好发于胆囊底和颈,分为胆囊壁浸润型和腔内型;③ CT 可见胆囊壁不规则增厚,腔内可见软组织密度影,胆管不规则狭窄或扩张;④ MRI 可见胆囊内长 T_1 稍长 T_2 的实质肿块;⑤增强扫描肿块及局部胆囊壁明显强化。

【鉴别诊断】

黄色肉芽肿性胆囊炎:胆囊壁增厚呈分层样改变,周围可见渗出性病灶。

四、胆管囊腺癌（图 2-12-4）

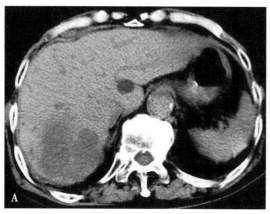
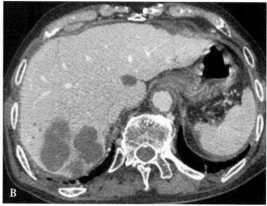

图 2-12-4　胆管囊腺癌

男，89 岁，突发上腹痛伴呕吐 3 天。A. CT 平扫轴位于肝 Ⅵ/Ⅶ 段见一类圆形囊性低密度灶，内见多发环状分隔，病灶与胆管相通，病灶邻近肝内胆管扩张；B. 增强扫描门脉期病灶内见分隔厚度不一致且有强化

【诊断要点】

①好发于 30 岁左右中年女性，男女比例 4∶1，临床表现多见呕吐；②表现多房的囊性改变；③ CT 可见比较大的多房的囊性病变，有壁结节，偶尔可见少量钙化；④增强扫描可见多结节样强化及间隔强化。

【鉴别诊断】

(1) 肝棘球蚴病：CT 可见囊肿中的囊中囊和囊壁分离征。

(2) 血肿：血肿分布边界不清，一般沿胆道走行。

(3) 单纯性肝囊肿：多房囊肿亦可见间隔，但其囊内的间隔厚薄均匀，无壁结节。

五、胆管癌（图 2-12-5）

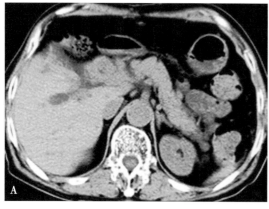
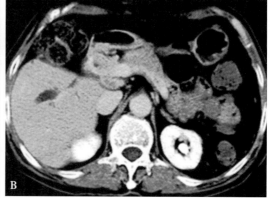

图 2-12-5　胆管癌

女，73 岁，反复发热 3 个月余，皮肤黄染，瘙痒 15 天。A. CT 平扫轴位可见胆总管壁明显增厚，管腔狭窄，肝内胆管扩张；B. 增强扫描动脉期轴位见胆总管壁不均匀强化

【诊断要点】

①多发生在 50~70 岁之间,以男性多见,早期表现为右上腹隐痛,继而进行性黄疸,晚期出现脂肪泻及陶土样大便;② CT 可见胆管壁增厚或软组织肿块,发生在肝实质周围时可见肝被膜回缩,转移时可见肝门部肿大淋巴结;③ MRI 显示胆管扩张,MRCP 示扩张的胆管末端可见长 T_1 长 T_2 肿块;④增强扫描肿块延迟强化。

【鉴别诊断】

(1) 胆管结石:增强扫描结石不强化,其可随体位变换而变化位置。

(2) 胆管炎:累及范围广,狭窄呈逐渐过渡,增强扫描胆管壁可呈分层样改变。

第十三节　胆 系 梗 阻

图 2-13-1、图 2-13-2 为胆系梗阻病例。

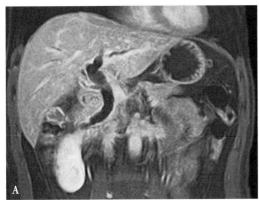
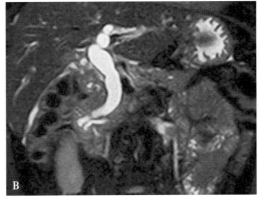

图 2-13-1　胆管炎性狭窄

男,48 岁,发现黄疸三个月余,临床活检排除肿瘤性病变,确诊为酒精相关性炎症。A. MRI 冠状位增强扫描见胆管壁环形增厚强化;B. MRCP 可见胆总管下端狭窄,其上方肝内外胆管扩张

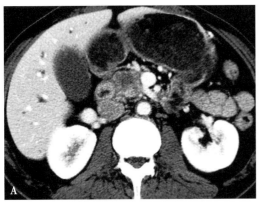
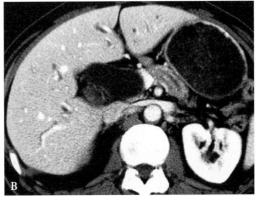

图 2-13-2　胰头癌并肝内外胆管扩张

女,61 岁,反复腰背痛,身目黄染 1 周。A. CT 增强扫描门脉期轴位见胰头钩突见稍低密度影,强化低于正常胰腺;B. 上方层面可见胰管、胆总管及肝内胆管扩张

【诊断要点】

①多因胆道肿瘤、结石及炎症引起,表现为肝内外胆道扩张;②依据梗阻部位可分为肝门段、胰上段、胰腺段、壶腹段;③肝内胆管扩张 CT 上可见胆管走行的多发圆形、类圆形无强化低密度区,肝外胆管扩张则可见自肝门至胰头连续不断的圆形或类圆形低密度影,形成"环影",环影消失的层面为扩张的胆管末环,即胆道梗阻部位;④ MRI 可见胆管扩张呈长 T_1 长 T_2 信号,MRCP 可多方位看到自肝门至肝外围由大到小的高信号扩张的胆管。

【鉴别诊断】

(1) 良性胆管扩张病变:扩张的胆管呈枯枝状或残根状,梗阻部位低,胆管扩张轻,病变累及范围长,胆管下端的扩张呈逐渐过渡,或扩张的胆管突然中断,但梗阻下端可见结石影。

(2) 恶性胆管扩张病变:扩张的胆管呈软藤状,梗阻部位高,胆管扩张严重,扩张的胆管突然中断,其下可见软组织肿块。

第十四节　急性胰腺炎

图 2-14-1、图 2-14-2 为急性胰腺炎病例。

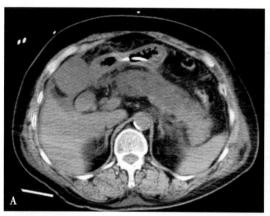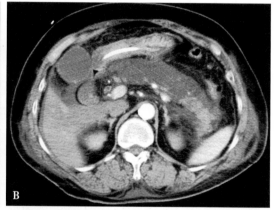

图 2-14-1　急性出血坏死性胰腺炎

女,61 岁,中上腹疼痛伴恶心、发热 2 天。A. CT 平扫示胰腺明显肿胀,颈、体部密度减低,胰周见渗出性改变,周围脂肪间隙模糊不清;B. CT 增强扫描示胰腺颈体部低密度坏死区未见明显强化,胰尾部见强化胰腺组织

【诊断要点】

①胰腺体积弥漫肿大;②胰腺密度与病理变化有关,胰腺水肿时密度降低,坏死区密度更低,出血区密度增高;③胰周渗出改变常较急性水肿型胰腺炎明显;④增强后胰腺见无强化的坏死区低密度区;⑤并发症,如包裹性坏死,假性动脉瘤等。

【鉴别诊断】

表现不典型者需与胰腺癌鉴别,后者可见胰腺不规则肿大,密度不均,延迟扫描,低密度区可有轻度强化,周围血管组织可受侵犯,胰周渗出常不明显。

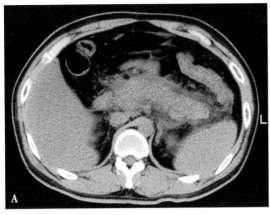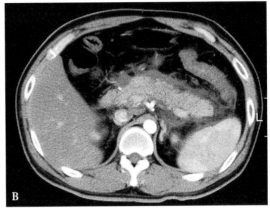

图 2-14-2 急性水肿型胰腺炎

男,28 岁,上腹部剧痛半小时。A. CT 平扫示胰腺增大肿胀,密度均匀,周围见大量渗出,胰周脂肪间隙模糊不清;B. CT 增强扫描示胰腺强化均匀,未见明显低密度坏死区

【诊断要点】

①急性胰腺炎分急性水肿型和出血坏死型,前者占 80%~90%。在我国胆总管和胰管壶腹部出口梗阻是常见原因;② CT 表现为胰腺弥漫性或局限性肿胀,边缘轮廓不规则;③胰周常有炎性渗出,周围脂肪间隙浑浊,邻近肾前筋膜增厚;④增强扫描胰腺强化均匀,无坏死低密度区。

【鉴别诊断】

典型胰腺炎结合临床病史、体征及实验室检查,影像学诊断不难,影像学检查除明确诊断外,还应帮助确定病变范围及有无并发症。

第十五节 慢性胰腺炎

图 2-15-1 为慢性胰腺炎病例。

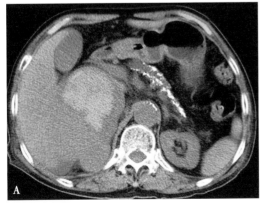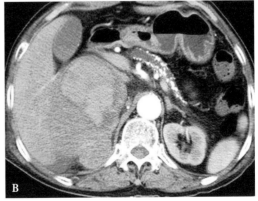

图 2-15-1 慢性胰腺炎

女,85 岁,发现肝脏占位 1 周,伴上腹隐痛。A. CT 平扫示胰腺萎缩,体尾部可见沿胰管走行多发点样钙化,胰管扩张;B. CT 增强示胰腺实质未见明显强化

【诊断要点】

①慢性胰腺炎是各种原因导致胰腺实质和胰管不可逆损害,发生胰腺纤维化、钙化、胰管扩张;②胰腺萎缩,全胰腺体积缩小,轮廓毛糙不整;③胰腺实质钙化,呈沿胰管走行"铺路石"样,常合并胰管不均匀扩张,是慢性胰腺炎的典型表现;④增强扫描示胰腺萎缩,未见强化。

【鉴别诊断】

肿块型慢性胰腺炎与胰腺癌鉴别较困难。鉴别要点:①慢性胰腺炎肿块以纤维化改变为主,MRI T_1WI 及 T_2WI 呈低信号有助于鉴别;②慢性胰腺炎胰管通畅不中断,可穿越肿块;③发现钙化及包裹性积液有助于明确胰腺炎诊断;④胰腺癌易侵犯邻近血管。

第十六节 胰 腺 癌

图 2-16-1、图 2-16-2 为胰腺癌病例。

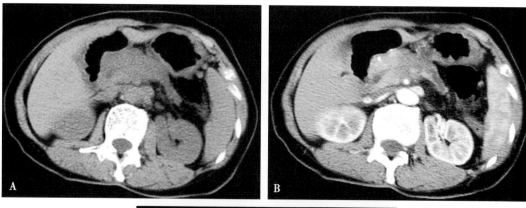

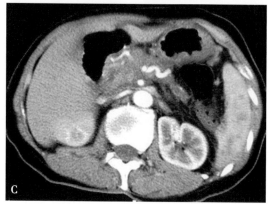

图 2-16-1 胰腺癌

女,64 岁,上腹痛伴纳差、消瘦两个月余。A. CT 平扫示胰头颈部见不规则等低密度,边界不清,胰腺体尾部萎缩;B、C. CT 增强扫描示肿块轻度强化,与周围组织分界不清,胰头部血管被侵犯包埋,肿块远端胰管扩张

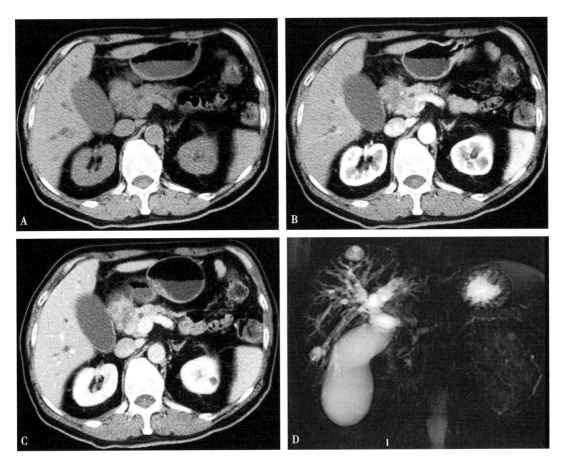

图 2-16-2 胰腺癌

男,77 岁,上腹痛伴黄疸三个月余。A. CT 平扫示胰头部见不规则略低密度,边界不清;B、C. CT 增强扫描示肿块不均匀轻度强化,与周围组织分界不清,病变内可见细小血管影;D. MRCP 示肝内胆管软藤样扩张,胆囊增大,胆总管下段及胰头部胰管显示不清

【诊断要点】

①不规则等、低密度肿块,边界不清,可有胰腺轮廓改变,平扫不易发现;②肿块相对胰腺组织呈乏血供肿瘤,动脉期强化不明显,肿瘤边缘可有轻度强化;③胰头癌可致胰腺体尾部萎缩,胰管扩张,常有胆总管及肝内胆管扩张;④肿瘤易直接侵犯邻近的血管、神经、器官,淋巴结转移较早出现。

【鉴别诊断】

(1) 囊腺瘤:肿块边界清,囊内间隔、囊壁纤细,强化不明显。

(2) 胰腺假性囊肿:常有胰腺炎病史,为残留表现,病灶可为多囊,但囊内无分隔及囊壁结节。

第十七节 胰腺囊腺瘤和囊腺癌

图 2-17-1~2-17-4 为胰腺囊腺瘤和囊腺瘤病例。

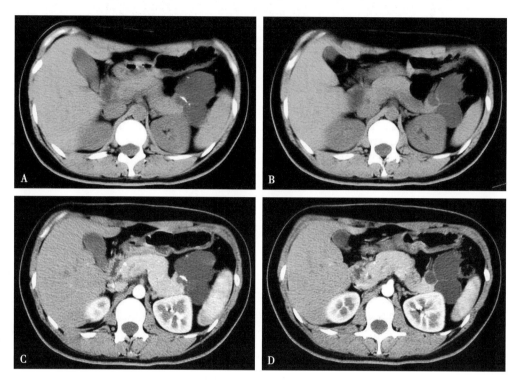

图 2-17-1 胰腺浆液性囊腺瘤

女,42 岁,上腹部隐痛一个月余。A、B. CT 平扫示胰尾部见不规则分叶状低密度,边界清楚,内见线样分隔及钙化;C、D. CT 增强扫描示病灶与胰腺分界清,病灶主体未见强化,病灶内分隔轻度强化

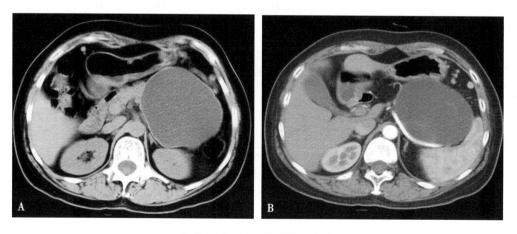

图 2-17-2 胰腺黏液性囊腺瘤

女,51 岁,上腹部不适两个月余。A. CT 平扫示胰尾部见椭圆形低密度,边界清楚;B、C. CT 增强扫描示病灶与胰腺分界清,病灶主体未见强化,病灶内少许分隔轻度强化

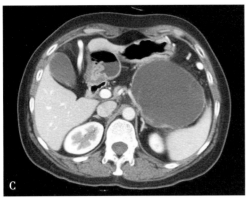
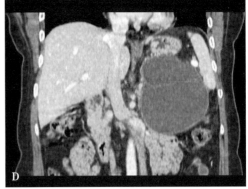

图 2-17-2(续)

D. 冠状位重组，病变内可见线样分隔

【诊断要点】

①胰腺囊腺瘤分浆液性囊腺瘤和黏液性囊腺瘤，常见于女性，浆液性囊腺瘤基本为良性肿瘤，黏液性囊腺瘤为潜在恶性肿瘤；②浆液性囊腺瘤表现为胰头区多囊性病灶，中心可见星形瘢痕，钙化常见，呈放射状，分隔见轻度强化；③黏液性囊腺瘤常见于胰体尾部，由单囊或多个大囊构成，少有分隔，囊壁可见钙化；囊内为黏液，平扫密度高于水。

【鉴别诊断】

(1) 囊腺瘤：肿块边界不清，周围组织有侵蚀，囊内间隔或囊壁不规则增厚，肿瘤大于 8cm。

(2) 胰腺假性囊肿：常有胰腺炎病史，病灶可为多囊，但无多房表现，囊内无分隔及囊壁结节。

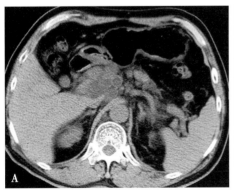
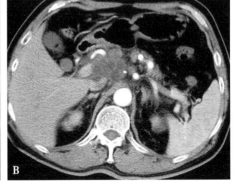
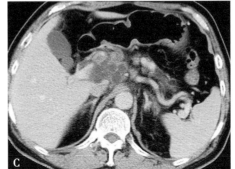

图 2-17-3　胰腺囊腺癌

男，58 岁，上腹痛一个月余。A. CT 平扫示胰头部见多囊性肿块，呈花朵样改变，囊壁及间隔增厚，局部结节样改变；B、C. 增强扫描示病灶呈轻中度渐进性强化，病灶与周围组织界模糊

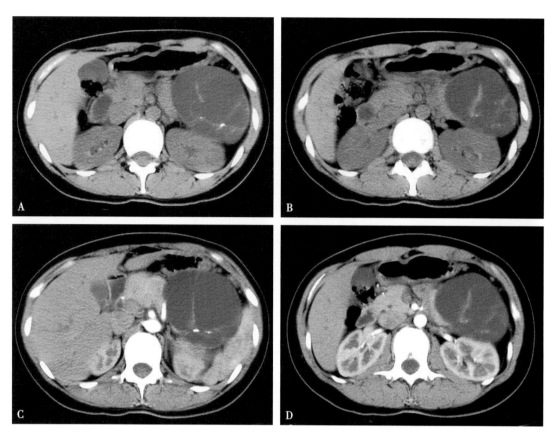

图 2-17-4　胰腺囊腺癌

女,42 岁,上腹部隐痛一个月余。A、B.CT 平扫示胰尾部见不规则分叶状低密度,边界清楚,内见线样分隔及钙化;C、D.CT 增强扫描示病灶与胰腺分界清,病灶主体未见强化,病灶内分隔轻度强化

【诊断要点】

①肿块不规则,边界不清,周围血管浸润包埋,临近组织有侵蚀;②囊内间隔、囊壁增厚或粗细不一,出现壁结节,增强示明显强化;③肿瘤大于 8cm;④出现远处转移。

【鉴别诊断】

(1) 囊腺瘤:肿块边界清,囊内间隔、囊壁纤细,强化不明显。

(2) 胰腺假性囊肿:常有胰腺炎病史,病灶可为多囊,但囊内无分隔及囊壁结节。

(3) 胰腺癌:肿块不规则,延迟扫描可有轻度强化,钙化分隔少见,易侵犯血管。

第十八节　胰岛细胞瘤

图 2-18-1、图 2-18-2 为胰岛细胞瘤病例。

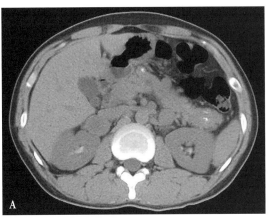
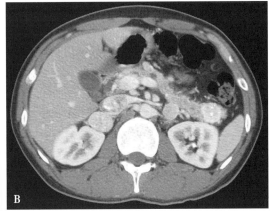

图 2-18-1　胰岛细胞瘤

男,46岁,发现胰腺尾部、双侧肾上腺占位一个月余。A. CT平扫示胰尾部见类圆形等密度结节影,内见细点钙化,边界显示清;B. CT增强扫描示肿块动脉期明显强化,高于周围胰腺组织,肿块边界清楚,胰管未见明显扩张

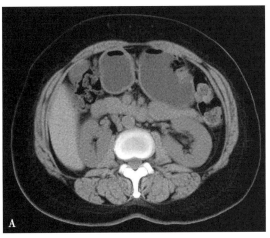
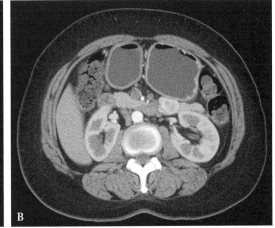

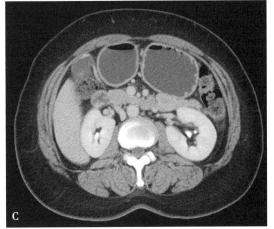

图 2-18-2　胰岛细胞瘤

女,56岁,发现胰腺体部占位。A. CT平扫示胰体部见类圆形略低密度影,边界显示欠清;B. CT增强扫描示肿块动脉期边缘明显强化,高于周围胰腺组织,肿块边界清楚;C. 延迟扫描病变对比剂消退明显,呈等略高密度影

【诊断要点】

①起源于胰腺内分泌细胞的肿瘤统称为胰岛细胞瘤,分为功能性和无功能性两大类;②平扫表现为胰腺内等或稍低密度结节,可以见到细点样或线状钙化;③为富血供肿瘤,动脉期明显强化,门脉期和静脉期持续强化或成等密度;④肿瘤常向腹侧生长,边界清楚,一般无胰管阻塞,很少侵犯血管。

【鉴别诊断】

(1) 囊腺瘤:肿块呈囊状,内见分隔,强化远不及胰岛细胞瘤明显。

(2) 胰腺富血供转移瘤:常为多发,肿块密度不均,钙化少见;临床有原发肿瘤病史。

(3) 胰腺癌:乏血供肿瘤,轻度强化;常向背侧生长、嗜神经血管生长,与胰岛细胞瘤腹侧生长,很少累及血管不同,可鉴别。

第十九节 脾先天性发育异常

一、副脾(图 2-19-1)

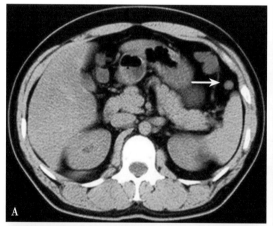
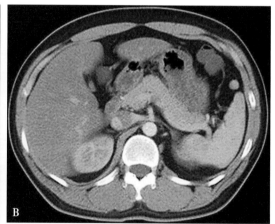
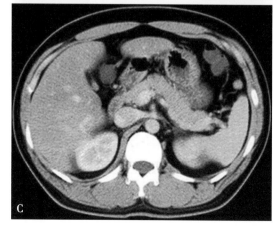

图 2-19-1 副脾

男,35 岁,腹部疼痛不适 1 周。A. CT 平扫示脾脏中部前方小圆形软组织密度影,密度与脾脏一致(箭头);B. 动脉期示病灶明显强化,与脾脏强化明显区一致;C. 门脉期强化仍与脾脏一致,其供血动脉来源于脾动脉

【诊断要点】

①脾脏周围类圆形软组织密度影；②平扫密度及强化程度与脾脏一致；③脾动脉供血。

【鉴别诊断】

淋巴结：不具备脾脏强化的同步性，强化程度常低于副脾，非脾动脉供血。

二、多脾综合征(图 2-19-2)

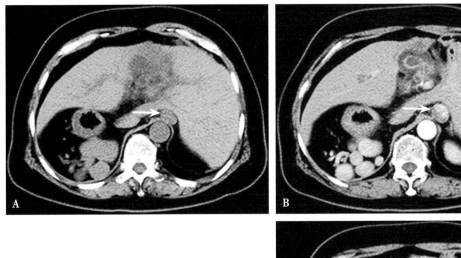

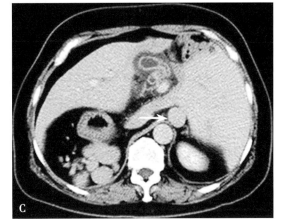

图 2-19-2　多脾综合征

男,55 岁,腹痛不适 1 周。A~C. CT 平扫示肝脏、胃、脾脏反位,脾脏由多个小结节状脾组织构成,门静脉位于主动脉的左前方(箭头)

【诊断要点】

①多个脾脏,2~16 个,可位于右上腹部,脾组织总量并未增多;②血管畸形:肝段下腔静脉缺如、奇静脉或半奇静脉异常连接并扩张、肺静脉畸形回流、双上腔静脉及室缺、房缺等多种先天性心血管病变;③内脏异常:可为部分性或完全性内脏转位,以及对侧肝、肝转位、胆囊缺如、胰腺转位、环状胰腺等。

【鉴别诊断】

副脾:可一个或多个,与主脾同时存在,主脾大小无异常,副脾体积远远小于主脾,常不合并心血管及脏器异常等情况。

第二十节 脾弥漫性病变

一、脾大(图 2-20-1)

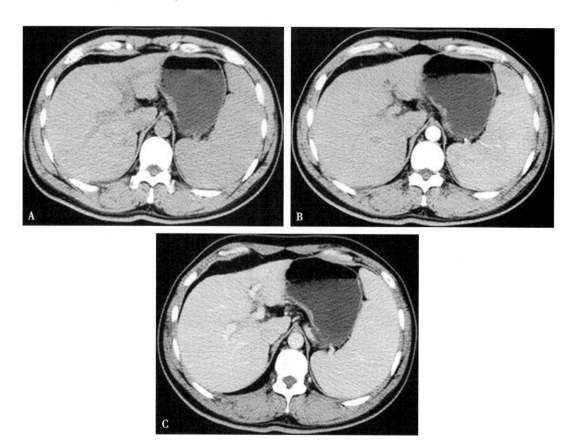

图 2-20-1 脾大

男,44 岁,肝硬化、脾大 4 年。A. CT 平扫示脾脏增大;B、C. 动脉期及门脉期未见明显异常强化灶

【诊断要点】

①脾脏长度大于 12cm,或宽度大于 8cm,或厚度大于 4cm,可称为脾大;②脾脏前缘超过锁骨中线或下极超过肝脏。

【鉴别诊断】

单纯依靠脾脏形态增大,不能对其病因进行诊断,如肝硬化、感染、血液系统疾病、脾脏肿瘤等。

二、遗传性球形红细胞增多症(图 2-20-2)

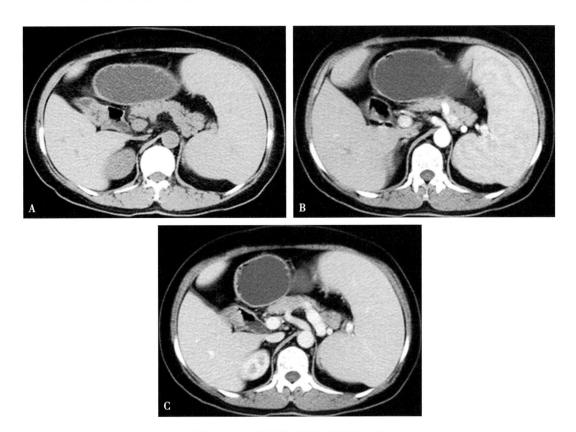

图 2-20-2　遗传性球形红细胞增多症

女,62 岁,皮肤巩膜黄染、尿色深黄四十余年,加重 3 个月。A. CT 平扫示脾脏增大,密度均匀;B. 增强后动脉期呈正常的花斑脾状强化;C. 门脉期强化均匀

【诊断要点】

①特异性的临床症状:皮肤巩膜黄染、尿色深黄;②脾脏增大。

【鉴别诊断】

单纯依靠脾脏增大不能与淋巴瘤、肝硬化脾淤血性肿大等病变进行鉴别。

第二十一节 脾感染性病变

一、脾脓肿(图 2-21-1)

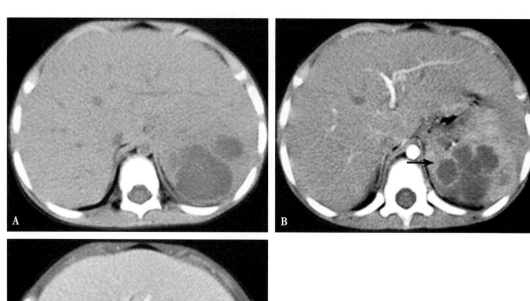

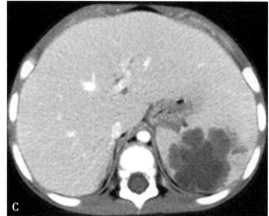

图 2-21-1 脾脓肿

女,2 岁,发热伴左上腹痛 2 周。A. CT 平扫示脾脏上极多房性低密度区;B. 动脉期病灶周围见带状稍低密度区(箭头),间隔强化较明显;C. 门脉期病灶周围低密度区及间隔强化程度与脾一致

【诊断要点】

①脾脏多房性病变,形态不规则,边界欠清;②动脉期病灶周围见带状低密度水肿区,间隔及囊壁强化较明显;③门脉期病灶周围水肿带及间隔与脾强化程度一致;④病灶内积气或小液平面是脾脓肿典型表现。

【鉴别诊断】

(1) 转移瘤:多具有恶性肿瘤病史,脾内多发或融合性低密度影,增强后病灶轻度环形强化,典型者呈"牛眼征"表现,发现时多伴有肝脏的转移。来源于卵巢、结肠癌及恶性畸胎瘤的转移瘤偶见斑点状及条状钙化。

(2) 淋巴瘤:未治疗的淋巴瘤较少坏死囊变,可合并腹腔、腹膜后、腋窝、腹股沟、颈部淋巴结增大,强化均匀而无坏死。

二、脾结核(图 2-21-2)

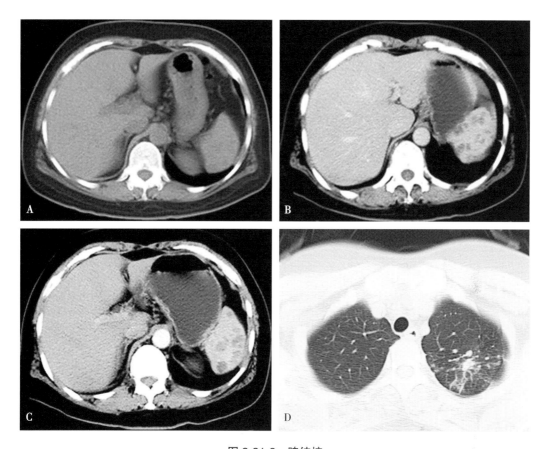

图 2-21-2 脾结核

女,37 岁,发热、乏力、左上腹痛 2 个月。A. CT 平扫示脾脏密度欠均匀,隐约见结节状稍低密度区,边界模糊;B、C. 动脉期(图 B)及门脉期(图 C)均见脾脏内多发结节状强化程度减低区,界清;D. 肺部CT 示右上肺结核

【诊断要点】

①临床多具有发热、乏力、盗汗等结核中毒症状;②平扫脾内多发稍低或等密度灶,增强后变清晰,无或轻度强化,少数周边环形强化;③结核性淋巴结肿大,典型者呈"花环"状强化;④腹腔器官组织的多发钙化和肺结核。

【鉴别诊断】

(1) 转移瘤:多具有恶性肿瘤病史,脾内多发或融合性低密度影,增强后病灶轻度环形强化,典型者呈"牛眼征"表现,发现时多伴有肝脏的转移。来源于卵巢、结肠癌及恶性畸胎瘤的转移瘤偶见斑点状及条状钙化。

(2) 血管瘤:典型血管瘤表现为增强早期病灶边缘结节状强化,并随着时间延迟逐渐向病灶中心充填,延迟期病灶整体或大部分呈等或稍高密度,较大海绵状血管瘤中央可形成瘢痕及钙化。

(3) 淋巴瘤:未治疗的淋巴瘤较少坏死囊变。

第二十二节 脾 肿 瘤

一、脾脏恶性肿瘤

1. 脾脏淋巴瘤（图 2-22-1）

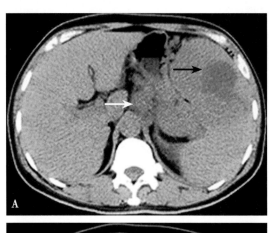
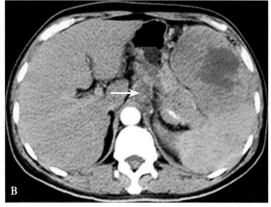
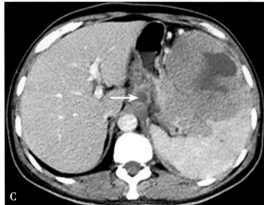

图 2-22-1 淋巴瘤

女,47 岁,左上腹部疼痛 1 个月,发热 1 周。A. CT 平扫示脾脏中部前缘见类椭圆形稍低密度影,边界欠清,内见不规则更低密度区存在(黑色箭头),腹膜后见肿大淋巴结(箭头);B. 动脉期病灶和腹膜后淋巴结均轻度均匀强化,更低密度区无强化(箭头);C. 门脉期病灶与淋巴结仍呈轻度均匀强化,病灶与脾脏交界区变清晰,病灶内低密度区无强化(箭头)

【诊断要点】

①淋巴瘤是脾脏最常见的恶性肿瘤,影像学分为均匀弥漫型(<1mm)、粟粒结节型(1~5mm)、多肿块型(2~10cm)和巨块型(>10cm);②均匀弥漫型和粟粒结节型多表现为脾脏弥漫性增大而无法通过 CT 分辨结节的存在;③多肿块型和巨块型平扫呈稍低密度,边界不清,增强后动脉期、门脉期及延迟期持续轻度均匀强化(坏死区除外);④罕见出血及钙化;⑤合并脾外病变时对诊断有很大帮助,如腹腔、腹膜后、腋窝、腹股沟、颈部等区域淋巴结肿大。

【鉴别诊断】

(1) 转移瘤:多具有恶性肿瘤病史,脾内多发或融合性低密度影,增强后病灶轻度环形强化,典型者呈"牛眼征"表现,发现时多伴有肝脏的转移。来源于卵巢、结肠癌及恶性畸胎瘤的转移瘤偶见斑点状及条状钙化。

（2）血管瘤：典型血管瘤表现为增强早期病灶边缘结节状强化，并随着时间延迟逐渐向病灶中心充填，延迟期病灶整体或大部分呈等或稍高密度，较大海绵状血管瘤中央可形成瘢痕及钙化。

2. 脾脏转移瘤（图 2-22-2）

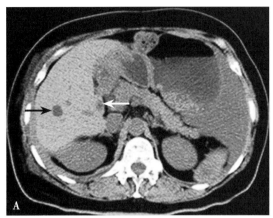
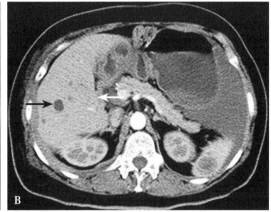
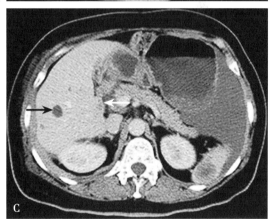

图 2-22-2 转移瘤

女，56 岁，卵巢癌术后 2 年，发现肝脏、脾脏多发占位 4 个月。A. CT 平扫示脾脏下极类椭圆形稍低密度影，平扫边界不清；B、C. 动脉期（图 B）和门脉期（图 C）病灶边界清晰，边缘轻度强化，中央强化不明显，呈"牛眼"征。同一层面示肝脏多发低密度影，最大一枚边界清晰，无强化（黑箭头），提示囊肿，另一枚增强后轻度强化（白箭头），边缘模糊，提示转移

【诊断要点】

①多具有明确的恶性肿瘤病史；②脾脏不增大或轻中度增大；③增强扫描可见典型的"牛眼征"或"靶心征"，少数病灶环形强化或不强化。

【鉴别诊断】

（1）淋巴瘤：均匀弥漫型、粟粒结节型与脾脏弥漫性微小转移无法鉴别；多肿块型和巨块型淋巴瘤平扫多呈稍低密度，边界不清，增强后动脉期、门脉期及延迟期持续轻度均匀强化，罕见出血及钙化，无典型"牛眼征"或"靶心征"，合并腹腔、腹膜后、腋窝、腹股沟、颈部等区域淋巴结肿大有利于淋巴瘤的诊断。

（2）血管瘤：典型血管瘤表现为增强早期病灶边缘结节状强化，并随着时间延迟逐渐向病灶中心充填，延迟期病灶整体或大部分呈等或稍高密度，较大海绵状血管瘤中央可形成瘢痕及钙化。

（3）血管肉瘤：病灶常较大，可单发或多发，易出血、囊变、钙化，增强呈不同程度血供状态，部分类似血管瘤状强化。

二、脾良性肿瘤

1. 血管瘤（图 2-22-3）

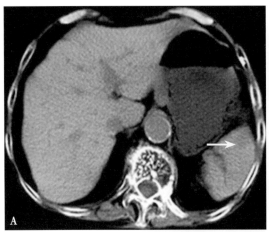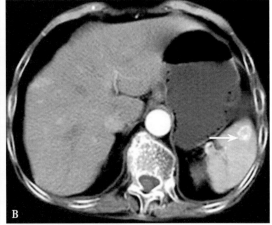

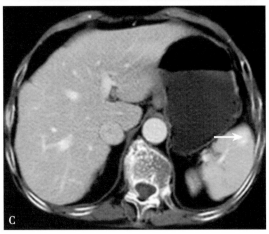

图 2-22-3 血管瘤

男,65 岁,发现脾脏占位 1 个月。A. CT 平扫示脾脏上极稍低密度影(箭头);B. 动脉期周围呈明显环状强化,强化程度高于周围脾脏(箭头);C. 门脉期病灶完全均匀强化,程度高于周围脾脏(箭头)

【诊断要点】

①平扫呈等或略低密度;②动脉期病灶边缘呈环形强化;③门脉期病灶完全为造影剂充填,稍高于脾实质密度。

【鉴别诊断】

(1) 淋巴管瘤:病灶边缘分叶状,内见粗大间隔,增强后间隔及边缘渐进性强化,内部无强化。

(2) 血管肉瘤:罕见,病灶常较大,可单发或多发,易出血、囊变、钙化,增强呈不同程度血供状态,部分类似血管瘤状强化。

(3) 错构瘤:动脉期明显强化,平衡期呈等密度 / 信号。

2. 脾脏淋巴管瘤（图 2-22-4）

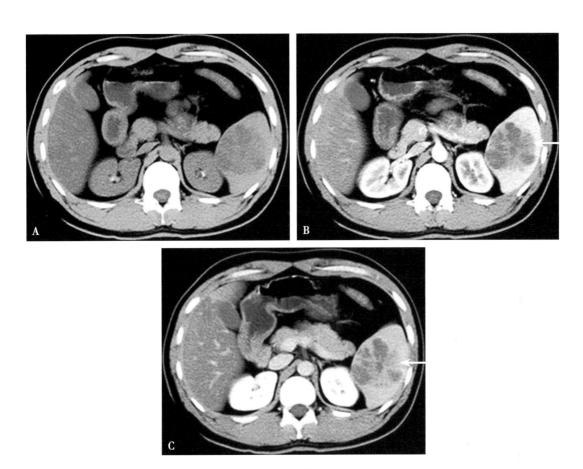

图 2-22-4　淋巴管瘤

女，40 岁，体检发现脾脏病变 1 周。A. CT 平扫示脾脏下极分叶状稍低密度影，内见条状等密度间隔；B. 动脉期示病灶间隔及左侧部分轻度强化（箭头）；C. 门脉期示病灶间隔及左侧部分进一步强化，间隔强化程度与脾脏相仿，病灶左侧部分稍低于脾脏（箭头）

【诊断要点】

　　①组织学分为毛细血管样、海绵状和囊样三种类型，以囊性淋巴管瘤最常见；②边缘呈多囊分叶状；③病灶间隔及边缘渐进性强化，内部无强化。

【鉴别诊断】

　　(1) 脾囊肿：多单房，类圆形或椭圆形，少见分叶及间隔征象，增强后无囊壁及间隔强化。

　　(2) 脾包虫病：母囊套子囊，囊壁钙化，间隔及囊壁无强化。

　　(3) 脾囊性转移：多具有恶性肿瘤病史，病灶多发为主，囊壁较厚，内壁多不规则，部分可见壁结节，典型者表现为"牛眼征"，增强后壁轻中度强化，同时伴有肝脏类似病灶更有助于脾转移瘤的诊断。

3. 炎性假瘤(图 2-22-5)

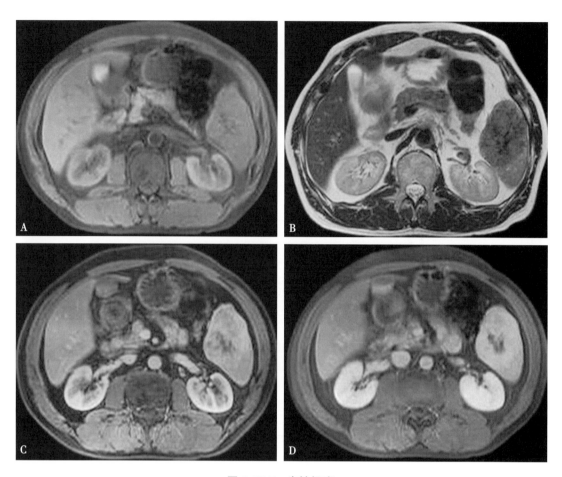

图 2-22-5 炎性假瘤

男,56 岁,发现脾脏占位 4 周。A. 脂肪抑制 T_1WI 示病灶周围呈等信号,中央呈条索状等低信号影;B. T_2WI 示病灶周围呈稍低信号,中央呈条索状低信号;C. 动脉期病灶周围明显不均匀强化,强化程度高于周围脾脏,中央低信号区强化不明显;D. 静脉期病灶周围进一步均匀强化,中央强化仍不明显

【诊断要点】

①T_1WI 和 T_2WI 病灶中央见条索状等低信号灶,提示纤维成分丰富;②病灶周围延迟强化,中央无或低强化;③静脉期强化程度高于脾脏。

【鉴别诊断】

(1) 血管瘤:多无假包膜,动脉期病灶边缘呈环形或结节状强化,门脉期或延迟期造影剂进一步充填,强化程度等于或稍高于周围脾脏。

(2) 淋巴瘤:有时鉴别困难。

4. 脾囊肿(图 2-22-6)

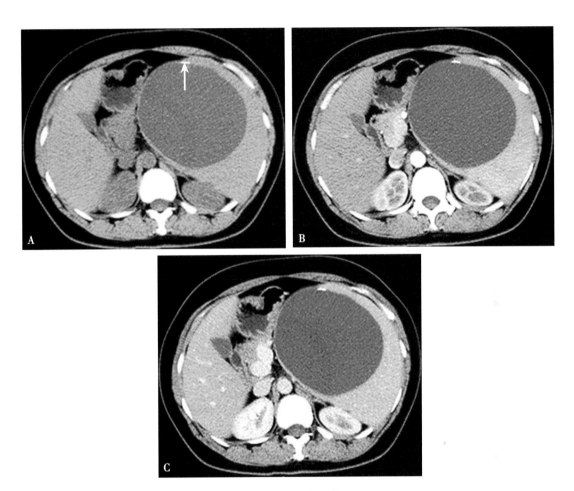

图 2-22-6 脾囊肿

女,33 岁,左上腹不适 6 个月。A. CT 平扫示脾脏中极巨大类圆形低密度影,边缘光滑,密度均匀,CT 值 15~20HU,前壁局部钙化(箭头);B、C. 动脉期(图 B)和门脉期(图 C)病灶无强化,病灶边缘更清晰

【诊断要点】

①脾囊肿分为真性囊肿和假性囊肿,影像学难以鉴别,需要结合病史;②平扫脾内类圆形低密度区,边缘光滑,密度均匀;③平扫密度与病变内成分有关,等或高于水的密度;④增强后无强化,病灶边缘更清晰。

【鉴别诊断】

(1) 淋巴管瘤:形态不规则,内见间隔。

(2) 包虫病:多有疫区接触史,囊壁及囊内钙化、母囊内含子囊有助于诊断。

(3) 囊性转移:明确的原发恶性肿瘤病史,常多发,内壁较模糊,增强后壁轻度强化。

第二十三节 脾 梗 死

图 2-23-1 为脾梗死病例。

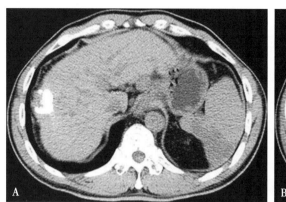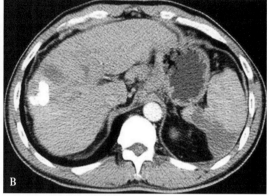

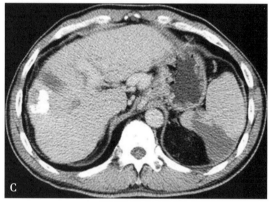

图 2-23-1 脾梗死

男,46岁,原发性肝细胞肝癌碘油治疗后1个月。A. CT平扫示脾脏中极后缘片状低密度影,密度均匀;B、C. 动脉期(图 B)和门脉期(图 C)病灶无强化,病灶边界更清晰,呈三角形,尖端指向脾门,基底部位于脾外缘

【诊断要点】

①三角形低密度区,尖端指向脾门,基底部位于脾外缘;②增强后病灶无强化;③随着时间延迟,低密度区范围缩小。

【鉴别诊断】

(1) 脾破裂:多具有外伤史,CT表现为脾脏轮廓不规则并可见透亮间隙,常合并包膜下出血或积液。

(2) 脾脓肿:多房性病变,形态不规则,动脉期病灶周围见带状低密度水肿区,间隔及囊壁强化较明显,门脉期病灶周围水肿带及间隔与脾强化程度一致,病灶内积气或小液平面是脾脓肿典型表现。

(严福华　李若坤　李卫侠　唐建华　刘再毅　顾基伟　韩志江　陈文辉　韩晶)

参 考 文 献

1. 郭启勇.实用放射学.第 3 版.北京:人民卫生出版社,2007
2. 卢光明.临床 CT 诊断学.南京:江苏科学技术出版社,2011
3. 白人驹,张雪林.医学影像诊断学.第 3 版.北京:人民卫生出版社,2010
4. 周康荣,严福华,曾蒙苏.腹部 CT 诊断学.第 2 版.上海:复旦大学出版社,2011
5. 唐光健,秦乃姗.现代全身 CT 诊断学.第 3 版.北京:中国医药科技出版社,2013
6. 蒋光仲,范淼,宾精文,等.多层螺旋 CT 诊断多脾综合征 6 例.中国医学影像学杂志,2012,20(6):419-420
7. 康素海,范瑜,张政,等.脾脓肿的 CT 表现.中国医学影像学杂志,2009,17(5):373-375
8. 王勇朋,刘衡,张高峰.脾结核的 CT 表现及诊断价值.遵义医学院学报,2011,34(6):614-616
9. 詹勇,向子云,王静波,等.脾脏淋巴瘤的 CT 特征.中国医学影像技术,2011,27(2):330-332
10. 朱翔,张伟强,王立章.CT 诊断脾脏淋巴管瘤的应用价值.医学影像学杂志,2014,24(5):779-781
11. 朱云波,杨荷霞,刑伟.脾脏炎性假瘤的 CT 诊断(附 8 例报告及文献复习).医学影像学杂志,2011,21(11):1699-1701
12. 苏明,张建,张继军,等.脾脏囊性占位性病变的螺旋 CT 诊断分析.新疆医学,2013,43(3):87-88

第三章

急 腹 症

急腹症是腹部急性疾病的总称,涉及消化、泌尿及血管系统等。本节主要叙述消化系统急腹症,常见的有胃肠道穿孔、急性阑尾炎、肠梗阻、腹膜炎、腹腔内出血、腹部外伤等。急腹症需要临床及时、正确诊断,以尽早进行治疗。影像检查在急腹症诊治中具有重要地位。常用的影像检查方法包括X线、CT、数字减影血管造影(digital substraction angiography,DSA)等,MRI作为急症应用较少。

第一节　正常影像学表现

腹膜由间皮和结缔组织构成,可分为壁腹膜和脏腹膜,前者被覆于腹盆腔各壁的内面,后者被覆于腹盆腔脏器的表面,如肝脏、胆囊、胃肠道等。腹膜腔是由脏、壁腹膜围成的腔隙,其形态不规则。以结肠为界可被分割成多个不同间隙,如结肠上区、结肠下区、结肠旁沟等。另外,根据脏器分布又可以分为肝周间隙即膈下间隙,肝肾隐窝、网膜囊、直肠膀胱或子宫陷窝等(图3-1-1)。

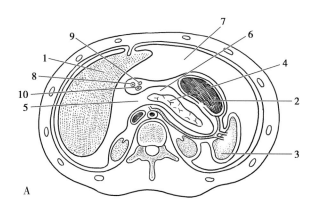
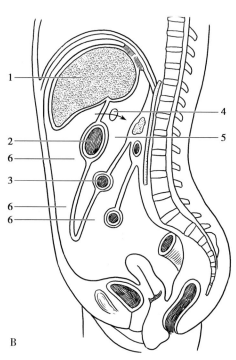

图 3-1-1　腹膜后间隙示意图
A. 1. 肝;2. 胃;3. 脾;4. 胰;5. 网膜孔;6. 小网膜囊;7. 大腹膜腔;8. 胆总管;9. 肝动脉;10. 门静脉;B. 1. 肝;2. 胃;3. 结肠;4. 网膜孔;5. 小网膜囊;6. 大腹膜腔

第二节　读片方法及分析诊断思路

急腹症的影像诊断遵循一般规律,即熟悉正常、辨认异常、分析归纳、综合诊断的原则。

立位腹部平片是急腹症常用的影像检查方法,首要是观察有无肠穿孔所具有的特征性膈下游离气体征象;其次,观察有无肠管扩张和(或)气液平面等机械性肠梗阻征象;再次,是否具有"假肿瘤征"等易被忽视,且须立即处理的闭袢性、绞窄性肠梗阻征象。

腹部 CT 平扫在临床工作中得到越来越广泛的应用,首先观察腹腔内各脏器的位置、形态;腹腔有无游离气体、积液,特别是积液的分布范围及其密度;腹膜、系膜或网膜有无增厚、结节、混浊等征象;肠管走行、肠壁水肿、肠壁内积气、肠壁完整性等;血管的密度、形态,如漩涡征、扇形分布、增粗迂曲等。增强 CT,着重观察有无造影剂外渗,肠壁强化程度、血管栓塞、假性动脉瘤、腹膜异常强化等,以及病变部位与周围结构的关系等。

DSA 主要用于消化道出血的检出和治疗。

第三节　胃肠道穿孔

根据病因,可将胃肠道穿孔分为溃疡性、创伤性、肿瘤性、医源性、缺血坏死性等。

一、溃疡性穿孔(图 3-3-1)

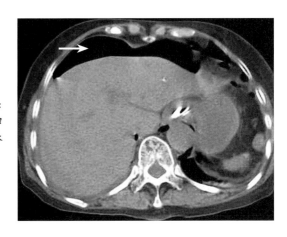

图 3-3-1　溃疡性穿孔
男,43 岁,酒后突发腹痛 3 小时。体检:全腹压痛、反跳痛、肌紧张。CT 平扫示右膈下游离气体(箭头),腹主动脉及腔静脉旁亦可见气体密度影

【诊断要点】
①多见于成人,常继发于胃、十二指肠溃疡患者;②临床多表现为突发腹痛,体格检查可见腹部肌紧张、压痛、反跳痛等腹膜炎征象;③立位腹部平片典型表现为膈下游离气体。但下消化道,特别是小肠穿孔,因多无膈下游离气体,使得其诊断较为困难。

【鉴别诊断】
外科手术术后、腹膜透析后等也可见腹腔内积气,结合病史可以鉴别。

二、肠梗阻、继发肠壁缺血坏死、穿孔(图3-3-2)

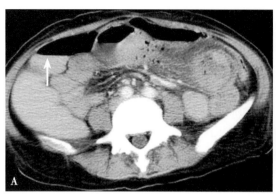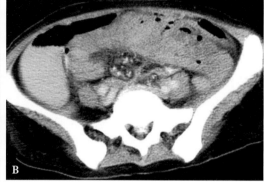

图 3-3-2 肠梗阻继发肠壁缺血坏死、穿孔

女,33 岁,产后腹痛、腹胀,伴消化道出血6小时入院。A、B.CT 示肠腔扩张,内有高密度液体,且可见气液平面(箭头),系膜混浊、渗液,且可见肠系膜、肠壁内少许气泡

【诊断要点】

①肠腔内高密度液体、肠壁水肿、系膜混浊是肠壁缺血、肠腔内出血表现;②腹腔内游离气体,量少时特别注意观察有无系膜或肠壁间积气。

【鉴别诊断】

柿石等单纯机械性肠梗阻,可见肠管扩张、气液平面,但一般无明显肠壁缺血征象,如出现肠壁内或壁外气体,则说明已发生肠壁坏死、穿孔。

三、肿瘤性穿孔(图3-3-3)

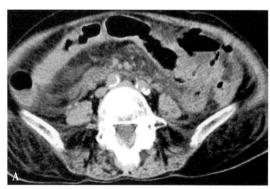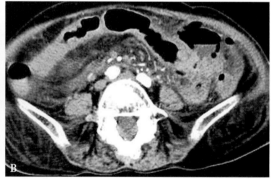

图 3-3-3 结肠癌破裂穿孔,继发腹膜炎

女,85 岁,突发腹痛1天。体检:左下腹压痛明显,伴反跳痛。A、B.CT 显示肠梗阻表现,在梗阻端见软组织肿块、肠腔狭窄、肠壁增厚,增强后有异常强化,邻近腹腔内可见游离气体,近段肠管扩张、积气,可有气液平面,远端肠管萎陷。浆膜受侵时,表现为浆膜面不光滑,可有条索样致密影,系膜淋巴结可肿大

【诊断要点】

①多见于中老年患者;②临床主要表现为腹痛、腹胀、腹泻、黑便或黏液血便等;③CT 显示梗阻点肠道占位征象,穿孔区域系膜、网膜混浊,且可见壁外积气。

【鉴别诊断】

(1) 肠道间质瘤:境界清楚的富血供肿块,常有便血病史,但少有肠梗阻。

(2) 肠道淋巴瘤:可以长期低热病史,少有肠梗阻表现,表现为肠壁较弥漫增厚、均匀、中等程度强化,偶可有动脉瘤样扩张表现。

第四节 急性阑尾炎

可分为急性单纯性阑尾炎(图 3-4-1)、化脓性阑尾炎、阑尾脓肿等。

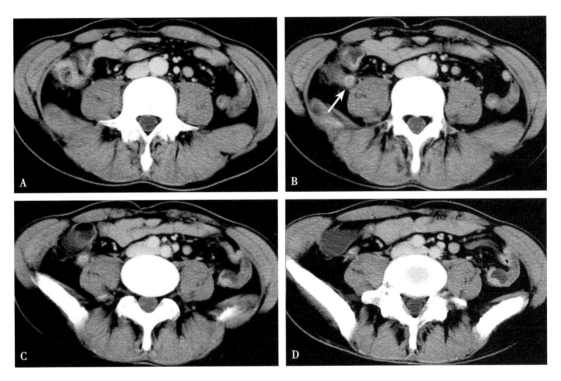

图 3-4-1 急性阑尾炎

男,45 岁,突发右下腹痛 3 小时。A~D. CT 连续层面可见回盲部肠壁增厚,阑尾增粗、强化(箭头),系膜混浊等征象

【诊断要点】

①临床具有急性病史,发热、转移性右下腹痛、麦氏点压痛等症状和体征;②CT 显示阑尾增粗、壁厚水肿呈分层状、周围渗出系膜混浊等征象。

【鉴别诊断】

CT 表现具有特征性,通常不需要鉴别。

第五节 肠梗阻

肠道内容物通过障碍所致,可分为机械性、麻痹性肠梗阻。根据有无血供障碍分为单纯性、绞窄性肠梗阻。按病因分为粘连性、机械性、肿瘤性、肠扭转、肠套叠等。

一、粘连性肠梗阻(图 3-5-1)

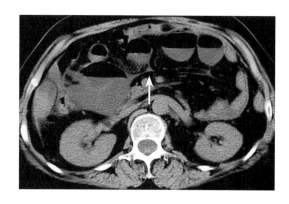

图 3-5-1 粘连性肠梗阻
男,56 岁,突发上腹痛,伴腹胀、恶心、呕吐,肛门停止排气、排便 1 天。体检:腹软,轻压痛。CT 平扫示肠管扩张、积气,伴有气液平面,且可见肠系膜积液,肠管浆膜面索条影相连(箭头),以及肠管聚集、成角等

【诊断要点】

①常继发于腹部炎症、创伤、手术后,因肠管浆膜面粘连、成角,引起肠排空功能障碍;②临床主要表现为腹痛、腹胀、恶心、呕吐,且病程较长,多反复发作;③影像表现为肠梗阻征象,但无占位、扭转或肠内异物等明确的梗阻原因,并可见肠管浆膜面索条影相连,以及肠管聚集、成角等征象。

【鉴别诊断】

闭袢性肠梗阻:C 或 U 形扩张的肠袢,特别是有肠管血运障碍表现的肠梗阻。

二、胆石性肠梗阻(图 3-5-2)

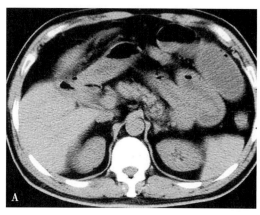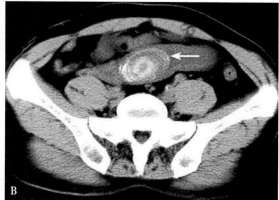

图 3-5-2 胆石性肠梗阻
女,63 岁,腹痛、腹胀 3 天,伴恶心、呕吐 2 次。体检:右下腹部触及包块,压痛(+)。A. CT 示肠管扩张、积气、伴气液平面;B. 梗阻端可见同心圆高密度影(箭头)

【诊断要点】

①临床表现为突发腹痛、腹胀、恶心、呕吐等肠梗阻症状;②常有明确的反复发作的胆囊炎、胆囊结石病史。近期CT检查发现胆囊内结石突然消失,而在肠道内出现同心圆高密度结石;③可伴有胆道积气,有时可见胆道与胃、十二指肠球部或横结肠间有窦道存在。

【鉴别诊断】

需要和肠内其他异物,如粪石、柿石、血肿、肿瘤等引起的肠梗阻鉴别,同心圆高密度影可作为鉴别的重要依据,且患者具有胆囊炎、胆囊结石病史。

三、柿石性肠梗阻(图3-5-3)

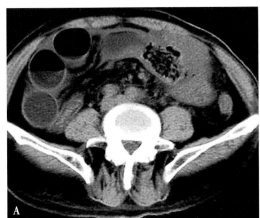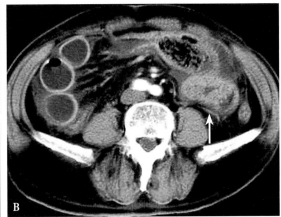

图3-5-3 柿石性肠梗阻

男,75岁,腹痛、腹胀,伴恶心呕吐,肛门停止排气、排便3天。体检:右下腹部压痛(+)。A. CT示肠管扩张、积气、伴气液平面;B. CT增强扫描示肠管扩张、积气,梗阻点处可见粪石样表现(箭头)

【诊断要点】

①较少见,相对好发于异食癖或有精神疾病的患者,如常吃头发等不能消化的东西,或近期有空腹吃柿,或一次食入大量含渣丰富的食物史,也可见于糖尿病胃、肠功能瘫痪的患者;②CT表现为小肠梗阻,在梗阻移行端可见含气混合团块样密度影,近段肠管扩张、积气,可有气液平面,远端肠管萎陷。

【鉴别诊断】

需要和回盲瓣功能不全致结肠内容物反流入小肠的患者鉴别,有无肠梗阻表现,以及详细询问病史有助于二者间的鉴别。

四、肠套叠(图 3-5-4)

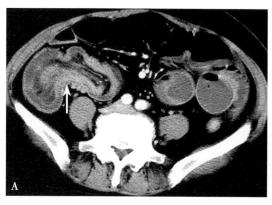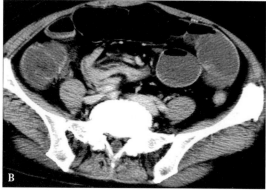

图 3-5-4　结肠癌伴肠套叠

男,68 岁,下腹部胀痛 3 天。体检:右下腹可触及包块、质软,压痛(++)。A、B. CT 表现:回盲部区域可见肠管扩大,内可见肠管及系膜结构(箭头)。套叠头端可见软组织肿块

【诊断要点】

①多见于小儿,常因肠管固定不良或蠕动功能不协调所致,可表现为顺行套叠,也可表现为逆行套叠,甚至能自行复位的可逆性套叠。成人少见,多继发于肠道肿瘤;②典型影像表现为肠管"腊肠征"或"同心圆征",即有套鞘、套入部、系膜脂肪和血管等组成,伴近段肠管扩张、积气和气液平面,可能会有肠壁缺血表现。

【鉴别诊断】

肠道淋巴瘤:可表现为较长范围的肠壁弥漫增厚,可有动脉瘤样扩张表现,但无"腊肠征"或"同心圆征"。通过仔细观察肠壁结构,尤其是系膜脂肪,可得出正确诊断。不要将走行变异的回盲部结构误认为肠套叠。

五、肠扭转(图 3-5-5)

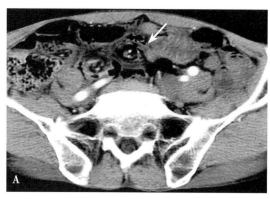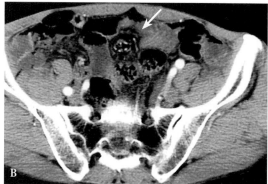

图 3-5-5　肠扭转

女,75 岁,腹痛、腹胀 1 周。体检:右下腹触及质软包块,压痛(+)。A、B. CT 示盆腔中部可见肠系膜血管聚集、呈顺时针漩涡征象(箭头)

【诊断要点】

①一般见于饱餐或剧烈运动之后;②临床主要表现为突发持续性剧烈腹痛,阵发性加重可放射至腰背部;③CT检查可见肠管和(或)系膜血管呈顺时针或逆时针旋转,表现为特征性的漩涡征,可伴有或无肠壁增厚、强化减弱、系膜血管增粗、系膜混浊、积液等缺血表现。

【鉴别诊断】

腹内疝继发肠扭转:影像表现更加复杂,术前鉴别诊断困难,但二者多需要急诊手术处理。

六、闭孔疝(图3-5-6)

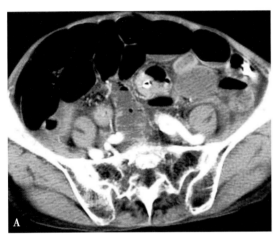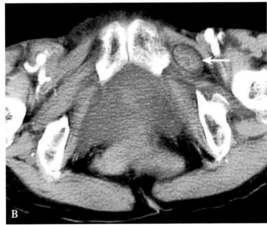

图 3-5-6　闭孔疝

男,70岁,突发腹痛、腹胀,伴恶心、呕吐3天,肛门停止排气、排便2天。体检:全腹膨隆,左侧髂窝处压痛。A、B. CT示腹腔内肠管扩张、积气和气液平面,闭孔内可见软组织影(箭头),且与盆腔内肠管相连。可有肠壁水肿、系膜混浊,腹腔积液等肠缺血征象

【诊断要点】

①好发于老年患者;②临床主要表现闭孔神经分布区域的刺激性疼痛、感觉异常及腹痛、腹胀、肛门停止排气排便等症状;③CT显示闭孔区域病灶与盆腔肠管有连续性,伴肠梗阻表现,是其诊断重要依据。

【鉴别诊断】

(1) 肿大淋巴结:连续追踪病灶,如见与肠道连续,可以明确除外肿大淋巴结。

(2) 肠道肿瘤:一般均位于腹盆腔内肠管内,可以侵犯肠壁外,但极少会累及腹膜外,特别是闭孔区域。

第六节 腹部外伤

包块腹部实质性脏器挫伤、撕裂伤、横断伤、胃肠道挫伤、穿孔，系膜损伤等。

一、脾破裂(图3-6-1)

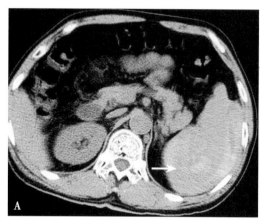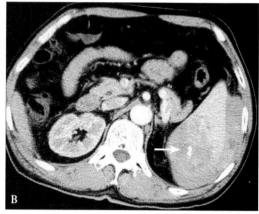

图3-6-1 脾破裂，伴假性动脉瘤形成

男，45岁，因车祸伤，伴腹痛1天。体检：左上腹部压痛。A. CT平扫示脾内不均质高密度影(箭头)，脾周高密度影；B. 增强示脾脏不规则低强化区，内可见条状高强化影(箭头)

【诊断要点】

①临床常有明确外伤病史；②CT平扫呈等、低、高混杂密度，呈条带状或不规则形，增强后病变区无强化；③活动性出血时可见表现造影剂外渗。

【鉴别诊断】

肿瘤破裂出血：一般表现为肿瘤内出血，亦可为肿瘤继发脏器破裂出血，增强CT检查多可显示破裂肿瘤的形态，且结合病史、实验室检查有助于确诊。

二、肠系膜损伤(图3-6-2)

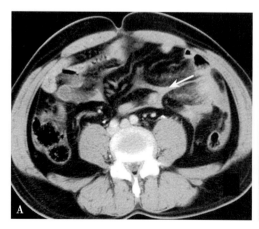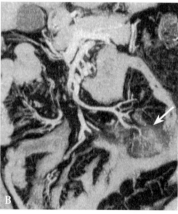

图3-6-2 肠系膜血肿

男，55岁，因车祸伤，伴腹痛1天。体检：左中腹部压痛。A、B. CT示肠系膜内三角形或尖角状高密度影(箭头)，边缘光滑，系膜混浊，伴有腹腔积液

【诊断要点】

①多见于成人,男性稍多于女性,常继发于腹部创伤、手术等,也可见于肠系膜血管畸形、间质瘤等;②临床常表现为腹痛、腹胀、血压下降等;③肠系膜内三角形或尖角状高密度影是其特征。需要注意的是,在诊断系膜损伤的时候,不能忽视合并肠管损伤的可能。

【鉴别诊断】

渗出或漏出性积液,积液密度较低,与实质性脏器密度差异大,且可能会有腹膜炎、肠梗阻、门静脉高压、低蛋白血征等病史或影像征象存在。

第四章

腹　膜　腔

第一节　急性腹膜炎

可为血源性,也可为腹腔内感染继发,如腹膜结核、化脓性阑尾炎、溃疡性结肠炎、Crohn病、胃肠道穿孔、胆瘘、胰瘘等引起,其中多为腹腔内感染继发(图 4-1-1、图 4-1-2)。

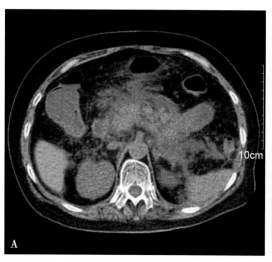 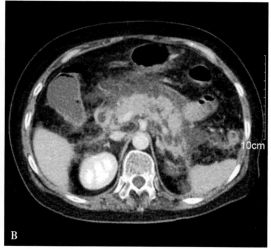

图 4-1-1　胰腺炎,继发急性腹膜炎

女,55 岁,因突发腹痛入院。体检:腹部压痛,反跳痛,腹肌紧张。A. CT 示胰腺肿胀,模糊不清,胰腺周围渗出,脂肪间隙混浊;B. 增强后胰腺见小片状低强化区,周围渗出明显,肾周脂肪间隙模糊

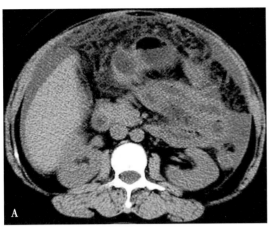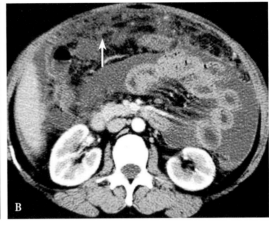

图 4-1-2 肠结核，继发急性结核性腹膜炎

男，43 岁，因突发腹痛伴发热 3 天入院。体检：腹部压痛（++），反跳痛，腹肌紧张。既往有肠结核病史。A、B. CT 示腹腔积液，网膜混浊（箭头），可见多发细小结节，增强后更加明显，且可见腹腔积液密度不均。左上腹小肠聚集

【诊断要点】

①临床主要表现为腹痛、腹胀，体格检查腹部压痛、反跳痛、揉面征等征象；②CT 示腹膜线状增厚、网膜混浊犹如面粉撒在腹膜上，伴腹腔积液，肠管聚集等。

【鉴别诊断】

腹膜转移癌：多有肿瘤病史，表现为腹膜多发强化结节，犹如沙石撒在腹膜上。

第二节 腹 腔 脓 肿

可为腹腔内单发或多发脓肿，多继发于阑尾、胃肠道、胆道、胰腺炎症等（图 4-2-1）。

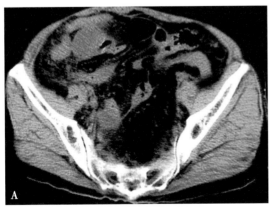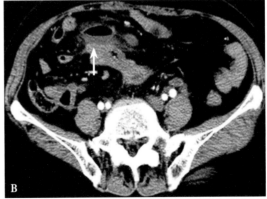

图 4-2-1 肠壁间脓肿

女，66 岁，右下腹痛、发热 1 周入院。A、B. CT 示右下腹肠系膜、网膜混浊，肠壁间可见积液，内可见气液平面（箭头），增强后囊壁有强化，未见明显实质性成分

【诊断要点】

①多继发于阑尾炎穿孔、Crohn 病、溃疡性结肠炎、肠结核、腹腔手术后等;②表现为腹膜间隙内局限性积液、积气,周围组织可有渗出。

【鉴别诊断】

(1) 胰腺炎假性囊肿:多有急性胰腺炎或胰腺创伤史。

(2) 系膜淋巴管囊肿:多无症状,且无腹部炎症病史,病灶壁薄、无强化、张力低,周围无渗出性病灶。

第三节 腹膜腔肿瘤

可为原发,如腹膜间皮瘤、淋巴瘤、原发性腹膜癌病、腹膜间质瘤病等。更常见的为继发性腹膜肿瘤,如,卵巢、胃肠道、肝胆胰恶性肿瘤转移等。

一、腹膜间质瘤病(图 4-3-1)

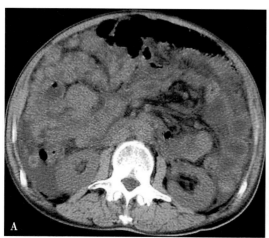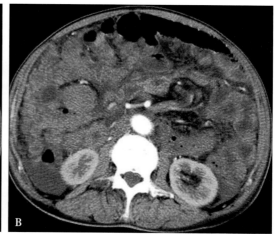

图 4-3-1 腹膜间质瘤病

男,59 岁,因腹痛、腹胀数月入院。A、B.CT 表现为网膜、腹膜广泛大小不等结节,增强后中等强化,部分病灶内有中心型坏死,有少量腹腔积液

【诊断要点】

①腹膜、网膜、系膜广泛分布的实性结节,血供较丰富,内有中心型坏死;②腹腔积液量较少,且全身情况相对较好是其特点。

【鉴别诊断】

(1) 转移性腹膜癌:多有肿瘤病史,结节多为轻度强化,且腹腔积液常较多。

(2) 原发性腹膜癌:较少见,病灶强化程度不如腹膜间质瘤病高,确诊常有赖于病理。

二、腹膜转移瘤(图 4-3-2)

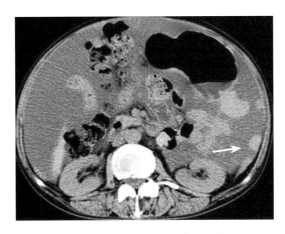

图 4-3-2 卵巢癌术后腹膜广泛转移

女,51 岁,卵巢癌术后 7 个月,现感腹胀明显。腹腔大量积液,肠管和系膜漂浮征象,腹膜可见多发结节(箭头)

【诊断要点】

①肿瘤病史对诊断起重要作用;②CT 表现为腹腔积液,系膜、网膜混浊、腹膜多发强化结节或多发黏液积聚等。

【鉴别诊断】

腹膜炎:多有腹膜刺激症状和体征,但结节和强化多不明显。

(杨 斌 陈文辉 韩 晶)

参 考 文 献

1. Suri RR,Vora P,Kirby JM,et al. Computed tomography features associated with operative management for nonstrangulating small bowel obstruction. Can J Surg,2014,57(4):254-259

2. Crispín-Trebejo B,Robles-Cuadros MC,Orendo-Velásquez E,et al. Internal abdominal hernia:Intestinal obstruction due to trans-mesenteric hernia containing transverse colon Int J Surg Case Rep,2014,5(7):396-398

3. Saini DK,Chaudhary P,Durga CK,et al. Role of multislice computed tomography in evaluation and management of intestinal obstruction. Clin Pract,2013,3(2):e20

4. Poves I,Sebastián VE,Puig CS,et al. Results of a laparoscopic approach for the treatment of acute small bowel obstruction due to adhesions and internal hernias. Cir Esp,2014,92(5):336-340

5. Taourel P,Alili C,Pages E,et al. Mechanical occlusions:diagnostic traps and key points of the report. Diagn Interv Imaging,2013,94(7-8):805-818

6. Altintoprak F,Degirmenci B,Dikicier E,et al. CT findings of patients with small bowel obstruction due to bezoar:a descriptive study. Scientific World Journal,2013,2013(1):298392

7. Singhal S,Singhal A,Arora PK,et al. Adult ileo-ileo-caecal intussusception:case report and literature review. Case Rep Surg,2012,2012(6):789378

8. Cai X,Song X,Cai X. Strangulated intestinal obstruction secondary to a typical obturator hernia:a case report with literature review. Int J Med Sci,2012,9(3):213-215

9. Carreras AM,Arrieta AI,Borruel NS. Multidetector computed tomography in acute abdomen. Radiologia,2011, 53 Suppl 1:60-69

10. Burcharth J,Olsen C,Rosenberg J. Acute abdomen and perforated bowel with a rare pathology:nonfamilial visceral myopathy. Case Rep Surg,2011,2011(4):645349

11. Vandendries C,Jullès MC,Boulay-Coletta I,et al. Diagnosis of colonic volvulus:findings on multidetector CT with three-dimensional reconstructions. Br J Radiol,2010,83(995):983-990

12. Araújo RO,Matos MP,Penachim TJ,et al. Jejunum and ileum blunt trauma:what has changed with the implementation of multislice computed tomography? Rev Col Bras Cir,2014,41(4):278-284

13. Jiang L,Ma Y,Jiang S,et al. Comparison of whole-body computed tomography vs selective radiological imaging on outcomes in major trauma patients:a meta-analysis,Scand J Trauma Resusc Emerg Med. 2014,22(1):54

14. Ikegami Y,Suzuki T,Nemoto C,et al. Establishment and implementation of an effective rule for the interpretation of computed tomography scans by emergency physicians in blunt trauma. World J Emerg Surg, 2014,9(1):40

15. Radhiana H,Siti Kamariah CM,Mohd Nazli K,et al. Computed Tomography(CT) of blunt abdominal trauma: the frequency of incidental findings,how it was documented in radiology report and the implication of these findings to acute trauma care. Med J Malaysia. 2014,69(1):46-48

16. Akce M,Bonner S,Liu E,et al. Peritoneal tuberculosis mimicking peritoneal carcinomatosis. Case Rep Med, 2014,2014:436568

第二篇

泌尿生殖系统与后腹膜间隙

第 五 章

泌 尿 系 统

第一节　正常影像学表现与变异

一、泌尿系统正常 X 线表现

1. 腹部平片（kidney-ureter-bladder，KUB）　双侧肾脏为豆形，呈八字状位于脊柱两侧。正常肾脏密度均匀，外缘光整。肾脏通常位于胸 12~ 腰 3 水平之间，右肾较左肾低 1~2cm。肾的长轴自内上斜向外下，其延长线与脊柱纵轴相交形成锐角，正常为 15°~25°（图 5-1-1A）。

2. 静脉性肾盂造影（intravenous pyelography，IVP）　静脉快速注入对比剂 1 分钟后肾实质显影，2~3 分钟肾盏开始显影，15~30 分钟肾盂显影，多数呈三角形，少数呈分支状或壶腹状，边缘光滑。30 分钟后，肾盂肾盏显影后去除腹部压迫带，双侧输尿管充盈显示。每侧肾脏有 6~14 个肾小盏和 2~4 个肾大盏，但是形态、数目差异很大，多不对称。输尿管全长 25~30cm，有三个生理性狭窄，即肾盂连接处、越过骨盆边缘和进入膀胱处，管腔宽 3~7mm，可折曲，因具有节律性蠕动可分段显示。膀胱正常容量为 300~500ml，形态大小取决于充盈程度，位于耻骨联合上方，顶部可以略凹陷，系子宫或乙状结肠压迫所致。当充盈不佳时，黏膜皱襞不整呈波浪状（图 5-1-1B~D）。

二、正常 CT 表现

横断面肾脏中部平面可见肾窦及肾门，有肾蒂出入肾门结构，自前向后依次是肾静脉、肾动脉及肾盂。肾脏周围自内向外被三层结构包绕：纤维膜、脂肪囊、肾筋膜。肾脏平扫密度均匀；注射对比剂肾皮质首先强化，可分辨皮髓质，可见肾柱；然后肾髓质开始强化，强化高峰时密度比肾皮质更高；后期肾盂肾盏开始显影，通过重建技术（MPR、MIP、VR）可以良好显示双侧肾盂肾盏及输尿管。膀胱要在充盈状态下检查，膀胱壁正常厚度为 2~3mm（图 5-1-2，见文末彩插）。

三、正常 MRI 表现

由于肾脏皮髓质含水量不同，皮质 T_1WI 信号略高于髓质，在预饱和脂肪抑制 T_1WI 序列上，信号差异程度更明显。T_2WI 呈相似高信号。肾窦脂肪组织在 T_1WI、T_2WI 上分别呈高信号和中高信号。肾盏难识别，肾盂呈游离水信号。肾血管由于流空效应为无信号或低信号。

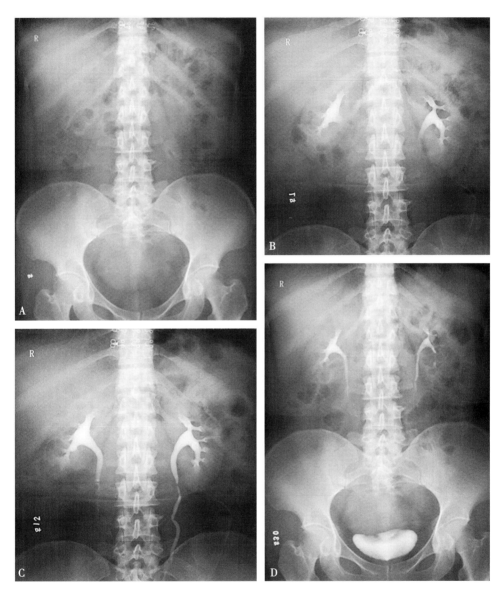

图 5-1-1 正常 KUB 及 IVP

A. KUB：双侧肾脏为豆形，位于脊柱两侧；B. 正常 IVP：肾小盏末端成杯口状，肾大盏尖部与肾小盏相连，基底部与肾盂连接；C. 肾盂呈三角形，上连肾大盏，尖端与输尿管相接，输尿管因蠕动呈波浪状；D. 膀胱充盈密度均匀，位于耻骨联合上方

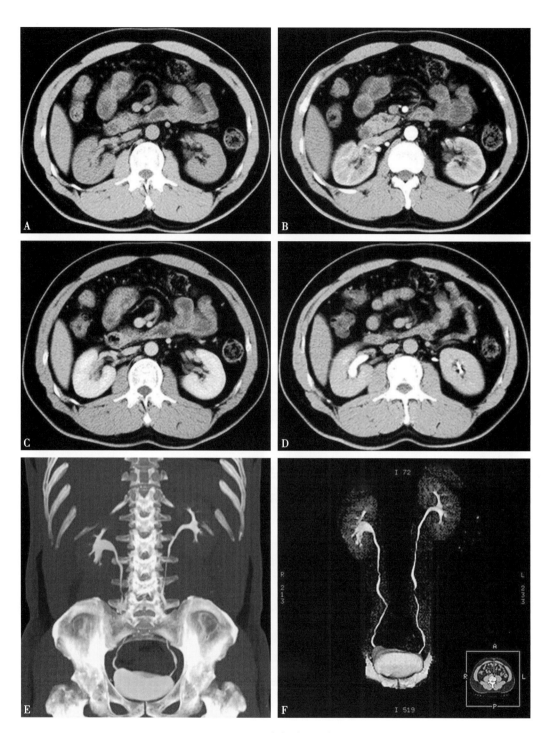

图 5-1-2 正常肾脏 CT 表现

A. 平扫,肾实质密度均匀,肾窦脂肪为低密度;B. 增强扫描皮质期皮质强化明显,可见肾柱;C. 实质期,髓质明显强化,与皮质不能分辨;D. 排泄期,肾盂肾盏内见高密度对比剂充盈,肾实质强化程度减低;E、F. CT 尿路成像显示肾盏肾盂、输尿管和膀胱显影良好,类似正常 X 线静脉性尿路造影

双侧输尿管自肾盂向下追踪可部分识别。膀胱内充满游离水,呈均匀长 T_1 长 T_2 信号,膀胱壁表现为厚度一致的薄壁环状影,与肌肉信号类似(图 5-1-3)。

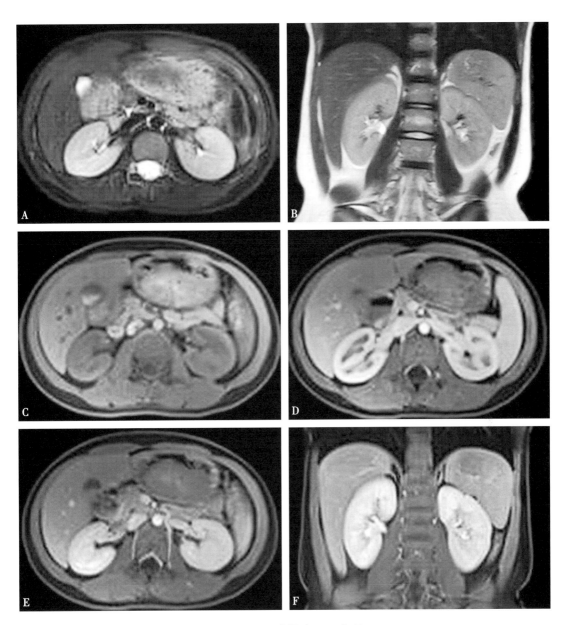

图 5-1-3　正常肾脏 MRI 表现

A、B. T_2WI,肾脏皮髓质信号强度相似,分辨不清;C. 预饱和脂肪抑制 T_1WI,肾皮质信号强度高于髓质;D~F. 增强后预饱和脂肪抑制 T_1WI,皮质期、髓质期肾脏强化方式类似 CT 表现

四、肾脏正常变异:驼峰肾(图 5-1-4)

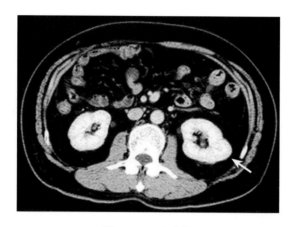

图 5-1-4 驼峰肾

左肾边缘可见一局限性凸起,密度及强化方式与正常肾实质相同(箭头)

第二节 读片方法及分析诊断思路

遵循熟悉正常、辨认异常、分析归纳、综合诊断原则,不同的检查方法,诊断思路略有不同。

一、泌尿系统 X 线检查

1. 腹部平片 观察肾脏的轮廓、大小及位置,腹部有无异常高密度影。

2. 尿路造影 包括静脉性肾盂造影及逆行肾盂造影(retrograde pyelography)。

(1)静脉性肾盂造影:观察肾实质、肾盏、肾盂及输尿管、膀胱的显影时间及形态;注意有无形态轮廓的改变;有无梗阻扩张及充盈缺损征象。

(2)逆行肾盂造影:观察造影肾盏、肾盂、输尿管及膀胱形态,管腔有无狭窄及充盈缺损。

二、泌尿系统 CT 检查

1. 平扫 观察双侧肾脏位置、数量、形态及密度有无异常;双侧泌尿系统区域有无异常高密度影;肾周脂肪结构是否清晰。

2. 增强 肾脏强化分为三个期像,分别是皮质期(注药后 30~90 秒)、实质期(注药后 90~120 秒)和排泄期(注药后 5~10 分钟)。观察肾脏皮质、髓质结构有无异常、显影有无延迟;肾盂肾盏、输尿管及膀胱有无充盈缺损,有无狭窄、扩张征象。

发现软组织肿块,需观察其位置及其与周围结构的关系以推断来源,观察肿块的密度、轮廓、边界及强化方式,初步判断肿块良恶性;恶性肿瘤需进一步观察周围结构侵犯情况及现有图像内有无转移征象。

三、泌尿系统 MRI 检查

观察方法与思路和 CT 检查相似, MRI 对软组织有更高的分辨率。磁共振尿路造影 (magnetic resonance urography, MRU) 图像中正常含有尿液的肾盂肾盏、输尿管及膀胱内为高信号, 周围软组织背景为极低信号, 犹如静脉性肾盂造影所见。

第三节 泌尿系统先天性发育异常

一、异位肾 (图 5-3-1)

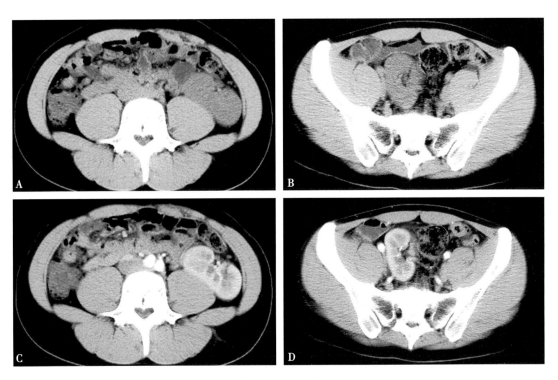

图 5-3-1 异位肾

男, 19 岁, 体检发现肾脏位置异常。A、B. 平扫左下腹部及盆腔右侧见软组织团块影; C、D. 增强后可见肾脏皮髓质结构, 左侧肾门向前, 肾轴旋转不良

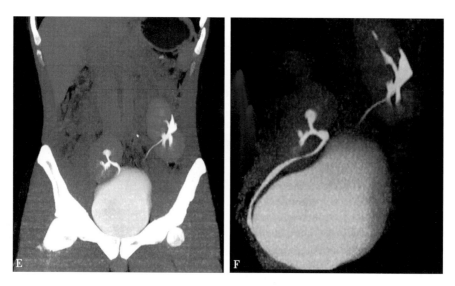

图 5-3-1（续）

E、F. MIP 图像两侧输尿管变短，左侧肾盂肾盏如花朵状

【诊断要点】

①单侧肾脏或双侧肾脏不在正常位置，可在盆腔、骶部、腰骶部，也可过度上升至胸腔；异位于盆腔多见，故输尿管变短；②常伴有肾轴旋转不良，肾盂肾盏如花朵状；③一般肾功能正常，但可并发肾结石、肾盂积水、感染等；④异位肾可由临近大血管供血。

【鉴别诊断】

游走肾、肾下垂：游走肾和肾下垂的输尿管长度是正常的。

二、马蹄肾（图 5-3-2，见文末彩插）

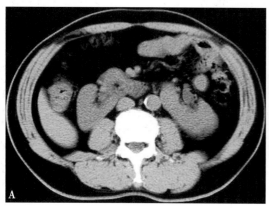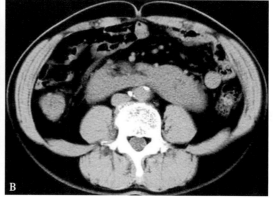

图 5-3-2 马蹄肾

男，63 岁，反复血尿 1 年。A~F. 双侧肾脏下极斜向内侧相连融合，形如马蹄，双肾有各自独立的输尿管，双侧肾门向内、向前，肾轴旋转不良

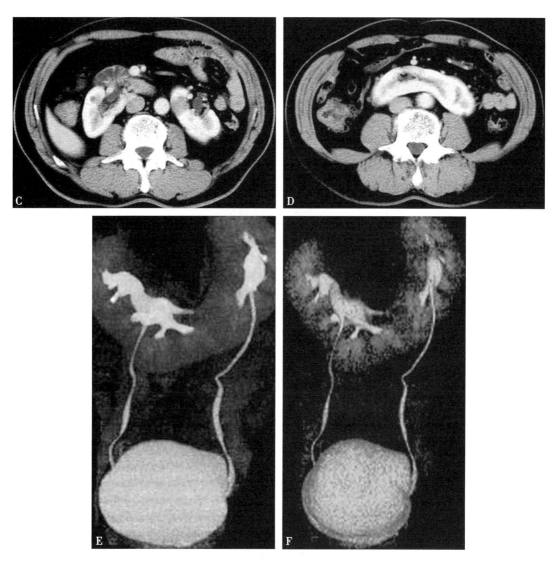

图 5-3-2(续)

【诊断要点】

①双侧肾脏上极或下极相互融合,并见横过中线的峡部;②肾盂向内、向前,肾轴旋转不良。

【鉴别诊断】

CT、MRI 形态学表现很典型,易于诊断。

三、旋转不良(图 5-3-3)

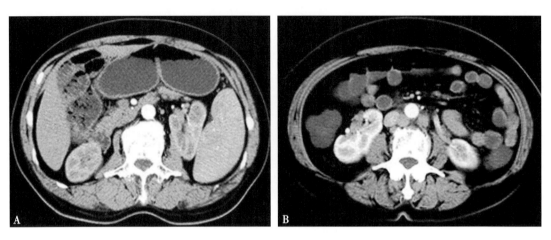

图 5-3-3 肾旋转不良

A. 男,57 岁,偶然发现左侧肾门向前,无泌尿系统其他畸形;B. 另一病例,女,60 岁,CT 偶然发现右侧肾门朝向前外

【诊断要点】

①肾门向前或其他方向,肾盂为"面向",输尿管从前位发出;②可伴有肾脏其他畸形。

【鉴别诊断】

注意鉴别是否合并肾脏其他畸形,如融合肾、异位肾。

四、肾发育不全(图 5-3-4)

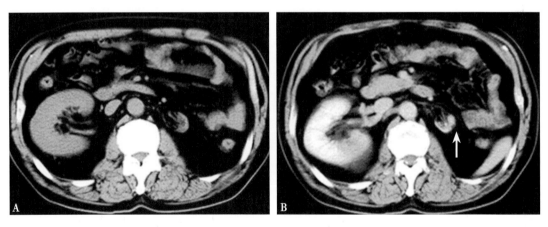

图 5-3-4 肾发育不全

男,61 岁。A. CT 平扫显示左肾体积明显减小,肾窦相应缩小;B. CT 增强后肾实质有强化,强化程度低于右肾(箭头)

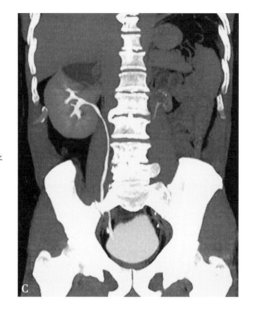

图 5-3-4(续)
C. 分泌期左肾功能差,肾盂肾盏及左侧输尿管细小

【诊断要点】

①一般为单侧性,双侧少见;②一侧肾脏体积缩小,但其形态结构完整,可见肾盂、肾窦脂肪和肾实质;③CT 尿路成像(CT urography,CTU)可见肾盂发育不全、窄小,输尿管亦相应变小。

【鉴别诊断】

需与慢性肾盂肾炎所致肾萎缩鉴别。慢性肾盂肾炎引起肾脏萎缩由于肾功能差,对比剂排泄困难,肾表面轮廓多凹凸不平,可鉴别。

五、肾盂输尿管重复畸形(图 5-3-5)

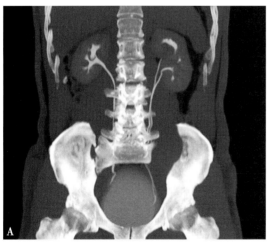
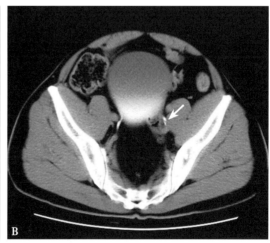

图 5-3-5 肾盂输尿管重复畸形

女,35 岁,体检发现左侧重复肾。A. CT 泌尿系统造影显示左侧可见上下两个肾盂,并发出两根输尿管下行;B. 双输尿管均开口于膀胱左后壁(箭头)

【诊断要点】

①重复畸形侧的肾脏上下径变长,CT 与 MRI 的冠状面可见分离肾盂影;②重复畸形可为部分性,形成一个单输尿管开口;亦可为完全性,两个输尿管分别开口于膀胱三角区;③三支及四支输尿管重复畸形少见。

【鉴别诊断】

静脉尿路造影、CT 及 MRI 均可明确诊断。

六、先天性巨输尿管(图 5-3-6,见文末彩插)

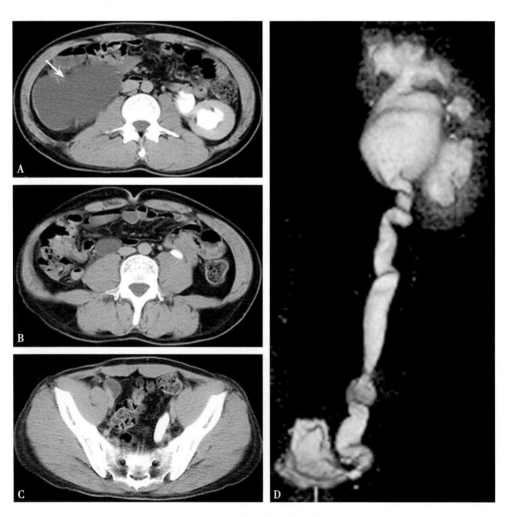

图 5-3-6 先天性巨输尿管

男,36 岁,双肾积水十二余年,尿不能自控 6 年。A~C. CT 分泌期图像显示双侧肾盂输尿管全程明显扩张,右侧肾盂球形扩张(箭头),肾实质变薄,肾盂及输尿管内未见高密度对比剂充盈;D. 左侧输尿管显影,走行迂曲,开口正常

【诊断要点】

①输尿管及膀胱出口无机械性梗阻及逆流；②输尿管下段 1/3 显著扩张，也可全程扩张；③泌尿系统造影复查可见肾盂肾盏逐渐扩张，肾实质变薄。

【鉴别诊断】

需与输尿管下端狭窄所致输尿管扩张相鉴别。

七、输尿管囊肿(图 5-3-7)

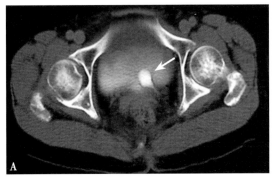
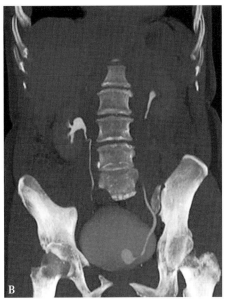

图 5-3-7　输尿管囊肿
A. CT 泌尿系统造影显示左侧输尿管下端呈球状扩张，并突入膀胱内(箭头)，边界清楚，内部密度均匀；B. 冠状位重建见左输尿管末端与输尿管球样扩张

【诊断要点】

①静脉尿路造影及 CTU 可见输尿管下端呈"眼镜蛇头"或球状扩张，边缘光滑；②因膀胱内压力变化，囊肿内液体可间歇性排除，大小可变化。

【鉴别诊断】

IVP 检查中当输尿管囊肿内无对比剂充盈时，表现为膀胱内边缘光整的充盈缺损，无法与膀胱内良性肿瘤鉴别。CT 检查有助于鉴别诊断，输尿管囊肿为无强化液性低密度灶，而膀胱内良性肿瘤为软组织密度影，增强后可有不同程度强化。

八、先天性输尿管狭窄及梗阻(图 5-3-8)

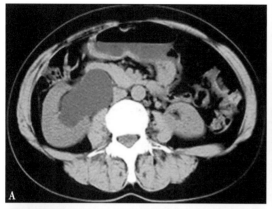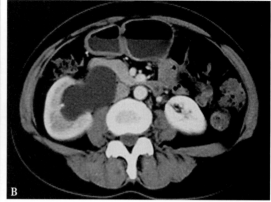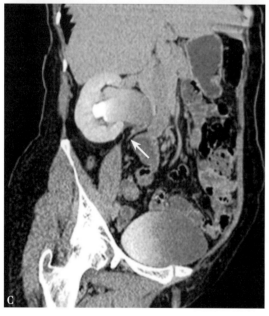

图 5-3-8　先天性输尿管狭窄及梗阻

男,42 岁。A. 右侧肾盂肾盏扩张,右肾实质受压;
B. 右肾实质强化程度较左肾延迟;C. 分泌期右侧肾
盂肾盏内少量对比剂充盈,MPR 图像显示右侧输
尿管上段狭窄(箭头),中下段输尿管未显示

【诊断要点】

①肾盂显著扩张呈囊状,肾盏消失;②肾功能差,有少量对比剂进入肾盂,输尿管不显影。

【鉴别诊断】

(1) 迷走血管压迫输尿管:输尿管压迫狭窄处可见外压性条状压迫,呈半影状。

(2) 输尿管痉挛:狭窄段的长短和形态不固定,且其上段尿路多无扩张积水。

第四节　泌尿系统结石

一、肾结石(图 5-4-1)

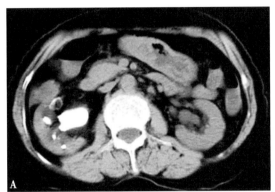
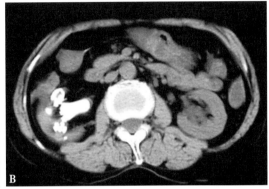
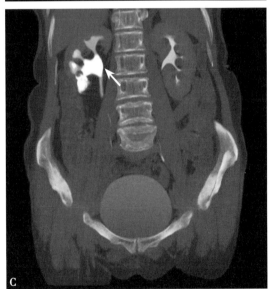

图 5-4-1　肾结石
男,56 岁,右侧腰部酸痛数年。A、B. 右侧肾盂肾盏内见多枚大小不等高密度影,右肾重度积水改变; C. 分泌期 MIP 图像显示右侧肾盂及输尿管移行处结石,呈"鹿角状"(箭头)

【诊断要点】
①静脉尿路造影阴性结石表现为充盈缺损及其引起的梗阻征象;②与对比剂密度近似的结石需对照平片确认;③高密度结石可以定位;④根据结石位置可显示肾盂肾盏积水情况;⑤CTU 可明确结石在肾脏内确切位置,明确肾盂肾盏积水情况。

【鉴别诊断】
CT 可明确诊断。

二、肾钙乳(图 5-4-2)

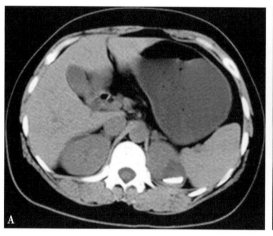 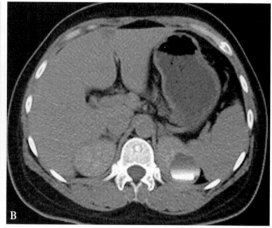

图 5-4-2 肾钙乳

男,42岁,体检超声发现左肾多发结石。A. CT 示左肾上极扩张肾盏内见高密度钙化影沉淀,形似"盘中盛果";B.分泌期见肾盏内少量对比剂充盈

【诊断要点】

肾囊肿或肾盂积水内见高密度钙化影,可见钙液平面,呈"盘中盛果"征。

【鉴别诊断】

CT 检查可明确诊断。

三、海绵肾结石(图 5-4-3)

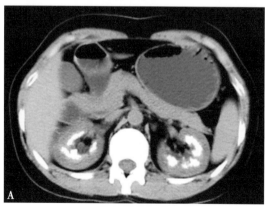 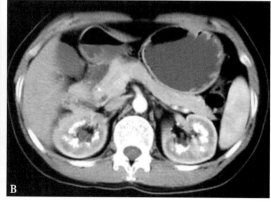

图 5-4-3 海绵肾结石

男,64岁,腰部酸痛数年就诊。A~C.双肾肾锥内见多发簇状沙砾样小结石

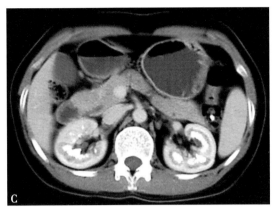

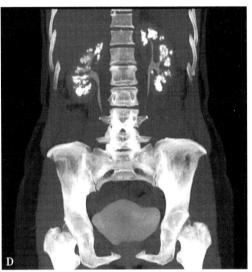

图 5-4-3（续）
D. MIP 图像显示双侧肾盏周围簇状分布小结石影，肾盂肾盏输尿管未见明显扩张积水

【诊断要点】

①结石呈沙砾状、呈簇分布于肾锥体内；②肾实质显影迟缓，肾锥体内肾小管扩张，肾小盏增宽，杯口扩大。

【鉴别诊断】

结石分布于肾锥体内，具特征性，易诊断。

四、输尿管结石（图 5-4-4）

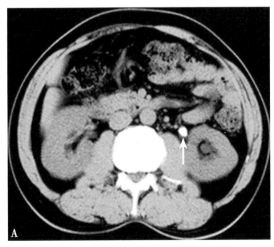

图 5-4-4　输尿管结石
男，47 岁，左腰背部疼痛 3 天。A. 左侧输尿管上段见一类圆形高密度结石（箭头）；B. MIP 图像显示左侧输尿管上段显示纤细，结石引起梗阻，左侧肾盂肾盏轻度扩张，下极肾盏内小结石

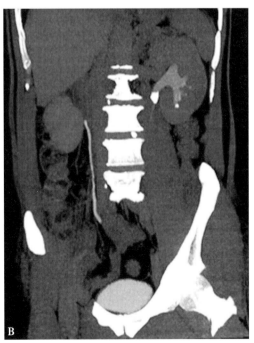

【诊断要点】

①结石 CT 值一般在 100HU 以上;②结石以上水平输尿管及肾盂肾盏扩张,肾实质受压改变;③结石所在部位输尿管可出现炎性水肿改变,管周可见渗出。

【鉴别诊断】

需与盆腔静脉石、骶髂关节附近骨岛及肠系膜淋巴结钙化鉴别,CT 可明确诊断。

五、膀胱结石(图 5-4-5)

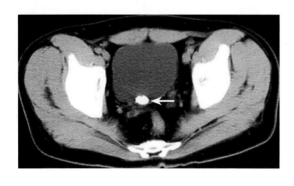

图 5-4-5 膀胱结石
男,27 岁,排尿困难数周。膀胱内类圆形高密度影,边缘锐利(箭头)

【诊断要点】

①CT 值大于 100HU,具有移动性;②可有膀胱炎等继发改变。

【鉴别诊断】

需与输尿管下端结石、前列腺结石、肠腔粪石、静脉石、盆腔肿瘤钙化鉴别,CT 可明确诊断。

第五节 泌尿系统感染性病变

一、急性肾盂肾炎(图 5-5-1)

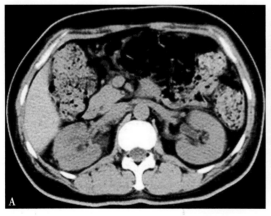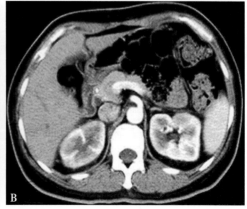

图 5-5-1 急性肾盂肾炎
女,45 岁,发热、腰酸 2 周。A. 双肾形态轮廓略饱满,平扫密度未见异常;B. 动脉期见多个楔形稍低密度区,边界比较清晰

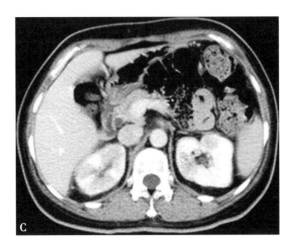

图 5-5-1(续)

C. 静脉期上述低密度区边缘模糊, 右肾较明显

【诊断要点】

①CT 平扫密度常正常, 形态可表现肿胀, 有时可见高密度出血; ②CT 增强扫描见一个或多个楔形低密度区, 动脉期与周围正常肾实质分界清晰, 静脉期分界模糊; ③肾周可出现炎性征象, 肾周筋膜, 肾周脂肪囊内条索样密度增高影。

【鉴别诊断】

结合临床发热、腰痛、尿频尿急等症状易诊断。

(1) 慢性肾盂肾炎: 肾脏形态萎缩变小, 表面波浪状, 肾功能受损, 显影延迟。

(2) 肾梗塞: 肾实质内楔形低强化或无强化区, 边界比较清晰, 常伴有腹痛、恶心呕吐症状。

二、慢性肾盂肾炎(图 5-5-2)

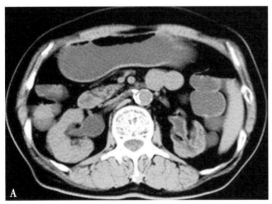
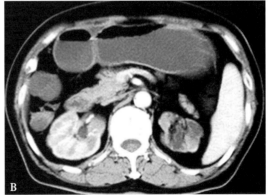

图 5-5-2　慢性肾盂肾炎

男,68 岁,肾盂肾炎病史。A. 左肾体积缩小, 表面轮廓不光整;B、C. 增强后左肾皮质变薄, 强化程度较右肾延迟, 左侧肾盂变形, 肾盂壁增厚

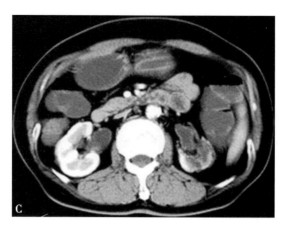

图 5-5-2(续)

【诊断要点】

①肾周萎缩,体积减小,皮质变薄,轮廓凹凸不平,肾盏变形;②肾功能受损,强化减低,分泌延迟。

【鉴别诊断】

(1) 先天性小肾:肾脏外形更小,轮廓光滑;肾盂肾盏容量减少、无变形,输尿管细小,但与肾脏成比例,肾功能减低更明显。

(2) 肾血管狭窄引起肾萎缩:多为单侧,肾动脉造影可显示血管狭窄。

(3) 肾结核:肾小盏边缘见虫蚀状破坏,坏死钙化多见。

三、泌尿系统结核(图 5-5-3)

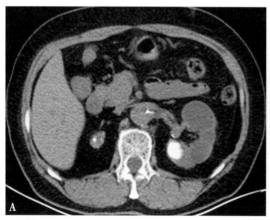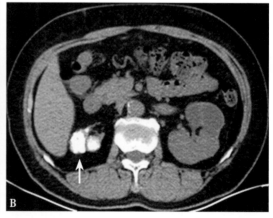

图 5-5-3　肾结核

男,45 岁,肺结核病史,反复低热、乏力 1 年。A~F. 右肾体积明显缩小,形态不规则,肾实质被大量钙化取代,无强化,形成"肾自截"(箭头)。左肾轮廓凹凸不平,部分肾实质及肾盂内均可见高密度钙化影,左肾实质亦可见多个空腔,其内为水样密度,肾皮质菲薄,左肾强化延迟,程度减低

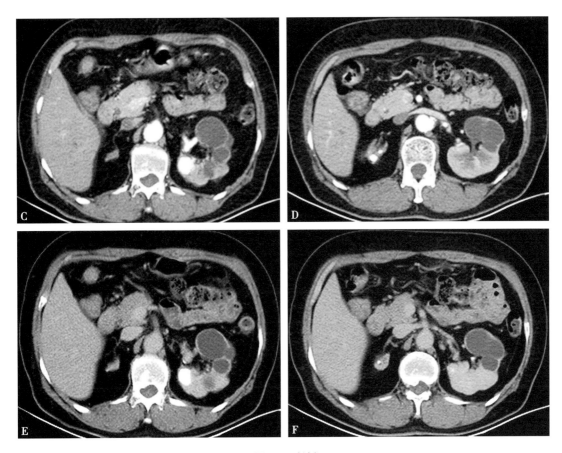

图 5-5-3(续)

【诊断要点】
①肾脏体积缩小,桑葚样变形,肾皮质菲薄;②肾实质内干酪性病灶呈稍低密度,边缘模糊;坏死物排出后呈多房空腔,其内近似水样密度,空腔壁见钙化;③肾盂肾盏狭窄、变形、扩张;④肾脏显影延迟、功能减退,"肾自截";⑤结核病变破溃,在肾周可见不规则软组织肿块。

【鉴别诊断】
(1) 肾内结核干酪性病灶与局灶性细菌性肾炎、脓肿和感染后囊肿鉴别:需结合临床、化验及细菌学检查。

(2) 肾内结核球与肾脏肿瘤鉴别:相对于肾脏肿瘤,结核球内钙化更多见,周围肾实质可见干酪性坏死低密度灶,并常伴有同侧肾脏体积缩小,肾盂肾盏变形。肾脏肿瘤血供比结核球丰富,强化明显。

四、黄色肉芽肿性肾盂肾炎 (图 5-5-4)

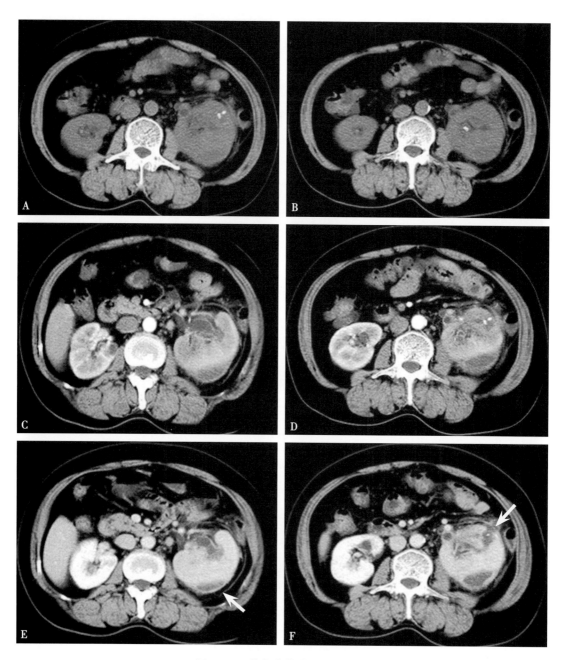

图 5-5-4　黄色肉芽肿性肾盂肾炎

女性,48岁,左腰痛半年。A、B. 左肾形态明显肿大,其内见多枚斑点状结石,左侧肾窦脂肪含量减少,肾周筋膜增厚,见细条索样渗出;C~G. 增强后动脉期、静脉期左肾强化程度较右肾延迟;G. 左侧双肾盂双输尿管畸形,肾盏扩张伴壁增厚强化(白色细箭头);左肾实质内多个斑片状低密度坏死区(图F白色粗箭头);左肾包膜下脓肿形成,局部肾实质受压,包膜增厚强化(图E、G白色粗箭头)

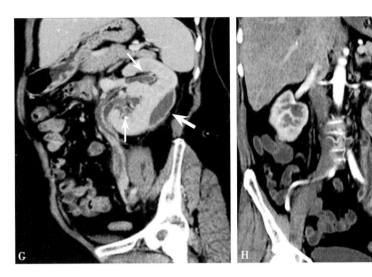

图 5-5-4（续）

H. 冠状位重建

【诊断要点】

①中年女性好发；②肾脏肿大，肾盂难分辨，肾窦脂肪减少；③肾实质内多个囊状低密度，为坏死腔和扩张肾盏，增强后腔壁可见强化；④肾周筋膜炎性增厚。

【鉴别诊断】

(1) 肾肿瘤：密度较黄色肉芽肿性肾盂肾炎高，强化方式呈"快进快出"，无边缘强化；肿块内可见钙化，伴发结石少。

(2) 肾脓肿：临床症状相似，均可有发热、肾区疼痛、脓尿及血白细胞增高。肾脓肿呈圆形不均匀低密度占位，环状强化。

(3) 肾结核：钙化多见，肾小盏破坏并与坏死空洞相连；肾周炎性浸润少。

五、肾脓肿（图 5-5-5）

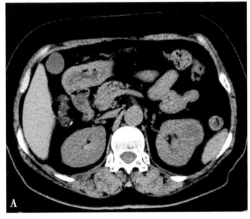
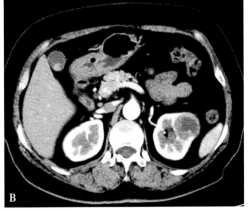

图 5-5-5　肾脓肿

女性，62 岁，发热伴腰痛 1 周入院。A. 平扫 CT 左肾可见类圆形低密度影；B. 增强后皮质期可见病灶边缘环形强化，中央呈液性坏死密度，未见强化

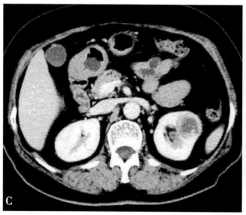
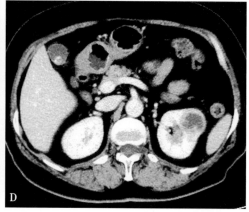

图 5-5-5(续)

C、D. 实质期可见病灶边缘进一步强化,中央仍可见坏死低密度影

【诊断要点】

①临床起病急,多有免疫减低情况;②CT 增强扫描见单房或多房低密度灶,增强扫描脓肿壁可见强化;如出现气液平面可视为典型表现。③肾周可出现炎性征象,肾周筋膜,肾周脂肪囊内条索样密度增高影。

【鉴别诊断】

肾脓肿较少见,鉴别诊断同前。

第六节　泌尿系统肿瘤

一、肾细胞癌(图 5-6-1~ 图 5-6-4)

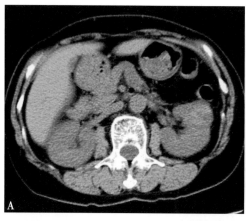
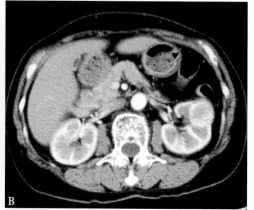

图 5-6-1　肾透明细胞癌

女,71 岁,体检发现左肾占位,专科检查无特殊。A. 左肾中极低密度肿块,内部密度不均;B. 增强后动脉期明显强化

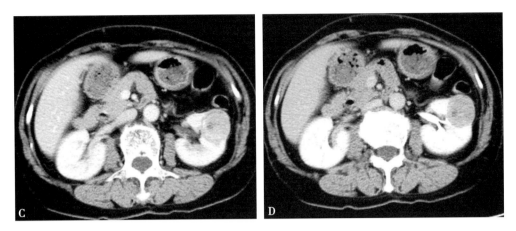

图 5-6-1(续)

C. 实质期强化程度减低;D. 分泌期强化程度进一步减低

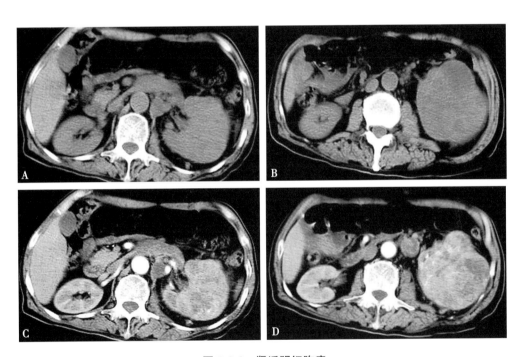

图 5-6-2 肾透明细胞癌

男,61 岁,体检超声发现左肾占位。A、B. 平扫左肾下极肿块,密度不均,轮廓不光整;C、D. 增强后肿块不均匀明显强化,其内见斑片状低密度坏死区

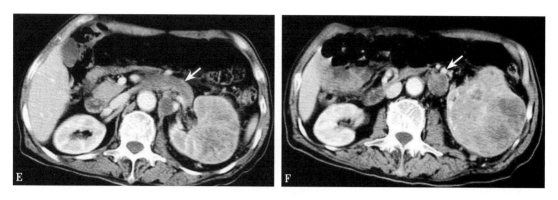

图 5-6-2（续）

E. 左侧肾静脉增粗，管腔内癌栓形成（箭头）；F. 左肾门见转移肿大淋巴结（箭头）

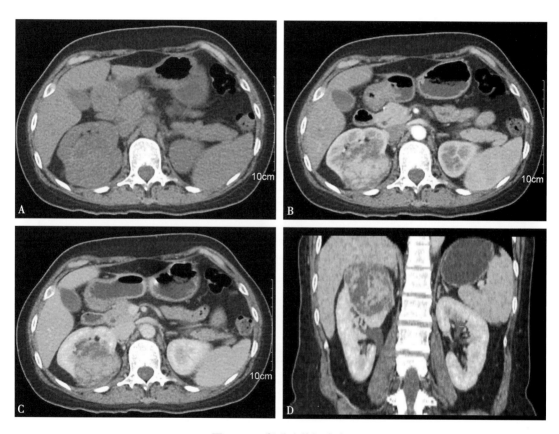

图 5-6-3 肾乳头状细胞癌

女，48岁，体检发现右肾占位。A. 右肾中极低密度肿块，内部密度均匀；B. 增强后皮质期肿块中央强化明显，周边强化稍低；C. 实质期强化程度稍减低；D. 分泌期强化程度进一步减低

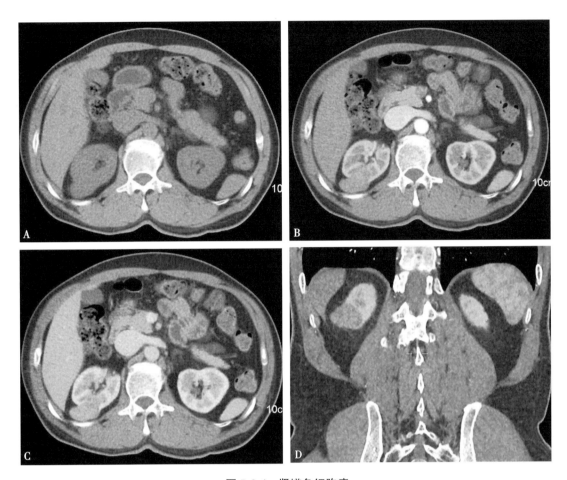

图 5-6-4　肾嫌色细胞癌

男,53 岁,入院体检发现右肾占位。A. 左肾中极等低密度肿块,内部密度尚均匀;B. 增强后皮质期呈轻度强化,强化程度低于肾周皮质;C. 实质期呈渐进性轻度强化;D. 分泌期强化程度与实质期相仿

【诊断要点】

①CT 平扫肾脏外形增大或局部轮廓突起,肿块边界不清,内部可出现出血、坏死、囊变及钙化;②增强后肿块不同程度强化,可见假包膜征;③肾细胞癌分为透明细胞癌(70%)、乳头状细胞癌(10%~20%)、嫌色细胞癌(5%~10%)、集合管癌(1%)和未分化癌(罕见)五种类型。肾透明细胞癌最常见,有假包膜,血供丰富,囊变、坏死明显,增强后皮质期强化明显高于肾皮质,实质期及分泌期明显低于肾皮质。乳头状细胞癌增强后各期均低于肾皮质;<3cm 者均匀强化,>3cm 者常坏死、囊变,呈不均匀强化。嫌色细胞癌起源于肾髓质,膨胀性生长,常伴肾脏轮廓改变,球形实质性肿块,边界清楚光滑,偶有钙化;增强后强化较均匀,低于肾皮质。

【鉴别诊断】

(1) 乏脂性血管平滑肌脂肪瘤:良性肿瘤,边界清,生长缓慢,脂肪含量少,缺乏 AML 典型特征,可见增粗血管成分,平滑肌成分持续强化。

(2) 囊性病变:单纯肾囊肿及多房性囊性肾瘤壁薄光滑,囊内无实性成分,分隔及壁无强化。

（3）黄色肉芽肿性肾盂肾炎：肾脏肿大，肾盂肾盏扩张伴结石、脓肿形成；肾周炎性改变。

（4）肾脓肿：脓肿中心为低密度，边缘厚壁环形强化；伴肾周炎性渗出。

（5）肾平滑肌肉瘤：影像学无法鉴别，依据病理结果确诊。

二、肾血管平滑肌脂肪瘤（图 5-6-5）

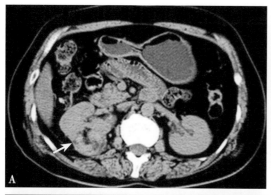
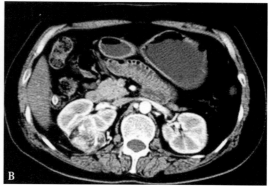
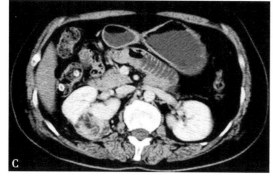

图 5-6-5　血管平滑肌脂肪瘤
男，A. 右肾局部轮廓外凸，见不均匀密度肿块，其内见极低脂肪密度影，肿块边界清楚（箭头）；B. 动脉期肿瘤内可见条状血管成分；C. 肿瘤呈不均匀强化

【诊断要点】

①肿块边界清楚，密度不均，含有脂肪成分并混杂着软组织成分，呈网格状、蜂窝状。增强后脂肪不强化，其他成分强化明显；②肿瘤内含少量脂肪具有确诊意义。③瘤内可出血，掩盖脂肪密度。

【鉴别诊断】

（1）肾细胞癌：肿块密度不均，可伴出血、坏死、囊变及钙化，一般无脂肪成分。肾盂肾盏受压、移位、受侵征象。

（2）单纯性肾囊肿：圆形均匀水样密度病灶，边界清晰，壁薄，无强化。

（3）脂肪瘤和脂肪肉瘤：以脂肪密度为主，无明显强化成分的肾血管平滑肌脂肪瘤，与脂肪瘤及分化好的脂肪肉瘤难以鉴别。

三、肾嗜酸细胞腺瘤（图 5-6-6）

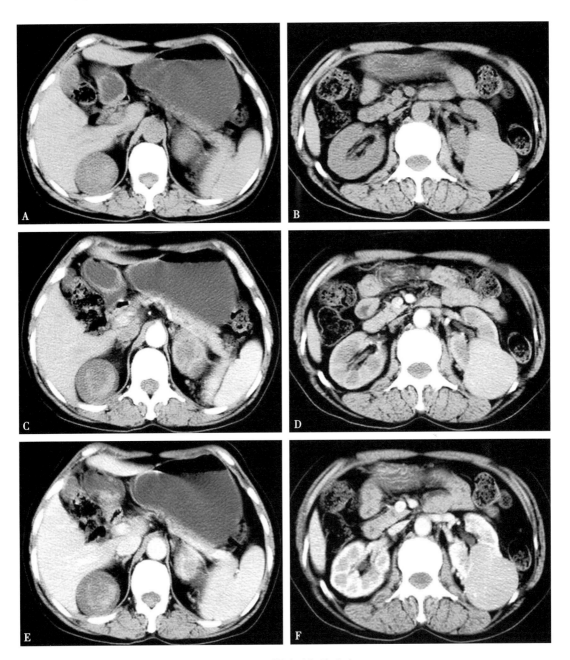

图 5-6-6 肾嗜酸细胞腺瘤

女,49 岁,体检发现双肾多发占位。A~F. 右肾上极嗜酸细胞腺瘤囊性变,CT 显示为圆形低密度影,边界清晰,内部可见少许实性成分,轻度强化(图 A、C、E)。左肾中极嗜酸细胞腺瘤,CT 显示肿块边界光整,密度均匀,平扫密度略高于肾实质(图 B);强化均匀、强化幅度低于肾实质(图 D、F)

【诊断要点】

①瘤体边界光整,多数有完整包膜;②CT平扫肿瘤表现为较高或等密度肿块,密度较均匀。病灶较大时中心可见低密度瘢痕影。增强后均匀强化,强化程度低于正常肾实质;③偶有中心瘢痕退行性变而形成囊肿。

【鉴别诊断】

(1)肾细胞癌:肿块密度不均,边缘不整齐,无完整包膜;可出现癌栓、转移及周围侵犯的恶性征象。

(2)肾血管平滑肌脂肪瘤:肿瘤边界清楚,但瘤内含有脂肪成分,一般密度不均匀。

四、尿路上皮癌

1. 肾盂癌(图 5-6-7)

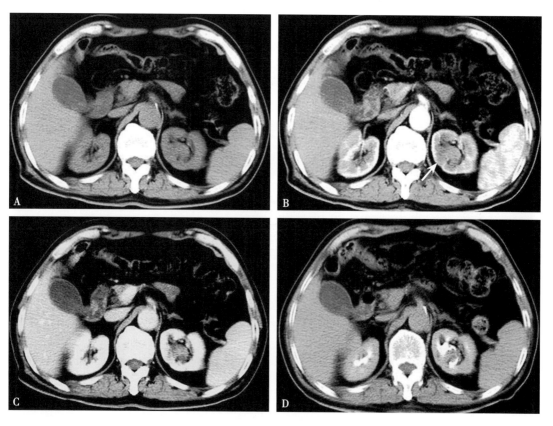

图 5-6-7 肾盂癌

男,48岁,无痛性肉眼血尿3天。A. 左侧肾盂内软组织密度影,近肾锥体侧边界不清;B、C.增强后肿块强化程度低于肾实质,邻近肾锥体部分强化程度减低,边缘毛糙;D. 分泌期左侧肾盂肾盏内充盈缺损,形态不规则,局部扩张

【诊断要点】

①集合系统内可见膨胀性生长软组织肿块;②肿块形状不规则,肾盂周围脂肪受压、移位、消失。阻塞肾盂肾盏,引起积水改变;③肿块轻 - 中度强化,低于肾实质强化程度;④延迟扫描肾盂内充盈缺损,肾盂壁不规则,根据对比剂分布判断有无肾盂外结构侵犯。

【鉴别诊断】

(1) 肾盂血肿:CT 平扫血肿密度较高,CT 值 60~80HU,增强后无强化。

(2) 黄色肉芽肿性肾盂肾炎:肾盂肾盏扩张,其内密度增高,但多伴发肾结石及肾功能减低。CT 增强肾盂内无强化。

(3) 肾细胞癌:肾细胞癌晚期侵犯肾盂,近似肾盂肿瘤,动脉期强化显著。肾癌多突出于肾脏表面,致肾脏形态改变,肿块内囊变坏死多见。

2. 输尿管移行细胞癌(图 5-6-8)

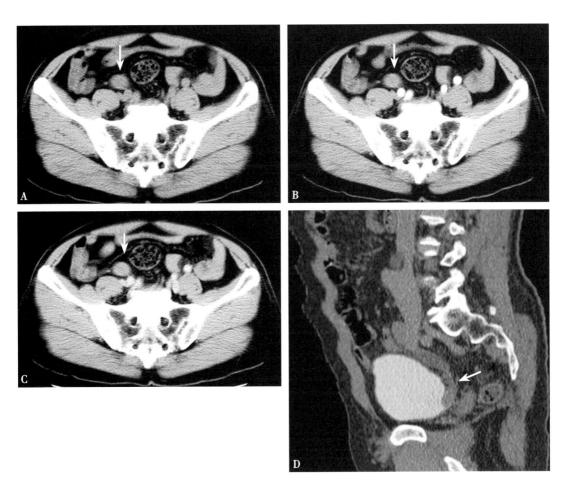

图 5-6-8 输尿管移行细胞癌

男,63 岁,无痛性肉眼血尿 1 个月。A. 右侧输尿管下段管径明显增粗(箭头),管腔内呈软组织密度;B、C.增强后强化明显(箭头);D. MPR 图像左侧输尿管下段管腔内充盈缺损,下端略凸向膀胱(箭头)

【诊断依据】

①输尿管壁环形增厚、偏心性增厚或管腔内软组织肿块。肿块轻 - 中度强化；②继发肿块以上水平输尿管扩张及肾积水改变。

【鉴别诊断】

（1）输尿管阴性结石：静脉尿路造影见输尿管内充盈缺损，CT 显示结石为高密度影，输尿管壁炎性增厚、周围渗出。

（2）输尿管结核：输尿管病变范围长，呈串珠状、虫蚀状管腔狭窄。

（3）输尿管凝血块：CT 增强扫描显示病灶无强化，位置形态可变化，也可消失。

3. 膀胱癌（图 5-6-9）

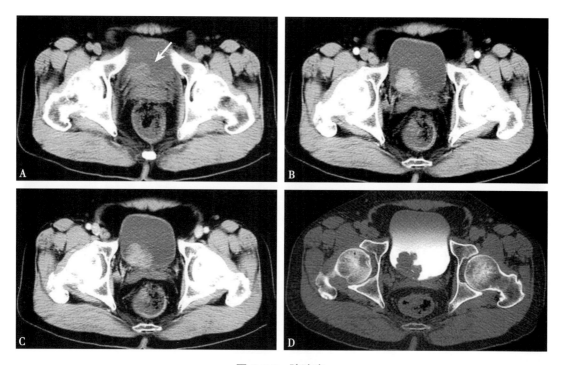

图 5-6-9 膀胱癌

男，70 岁，无痛性肉眼血尿 1 周。A. 膀胱右后壁见软组织肿块影，凸向腔内，轮廓不清（箭头）；B、C. 肿块强化明显，宽基底与膀胱壁相连；D. 分泌期肿块在膀胱内形成充盈缺损，呈"菜花状"

【诊断要点】

①肿瘤向膀胱腔内生长，宽基底与膀胱壁相连；②CT 图像肿块呈软组织密度，较大时可因坏死而密度不均，强化明显；③CTU 分泌期膀胱内见充盈缺损，肿块表面不光整，呈"菜花状"；④晚期肿块可突破浆膜侵犯临近组织，形成肿块及盆腔积液，盆腔内淋巴结肿大。

【鉴别诊断】

（1）前列腺肥大：膀胱底部半圆形压迹，膀胱壁光滑。

（2）前列腺癌：前列腺癌侵犯膀胱，但肿瘤主体位于前列腺内。

（3）膀胱内凝血块：呈软组织密度，与膀胱壁之间有低密度尿液分隔线，增强无强化，位置可随体位改变。

五、膀胱平滑肌瘤（图 5-6-10）

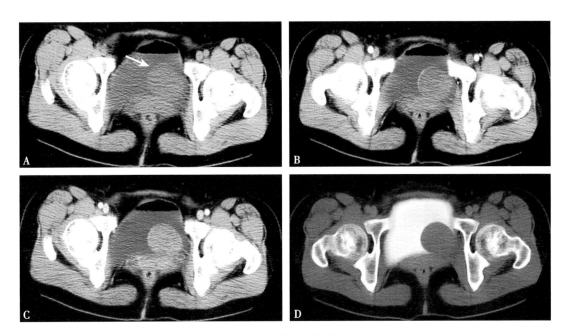

图 5-6-10　膀胱平滑肌瘤

女，47 岁，下腹隐痛 3 个月。A. 平扫膀胱左后壁类圆形软组织密度影，轮廓清晰，密度不均；B、C. 增强扫描中等程度强化，膀胱内少量积气（膀胱镜检查术后）；D. 分泌期膀胱内可见充盈缺损

【诊断要点】

①膀胱内圆形、类圆形软组织肿块，边界清楚，瘤体表面光滑；②肿块密度均匀，轻 - 中度强化；③邻近膀胱壁无增厚、无侵蚀，黏膜完整。

【鉴别诊断】

（1）膀胱癌：膀胱壁局限性增厚形成肿块凸向膀胱，肿瘤表面不光整，可有周围侵犯征象。

（2）异位嗜铬细胞瘤：好发于膀胱三角区，在磁共振图像中表现长 T_2 信号，伴有高血压等相应临床表现。

（3）膀胱乳头状瘤：膀胱内肿块乳头状突出于黏膜表面，磁共振 T_2 加权图像信号较平滑肌瘤高。

第七节 肾囊性疾病

一、单纯性肾囊肿(图 5-7-1)

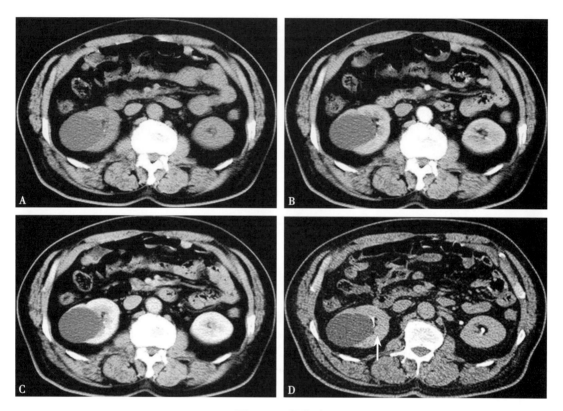

图 5-7-1 肾囊肿

男,63 岁,体检超声发现右肾囊肿。A. 右肾内椭圆形低密度影,CT 值约 9HU,内部密度均匀,边缘光滑;B、C. 增强后显示壁薄,壁及病灶内未见强化;D. 分泌期病灶内无高密度对比剂充盈,肾盏受压改变(箭头)

【诊断要点】

①圆形或椭圆形低密度灶,其内为均匀水样密度,边界清楚,壁薄,无强化;②盂旁囊肿位于肾窦内,无强化,可压迫肾盂肾盏,使其变形、移位。

【鉴别诊断】

(1) 囊性肾癌:囊性肾癌壁厚薄不均,囊内较多分隔,分隔和壁均可强化。

(2) 复杂性囊肿:囊内密度不均匀,呈多房性,分隔偶有强化。

二、多囊肾(图 5-7-2)

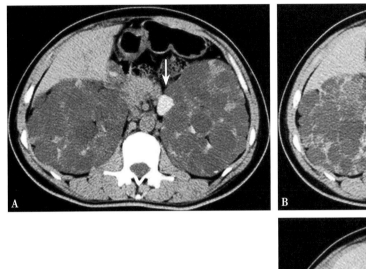
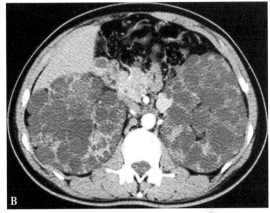
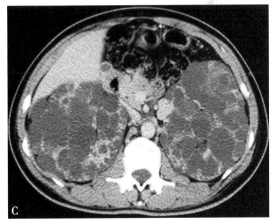

图 5-7-2 多囊肾

男,43 岁,体检发现双侧多囊肾。A. 双肾体积明显增大,双肾内弥漫性多发囊性低密度灶,病灶边界清楚,左肾内局部见囊肿内出血呈高密度(箭头),CT 值约 70HU;B、C.增强后双肾内病灶无强化,肾盂肾盏受压变窄

【诊断要点】

①双肾形态正常或增大,肾脏轮廓光滑或呈分叶状;②肾实质内弥漫性分布囊性低密度灶,边界清楚,无强化;③肾盂肾盏可变形拉长。④囊肿内合并出血时呈高密度影。

【鉴别诊断】

肾脏多发单纯性囊肿:在双侧肾脏内数量多个,但分布较为独立、局限,大小可相差悬殊,囊肿较大时可压迫肾盂肾盏使其移位,但不会使肾盂肾盏拉长。

三、复杂性肾囊肿(图 5-7-3)

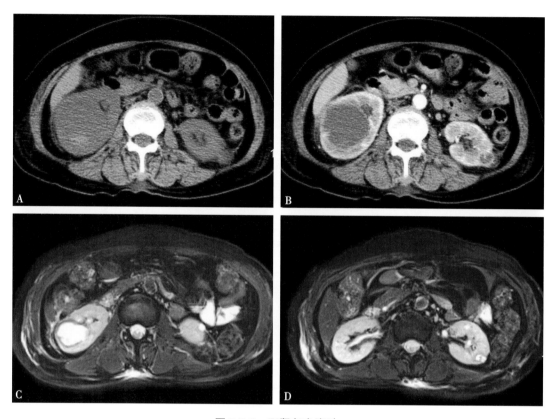

图 5-7-3 双肾复杂囊肿

女,66 岁,腹泻 5 天入院。A. 右肾中极见囊性灶,边界尚清,内见斑片状高密度影,左肾下极见低密度影,内部密度不均;B. 增强后右肾病灶无强化,左肾囊壁与分隔强化明显,分隔厚薄不均;C. 同一患者右肾囊肿穿刺术后,复查 MRI 图像病灶 T_2WI 呈高信号,信号均匀,较术前病灶缩小;D. 左肾下极囊性灶见分隔显示

【诊断要点】

①圆形或椭圆形低密度灶,边界尚规整;②当病灶内出血、蛋白样物质凝集或合并感染时,密度可不均匀,感染时壁可强化;③囊壁可见钙化,囊内可见分隔。

【鉴别诊断】

见一、单纯性肾囊肿。

四、囊性肾癌影像表现 (图 5-7-4)

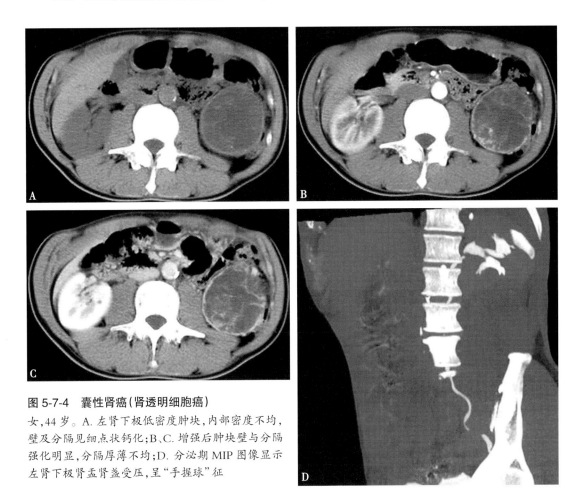

图 5-7-4 囊性肾癌 (肾透明细胞癌)
女, 44 岁。A. 左肾下极低密度肿块, 内部密度不均,
壁及分隔见细点状钙化; B、C. 增强后肿块壁与分隔
强化明显, 分隔厚薄不均; D. 分泌期 MIP 图像显示
左肾下极肾盂肾盏受压, 呈"手握球"征

五、肾囊性病变 Bosniak 分级 (表 5-7-1)

表 5-7-1　肾囊性病变 Bosniak 分级

类型	放射学表现	性质
Ⅰ类	① 囊性区为均匀水样密度,与邻近正常肾组织的界限清楚,锐利; ② 囊壁无钙化及增强现象	良性单纯囊肿
Ⅱ类	① 囊内可含 1 或 2 条很薄的隔(厚度≤1mm)或其壁有细小钙化; ② 符合上述Ⅰ类标准,但囊内密度高于水者(高密度囊肿)	90% 左右为良性,应该随访观察
ⅡF类	不能确切划入Ⅰ类者,也不能归入Ⅲ类者	轻度复合型囊肿,需定期观察,70%~80% 为良性
Ⅲ	① 囊肿的壁或隔厚度 >1mm,但均匀者,有边缘光滑的结节者,边缘部增厚并有不规则的钙化者,或是多房性并有多数增强的隔; ② 不符合Ⅱ类的高密度病变可归属本类	为中间型囊性病变,良、恶性的比例各为 50%
Ⅳ	① 囊壁厚度不均匀或有强化的厚壁,或壁上有强化或大的结节,或在囊性病变内有明确的实性成分; ② 增强后 CT 值增加 10HU 以上方可认为有强化	恶性病变

第八节　肾　外　伤

图 5-8-1、图 5-8-2 为肾外伤病例。

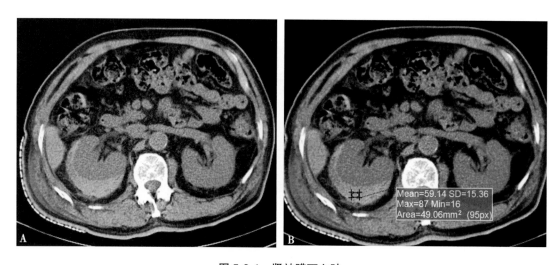

图 5-8-1　肾被膜下血肿

男,78 岁,外伤后右腰背部疼痛,右侧多发肋骨骨折。A、B. 平扫右肾被膜下见弧形高密度影,肾周脂肪间隙模糊,CT 值 59HU

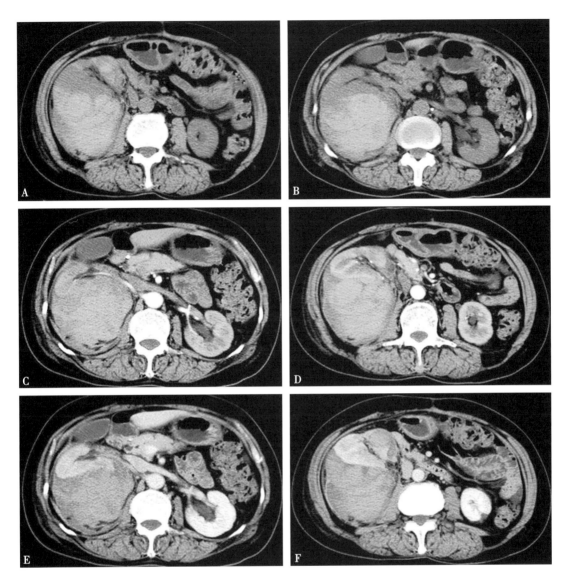

图 5-8-2 肾挫伤

女,58 岁,外伤后右腰背部疼痛 10 天。A、B. 平扫右肾轮廓模糊、密度不均,见多发团片状高密度影;C~F. 增强后右肾明显向前移位,肾门结构牵拉,前下部分肾实质挫伤、强化不均,右肾包膜模糊,血肿密度不均,无强化

【诊断要点】

肾挫伤据损伤程度分为肾被膜下血肿、肾周血肿、肾挫伤、肾挫裂伤。①血液沿肾包膜下蔓延,形成"新月形"血肿,可使肾脏移位;②损伤的肾实质密度不均,皮髓质分界模糊;血肿也可穿破包膜,形成肾周间隙血肿,肾脏因出血、水肿形态增大;③尿液外漏,增强扫描在集合系统以外区域发现高密度对比剂。

【鉴别诊断】

有明确腹部外伤史,并出现泌尿系统症状;CT 出现肾周增大、出血、包膜下及肾周血肿、尿液外漏、肾周碎裂征象,即明确诊断。主要鉴别肾脏损伤程度,对临床治疗有重要意义。

第九节 肾 移 植

肾移植血管性并发症（图 5-9-1、图 5-9-2，见文末彩插）

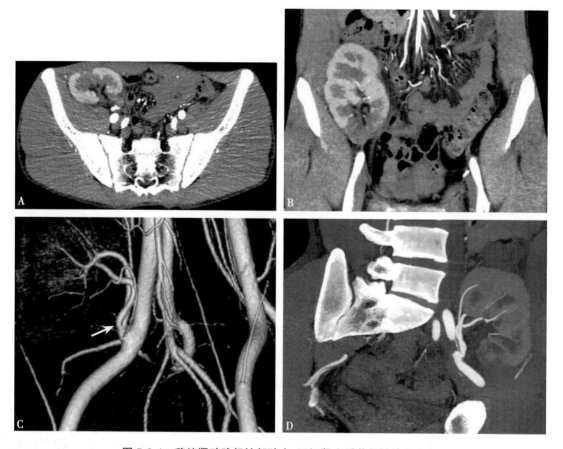

图 5-9-1 移植肾动脉起始部狭窄，下极肾实质节段性缺血改变

男，26 岁。A、B. 肾移植术后一年余，行髂动脉 CTA 检查，可见移植肾位于右侧髂窝内，移植肾下极皮质灌注减低，见节段性未强化区；C，D. VR 及 MIP 图像可见移植肾动脉于髂外动脉起始部管腔狭窄（箭头）

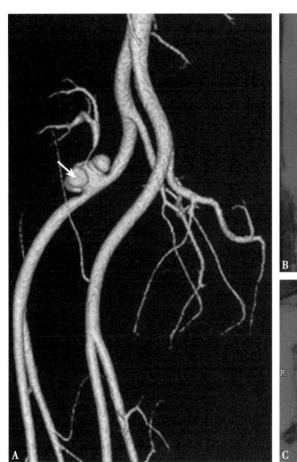

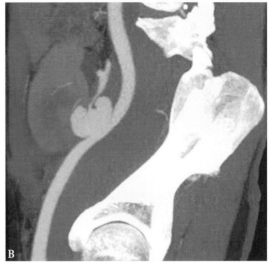

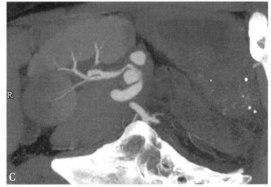

图 5-9-2 移植肾动脉瘤,肾动脉狭窄

男,31 岁。A~C. 肾移植术后 8 个月,行髂动脉 CTA 检查,可见移植肾位于右侧髂窝内,VR 及 MIP 图像可见移植肾动脉吻合口处血管腔呈瘤样扩张,动脉瘤形成(箭头),大小约 3cm×3cm×2cm,移植肾动脉吻合口管腔狭窄;D. 移植肾上极皮髓质分界模糊,灌注减低,呈缺血性改变

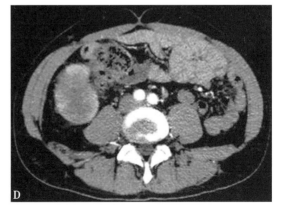

【诊断要点】

①移植肾动脉管腔局限性扩张或狭窄;②肾脏内见阶段性灌注减低区,边界清楚。

【鉴别诊断】

移植肾动脉 CTA 可明确血管性并发症诊断。

（单嫣娜　陈文辉　韩　晶　应世红　徐后云　刘　敏）

参 考 文 献

1. 王霄英,蒋学祥.中华影像医学:泌尿生殖卷.第2版.北京:人民卫生出版社,2012

2. 白人驹,张雪林.医学影像诊断学.第3版.北京:人民卫生出版社,2014

3. 张淑芳,邓家秀,刘娟.多层螺旋CT尿路造影在泌尿系先天畸形的诊断价值.实用医学影像杂志,2013,14(2):150-152

4. Croitoru S,Gross M,Barmeir E. Duplicated ectopic ureter with vaginal insertion:3D CT Urography with IV and percutaneous contrast administration. Ajr Am J Roentgenol,2007,189(5):W272-274

5. 张静,李涛.多层螺旋CT尿路造影在尿路梗阻性疾病中的临床应用.实用放射学杂志,2007,23(6):786-788

6. Ozer C,Yencilek,Apaydin FD,et al. Diagnostic value of renal parenchymal density diffrence on unenhanced helical computed tomography scan in acutely obstructing ureteral stone disease. Urology,2004,64(2):223-226

7. 韩希年,彭令荣,刘光华,等.300例肾细胞癌的CT表现分析.中华放射学杂志,2007,41(5):510-513

8. Kim JK,Kim TK,Ahn HJ,et al. Differentiation of subtypes of renal cell carcinoma on helical CT scans. Ajr Am J Roentgenol,2002,178(6):1499-1506

第六章

男性生殖系统

第一节 正常影像学表现

男性生殖系统包括内生殖器和外生殖器。内生殖器由生殖腺(睾丸)、输送管道(附睾、输精管、射精管)和附属腺体(精囊、前列腺、尿道球腺)组成。男性尿道为排尿和排精的管道。外生殖器包括阴囊和阴茎(图 6-1-1~ 图 6-1-5)。

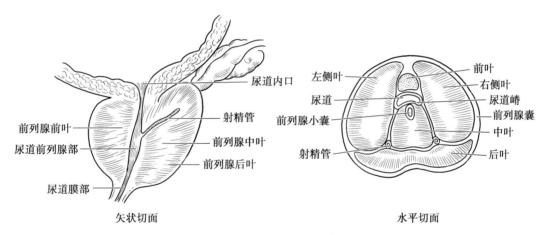

图 6-1-1　前列腺切面示意图

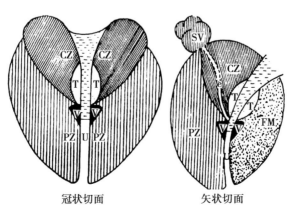

图 6-1-2　前列腺分带示意图

中央带(CZ);周围带(PZ);移行带(T);前纤维肌质(FM);精囊(SV);射精管(e);精阜(V);尿道(U)

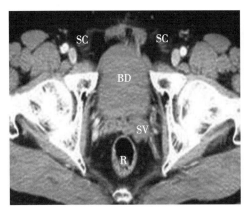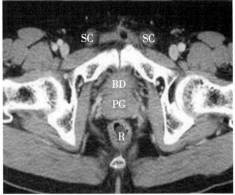

图 6-1-3 CT 横断面图像

膀胱(BD);前列腺(PG);精囊(SV);直肠(R);精索(SC)

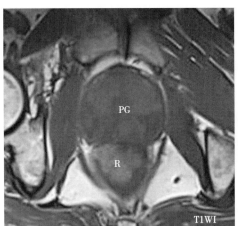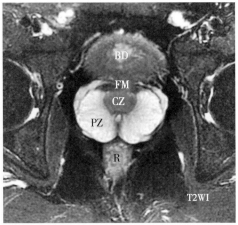

图 6-1-4 MRI 横断面图像

前列腺(PG);直肠(R);中央带(CZ);周围带(PZ);前纤维肌质(FM);膀胱(BD)

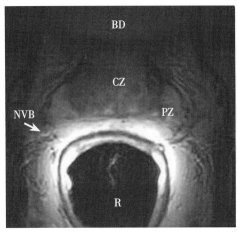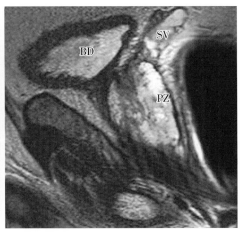

图 6-1-5 MRI 高分辨率图像

膀胱(BD);直肠(R);中央带(CZ);周围带(PZ);神经血管束(NVB);精囊(SV)

1. 前列腺 位于膀胱颈与尿生殖膈之间，呈前后略扁的倒置栗形，前缘由脂肪和筋膜与耻骨联合相隔，其内有 Santorini 静脉丛，后方为神经纤维束，与直肠壶腹周围脂肪和 Denonvilliers 筋膜分隔，两侧为盆膈。前列腺底部宽大在上，邻接膀胱颈，并与精囊和输精管壶腹相邻。前列腺尖部细小在下，位于尿生殖膈上。尖与底部之间为体部。年轻人前列腺平均上下径、横径和前后径分别为 3.0cm、3.1cm 和 2.3cm，而老年人则分别为 5.0cm、4.8cm 和 4.3cm。前列腺可分为 4 个部分：前方的纤维肌质部，前列腺本身的外周带、中央带和移行带。纤维肌质部主要由平滑肌和少量横纹肌构成，本身不属于前列腺腺体组织。外周带占据前列腺后外侧部，约占前列腺体积的 75%，主要由腺体组织构成，外周带以前列腺尖部较宽，基底部最薄。中央带位于两侧外周带的前内侧，约占前列腺体积的 20%，含腺体较少，而肌质较多。移行带由前列腺尿道周围的腺体及纤维肌质构成，约占前列腺体积的 5%。前列腺被膜外周围有神经血管束（位于两侧前列腺直肠角，前列腺包膜与 Denonvilliers 筋膜外的脂肪组织内）和周围静脉丛（位于前列腺的前方及侧方）。

超声检查正常前列腺实质为略低回声，内部为均匀分布细小点状回声，中央可见高回声尿道。

CT 检查正常前列腺呈均匀软组织密度影，其大小随年龄而增大。动态增强检查显示前列腺外周带和中央腺体不同强化特点：动脉期中央腺体密度较高，晚期中央腺体和外周带密度趋于一致。

MRI 检查正常前列腺 T_1WI 呈均匀略低信号，不能识别前列腺各区带，周围脂肪组织内见蜿蜒曲折的低信号静脉丛。T_2WI 前列腺各区带显示较好：中央区（移行带和中央带）呈中等信号；外周区（外周带）为对称性新月形高信号；前纤维肌质呈低信号；包膜为环状低信号影。^{1}H-MRS 显示枸橼酸盐（Cit）峰值较高，胆碱复合物（Cho）和肌酸（Cre）峰值较低，(Cho+Cre)/Cit 比值约为 60%。DWI 显示正常前列腺周围带 ADC 值高于移行带和中央带。前列腺包膜为一薄层纤维肌肉性组织，称前列腺解剖包膜或真包膜，在两侧与盆腔内筋膜脏层融合，呈低信号。神经血管束横断面位于 5、7 点位置，T_1WI 为高信号的脂肪组织内局灶低信号。前列腺周围静脉丛由于血流缓慢及流入增强效应致 T_2WI 呈极高信号，但前列腺与直肠间为无血管区。前列腺中央腺体和外周带随年龄增大而增大，纤维肌质及前列腺周围静脉丛随年龄增大而缩小。

2. 精囊 两侧精囊对称，分别位于膀胱底的后方，紧邻前列腺上缘，呈分叶状棱锥形，以倒八字形排列于膀胱底与直肠间，主要由迂曲的管道组成。两侧精囊前缘与膀胱后壁之间各有呈尖端向内的锐角形脂肪结构区，称为精囊角。

超声检查精囊呈纤细、蜿蜒条状低回声。CT 检查精囊呈八字形对称的软组织密度影，边缘呈小分叶，两侧精囊于中线部汇合。MRI 检查精囊呈长 T_1 低信号和长 T_2 高信号，精囊壁为低信号。

3. 睾丸与附睾 两侧睾丸呈微扁的椭圆体，表面光滑，由致密纤维包膜即白膜紧密包绕，分别由精索悬吊于两侧阴囊内。附睾呈新月形，紧贴睾丸后上侧，分头部、体部及尾部。睾丸鞘膜腔内含少量滑液。

超声检查正常睾丸为椭圆形均匀中等或稍低回声，附睾头呈半圆形回声，紧邻睾丸上极。CT 在睾丸疾病的应用范围仅限于发现未降睾丸及确定睾丸肿瘤的转移情况。MRI 检查 T_1WI 和 T_2WI 睾丸信号在脂肪与水之间。白膜为睾丸周围短 T_2 信号薄环影。附睾在 T_2WI 呈不均一中等信号，信号强度低于睾丸。鞘膜腔内少量液体呈长 T_1 长 T_2 信号。

第二节 读片方法及分析诊断思路

对于男性生殖系统疾病,主要影像学检查方法是超声、CT 和 MRI 检查;而 X 线检查,由于男性生殖系统与周围结构缺乏自然对比,应用较少,本节不做叙述。

一、前列腺

前列腺周围环绕有低密度脂肪组织,CT 可以清楚显示前列腺轮廓及钙化,但不能区分前列腺各个解剖带及前列腺被膜,因而前列腺的检查手段主要依靠 MRI 成像:①体积有无增大,表面轮廓是否光滑。对于前列腺弥漫肿大,常需考虑前列腺增生、前列腺炎。急性前列腺炎边界不清,实质内回声 / 密度 / 信号不均;前列腺增生边界清楚,以中央带为著。前列腺不规则肿大需要考虑前列腺结核、前列腺癌,前列腺结核较少见,常为前列腺内低密度 / 长 T_1 长 T_2 信号影,可见钙化灶,常合并其他部位或者膀胱、附睾结核;前列腺癌大多起源于外周带,肿瘤可累及周围结构。②磁共振 T_2 加权像可以很好地分辨前列腺的三个带,周围带有无受压变薄,及有无异常信号减低区。③发现肿块需注意观察肿块的部位、边界、强化方式,磁共振弥散成像对于诊断恶性肿瘤有一定价值,前列腺癌 DWI 图像可见弥散受限表现。④病灶中心位置有利于判断肿瘤起源于前列腺或膀胱、精囊等周围结构。

二、精囊

精囊位于膀胱后方紧邻前列腺上缘。精囊三角的形态及密度或信号改变,提示精囊腺病变,精囊囊肿较具特征,呈水样密度或信号;如周围结构侵犯,膀胱精囊角消失,增强可见强化,则需要考虑精囊癌。

三、阴囊

①观察两侧阴囊容积大小、睾丸形态密度或信号有无异常。睾丸实性占位,首先考虑肿瘤,且大多数为恶性。生殖细胞源性肿瘤常见,其中精原细胞瘤最常见;非生殖细胞源性少见,如纤维肉瘤、横纹肌肉瘤等。②若阴囊内空虚,需注意观察下腹部有无隐睾及隐睾肿瘤性病变。隐睾或异位睾丸较易恶变,应注意分辨。③观察两侧腹股沟内结构,注意有无增大淋巴结及周围结构改变。

男性生殖系统疾病诊断时,除了观察病灶本身的特征外,还须结合临床病史、重要的检验结果等,诊断困难时,一段时间内动态随访观察病灶的变化,有利于病变准确定性或疗效评估。

第三节　良性前列腺病变

一、前列腺炎(图 6-3-1)

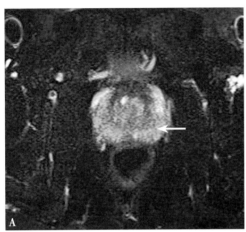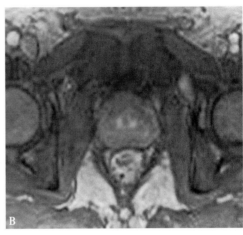

图 6-3-1　前列腺炎

男性,42 岁,下腹部坠胀感,尿频,尿痛 3 天。A. 抑脂 T_2WI 前列腺增大模糊,外周带信号减低(箭头);B. 增强 T_1WI 不均匀强化

【诊断要点】

前列腺炎中青年男性常见病,根据病程长短分急性和慢性。①急性前列腺炎病理变化为充血期、小泡期、实质期三阶段;慢性前列腺炎可由急性前列腺炎迁延而来,但大多数无急性过程;②临床表现多样,如恶寒、发热、乏力等全身症状,局部症状,如会阴部疼痛、夜尿多、尿道刺激症状等;③急性前列腺炎常无特异性表现,急性前列腺炎可见体积弥漫性增大,边缘模糊,其内可见炎性液化区,炎症如突破包膜,其与周围脂肪分界不清,脓肿形成影像表现典型,呈单房或多房,增强呈环形或花边样强化;④慢性前列腺炎早期增大,晚期缩小,其内密度、信号及回声混杂不均,常合并假性囊肿及钙化。慢性前列腺炎有时出现外周带局部纤维化,与前列腺癌不易区分。

【鉴别诊断】

(1) 前列腺癌:血清前列腺特异抗原(PSA)及前列腺酸性磷酸酶增高,不对称增大,增强结节状强化,肿瘤边界清。前列腺穿刺活检可见癌细胞。

(2) 前列腺结核:病程慢,附睾肿痛为主要临床表现,常合并生殖系统其他部位结核。CT 发现斑点状钙化有助于鉴别。前列腺液检测可发现结核杆菌。

(3) 前列腺脓肿:大多为急性前列腺炎的并发症,半数可有膀胱刺激症状、排尿困难,尿道流脓及直肠不适。单房或多房脓腔,脓肿壁均匀强化。

二、前列腺钙化或结石(图 6-3-2)

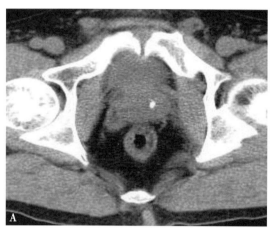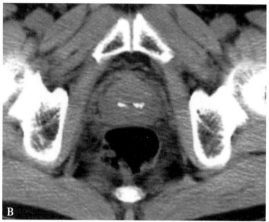

图 6-3-2 前列腺钙化

A. 男性,66 岁,无明确症状。前列腺内单发钙化;B. 男性,64 岁,尿频,尿不尽。多发结节状钙化

【诊断要点】

①成人常见,儿童罕见,大小为 1~5mm,可为多个;②原发性位于腺泡或导管,继发性结石可为感染、阻塞或治疗后引起;③常为 CT 扫描偶然发现,呈点状、圆形或其他形状,继发者较大,如前列腺结核钙化可较大;④超声呈强回声后方伴声影。

【鉴别诊断】

阳性异物多有外伤等病史。

三、前列腺囊肿(图 6-3-3)

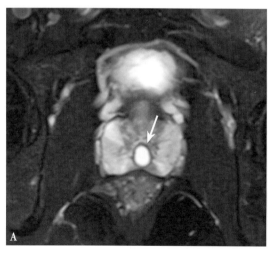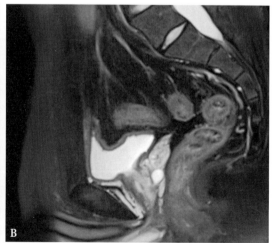

图 6-3-3 前列腺囊肿

男性,37 岁,下腹部不适。A、B.抑脂 T_2WI 轴位(图 A,箭头)及矢状位(图 B)前列腺后上部可见圆形、泪滴状长 T_2 信号

【诊断要点】

①前列腺囊肿包括真性囊肿、米勒管囊肿、前列腺潴留囊肿和输精管囊肿;②真性囊肿为先天性,青少年儿童多见,多位于中线,呈椭圆形或圆形。米勒管囊肿多位于中线,位于精阜水平以上,可超过前列腺以外、位于其后上方,矢状面呈"泪滴"形,可压迫邻近结构。潴留囊肿及其他囊肿多位于前列腺的后外侧部,由腺管阻塞造成前列腺液潴留所致;③较大囊肿 CT 呈低密度影,边界清,不强化,较小囊肿 MRI 及超声可显示。米勒管囊肿可有出血或并发感染,密度增高,信号混杂。

【鉴别诊断】

(1) 前列腺脓肿:增强壁可见环状强化,分隔亦可见强化。

(2) 前列腺结核:液化坏死区常伴斑点状钙化。

(3) 前列腺癌:CT 表现为边界不清低密度影,增强后不均匀强化,少有钙化,可见邻近结构受侵。

四、前列腺良性增生(图 6-3-4)

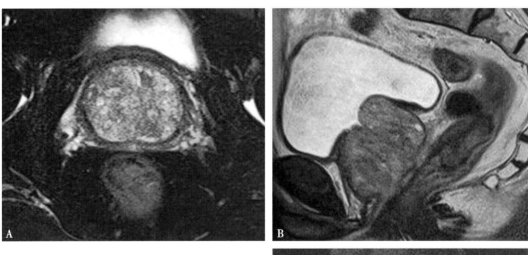

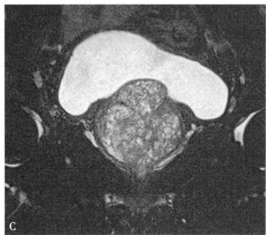

图 6-3-4　前列腺增生

男性,71 岁,尿频,小便不尽数年。A~C. 抑脂 T_2WI 轴位(图 A)、矢状位(图 B)及冠状位(图 C)前列腺增大,以中央带为主、呈结节样不均匀高低混杂信号,周围带受压变薄,包膜尚清

【诊断要点】

老年男性常见,可有膀胱刺激症状和梗阻症状。主要发生于中央带和移行带,不累及外周带。①前列腺增生可分为腺体增生、间质组织增生和混合型增生三种类型;②前列腺弥漫对称性增大,超过耻骨联合上缘 2cm 或(和)横径超过 5cm。其内可见钙化,可向上突入膀胱三角区,部分增生结节可局部突出于前列腺轮廓之外,增强后均匀或不均匀斑片状强化;③MRI 可更直观显示前列腺解剖分区和增生的组织学成分,T_1WI 前列腺体积增大、边缘光整,增生结节呈略低信号,主要表现为中央腺体尿道周围移行区增大;T_2WI 表现为中央腺增大和外周带及前肌纤维质变薄甚至消失,可见低信号"外科假包膜"。腺体型由腺泡构成,T_2WI 高信号;纤维肌肉型含水低,T_2WI 低信号;硬化型结节为胶原成分,T_2WI 信号最低。由腺体和基质两种成分构成时,T_2WI 中等信号,与前列腺癌相似。腺体增生呈高信号,间质组织增生呈不规则低信号或筛孔样低信号,混合型呈不均匀中等信号。增生结节周围假包膜呈低信号环,增强早期不均匀强化,增强中晚期持续强化而渐趋均匀,坏死囊变区不强化;④超声是明确前列腺增生的首选方法,不仅可观察前列腺大小、形态、测量体积和重量,而且对抑脂 T_2WI 轴位测定及残余尿量也有参考价值,对鉴别是否合并前列腺癌和前列腺结石亦有价值。

【鉴别诊断】

前列腺癌:多起源于周围带,移行带及中央带较少,PSA 增高,前列腺癌形状不规则、信号不均,边缘不清,周围结构侵犯,淋巴结增大等,DWI、MRS 及穿刺活检有助于鉴别。

第四节 前列腺癌

图 6-4-1~ 图 6-4-8 为前列腺癌病例(图 6-4-5、图 6-4-6 见文末彩插)。

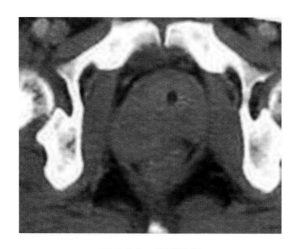

图 6-4-1 前列腺癌

男性,65 岁,大便不畅,直肠指诊发现前列腺结节。
CT 轴位前列腺癌突破包膜向右后外生长,等密度
结节

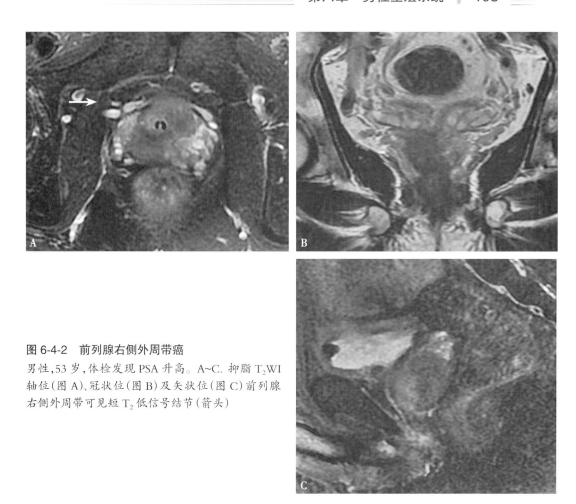

图 6-4-2 前列腺右侧外周带癌

男性,53 岁,体检发现 PSA 升高。A~C. 抑脂 T_2WI 轴位(图 A)、冠状位(图 B)及矢状位(图 C)前列腺右侧外周带可见短 T_2 低信号结节(箭头)

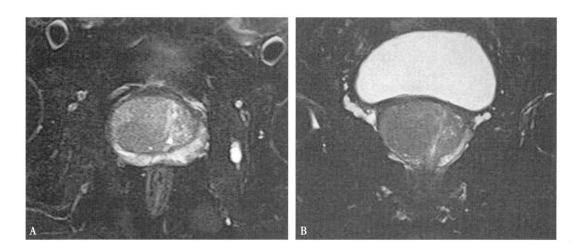

图 6-4-3 前列腺中央带癌

男性,61 岁,小便不畅,PSA 升高。A~C. 抑脂 T_2WI 轴位(图 A)、冠状位(图 B)及矢状位(图 C)前列腺中央带癌结节压迫尿道

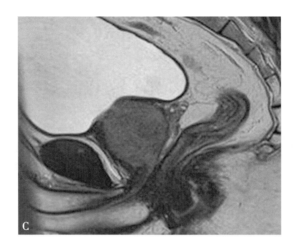

图 6-4-3(续)

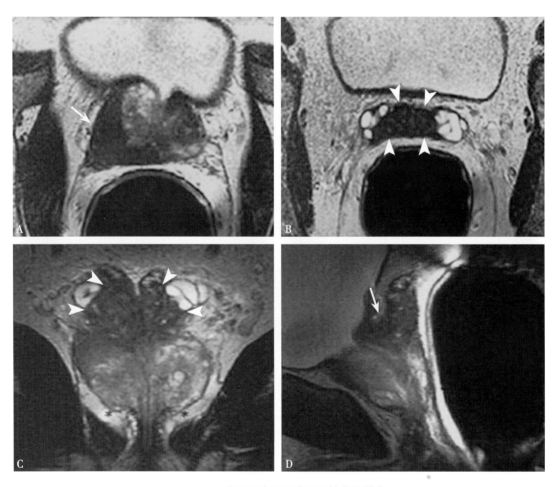

图 6-4-4　前列腺癌累及神经血管束与精囊

男性,67 岁,小便不畅,直肠指诊发现前列腺结节,血精,PSA 升高。A~D. 抑脂 T_2WI 轴位(图 A、B)、冠状位(图 C)、矢状位(图 D)前列腺癌肿突破包膜向后外侵犯 NVB(箭),向后上累及精囊(箭头)

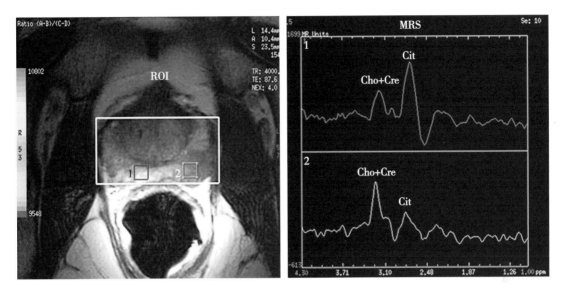

图 6-4-5　前列腺癌 MRS

胆碱复合物（Cho），肌酸（Cre），枸橼酸盐（Cit）；感兴趣区（ROI）2 为前列腺癌，感兴趣区 1 为对侧对照正常前列腺

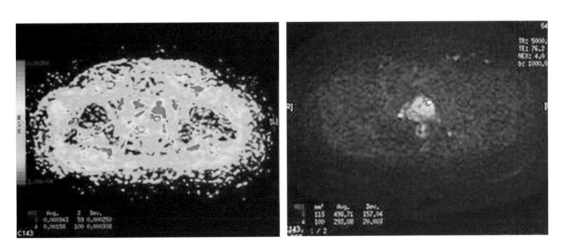

图 6-4-6　前列腺癌

PWI 感兴趣区 PWI 高灌注，DWI 弥散受限

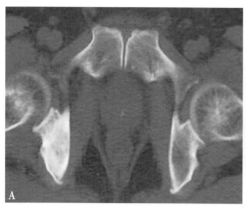
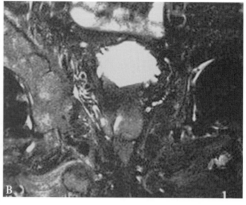

图 6-4-7 前列腺癌骨转移

（同一患者）男性，73岁，确诊前列腺癌1年余，右侧臀部疼痛。A. CT骨窗示右侧髂骨硬化性转移；B. 抑脂 T_2WI 冠状位 MRI 右侧髂骨骨质破坏及软组织肿块

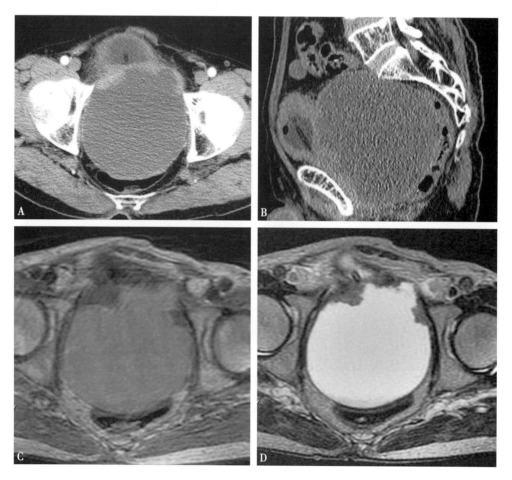

图 6-4-8 前列腺囊腺癌

男性，73岁，尿潴留，发现盆腔占位。A~E. CT 增强轴位（图 A）、CT 矢状位重组（图 B）、T_1WI 轴位（图 C）、T_2WI 轴位（图 D）、T_1WI 增强冠状位（图 E）前列腺区可见囊实性肿块，以囊性为主，囊壁局部菜花状增厚，增强后实性成分可见强化，囊性部分不强化

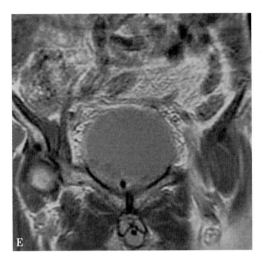

图 6-4-8（续）

【诊断要点】

①多见于 50 岁以上男性。前列腺癌绝大多数（>90%）为腺癌，少数为黏液癌、移行细胞癌或鳞状细胞癌。最常见于外周带（约 70%），癌结节常位于前列腺包膜下，边界不清，质地坚硬。有时可发生于中央带及移行带（约 30%）。前列腺癌常为多发病灶，单发病灶少见（<10%），早期可浸润包膜。晚期侵犯尿道、膀胱及精囊，一般不侵犯直肠（因 Denonvillier 筋膜屏障）。淋巴结转移和血行转移常见，成骨性转移是前列腺癌的特征；②前列腺癌早期无明显临床症状，肿瘤增大可出现排尿困难、尿潴留等梗阻症状，晚期可有血尿，有时仅以肺、骨等器官转移癌症状为首发。PSA 增高。直肠指诊质硬；③CT 对包膜内癌诊断意义不大，当前列腺轮廓不对称，应可疑前列腺癌，当肿瘤突破包膜向周围侵犯、淋巴结增大及周围转移则诊断明确。CT 主要用于前列腺癌的淋巴结转移分期；④MRI 主要在于 T_2WI，表现为外周带高信号内有低信号缺损区，当前列腺包膜光整提示为薄膜内病变；当病变局部包膜增厚、模糊或中断提示包膜受侵；当周围脂肪内出现低信号及前列腺直肠角消失提示脂肪受侵；当前列腺两侧后方高信号的静脉丛不对称并出现低信号提示周围静脉丛受侵；当精囊不对称、信号减低及膀胱精囊角消失提示精囊受侵；当膀胱壁出现不规则增厚及软组织肿块提示膀胱受侵。局部淋巴结 >1cm 及骨髓内低信号提示淋巴结、骨转移。MRI 动态增强对包膜内早期癌有一定价值，前列腺癌增强早期快速强化，信号均匀，中晚期信号轻度下降，呈一过性明显强化（快进快出），与周围正常组织或增生结节强化时间及程度有差别。动态增强曲线的峰值增强较有意义（敏感性 96%、特异性 97%）。前列腺癌 ADC 值较低，与正常前列腺间存在显著差异，DWI 弥散受阻，MRS：Cit 减低、Cho 增高，（Cho+Cre)/Cit>0.86。

【鉴别诊断】

(1) 前列腺增生：主要发生在中央带和移行带，并不会累及周围带。前列腺中央腺体血供明显较周围带丰富，故前列腺增生结节边缘清晰锐利，增强后明显强化，MRI 联合 DWI、MRS 有助于前列腺病变的鉴别诊断。

(2) 前列腺肉瘤：少见，发展迅速，较早侵犯周围及转移，直肠指诊质软，主要发生在中央区，体积大，常伴坏死，密度 / 信号不均匀，增强扫描明显不均质强化，其前列腺肉瘤骨转移多为溶骨性,前列腺癌多为成骨性转移。

(3) 后尿道球部肿瘤:表现为尿道前列腺部不规则肿块,大部分突出于前列腺外,可经尿道镜检确诊。

第五节 精囊及睾丸病变

一、精囊炎(图 6-5-1)

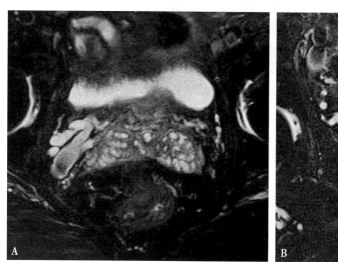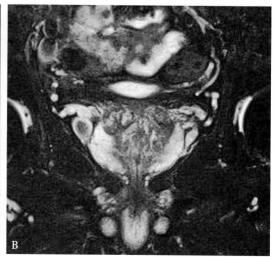

图 6-5-1 精囊炎

男性,41 岁,下腹坠胀感 3 年,发现血精。A、B. 抑脂 T_2WI 轴位(图 A)及冠状位(图 B)两侧精囊增大,腺管扩张饱满

【诊断要点】

①单纯精囊炎少见,主要伴随前列腺炎发生,急性精囊炎可伴排尿困难,精液潴留,胀痛,血精等,直肠指诊精囊增大,有波动感和压痛;②急性精囊炎影像表现为精囊增大,出血,部分并见潴留囊肿形成;③慢性精囊炎时精囊萎缩,可见纤维钙化灶。

【鉴别诊断】

前列腺肿瘤侵犯精囊表现为精囊肿块与前列腺肿块相连,信号/密度与前列腺肿瘤类似。

二、精囊囊肿(图 6-5-2)

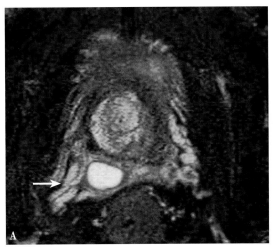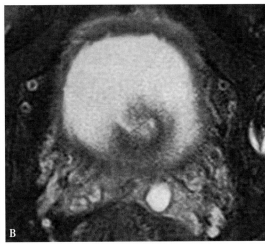

图 6-5-2　精囊囊肿

男性,46 岁,下腹坠胀感。A、B. 右侧精囊(图 A,箭头)及左侧精囊(图 B)内分别可见卵圆形、圆形均匀长 T_2 高信号,边界清

【诊断要点】

①精囊囊肿较少见,分为先天性囊肿和后天性囊肿。后天性囊肿偏一侧,病因与前列腺潴留囊肿相同;②影像表现为含液体囊性病变,边界清,增强不强化,如伴出血或感染,CT 密度增高,MRI 信号混杂。

【鉴别诊断】

精囊脓肿:边缘模糊,增强后可见脓肿壁强化。

三、精囊肿瘤(图 6-5-3)

图 6-5-3　精囊癌

男性,38 岁,下腹坠胀感,B 超提示盆腔占位。CT 平扫轴位精囊区可见囊实性密度影,其内可见细点状钙化

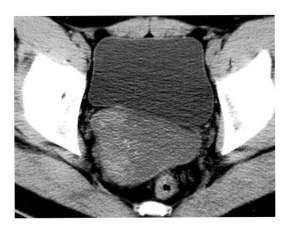

【诊断要点】

①精囊肿瘤中原发恶性肿瘤罕见，主要为腺癌，就诊时多已晚期，以致临床甚至病理难以确定肿瘤是否来源于精囊；②精囊肿瘤影像表现为精囊不规则增大，可见软组织肿块，周围脂肪间隙模糊，膀胱精囊角消失，向周围侵犯盆壁、膀胱、前列腺或直肠，可见增大淋巴结；③精囊继发肿瘤多为前列腺癌、膀胱癌及直肠癌侵犯或转移所致。

【鉴别诊断】

精囊原发肿瘤常以精囊为中心，继发性肿瘤中心位于邻近的原发病灶。

四、睾丸肿瘤（图 6-5-4~ 图 6-5-6）

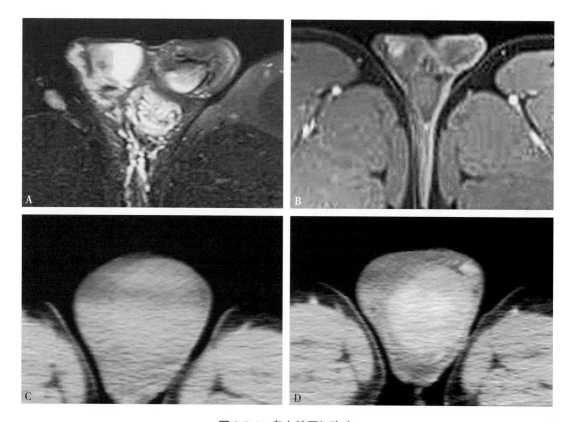

图 6-5-4　睾丸精原细胞瘤

男性，33 岁，阴囊增大坠胀。A~D. MRI 抑脂 T_2WI 轴位（图 A）及抑脂 T_1WI 增强轴位（图 B）为同一患者，CT 平扫（图 C）及增强（图 D）为另一患者，睾丸增大变形、成软组织肿块，信号 / 密度不均，增强后可见强化，合并鞘膜腔积液

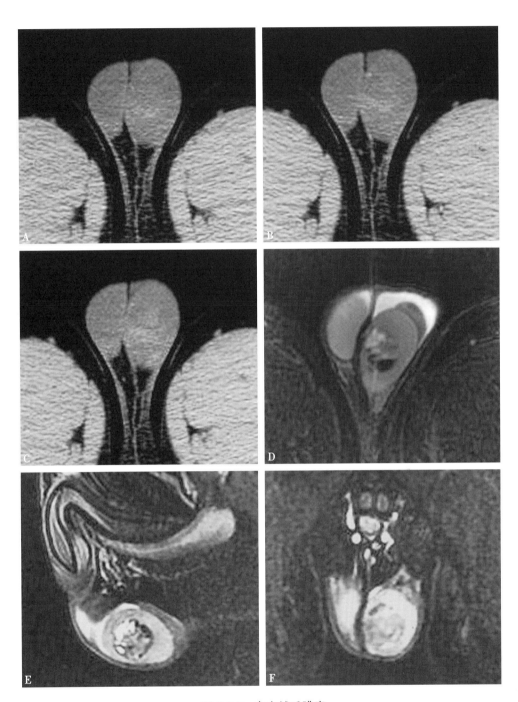

图 6-5-5 睾丸绒毛膜癌

男性,29 岁,发现左侧阴囊增大。A~F. CT 平扫(图 A)、动脉期(图 B)、延迟期(图 C),MRI 抑脂
T_2WI 轴位(图 D)、矢状位(图 E)及冠状位(图 F)同一患者左侧睾丸增大、信号／密度不均,增强
后不均匀强化,合并同侧鞘膜腔积液

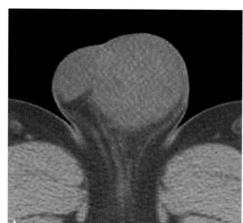
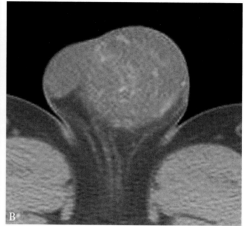
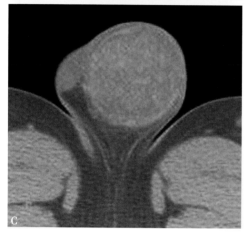

图 6-5-6 睾丸生殖细胞瘤合并畸胎瘤及卵黄囊瘤

男性,37 岁,发现左侧阴囊增大及质硬肿块,有坠胀感。A~C. CT 平扫(图 A)、动脉期(图 B)、延迟期(图 C)左侧睾丸明显增大、密度欠均,其内血供丰富,增强后不均匀强化

【诊断要点】

睾丸肿瘤绝大多数为恶性,多为青壮年,以 29~35 岁最常见。①分为原发性和继发性两大类,原发性又分为生殖细胞瘤(精原细胞瘤、胚胎癌、畸胎瘤、绒毛膜上皮癌)和非生殖细胞瘤(性索基质细胞瘤、纤维瘤、纤维肉瘤、淋巴瘤及白血病等);②临床常表现为无痛性睾丸肿大,可出现疼痛伴寒热及局部红肿,可伴有男性乳房肿大及转移症状;③影像表现为睾丸肿大或软组织肿块,两侧不对称,有出血坏死时密度 / 信号不均。精原细胞瘤表现为睾丸肿大,但形态仍为椭圆形,轮廓光整,边缘清楚,T_1WI 呈等信号,T_2WI 多数呈均匀低信号,较大者有出血坏死及局部纤维化,呈点片状高低混杂信号,肿瘤向包膜外侵犯表现为低信号睾丸白膜中断或消失。胚胎癌发病率居第 2 位,出现症状时病灶较小,但更具侵袭性,边缘不清,白膜常受侵,肿瘤内部出血坏死更常见,密度 / 信号不均。卵黄囊瘤儿童多见,常表现为睾丸增大而无确定肿块。绒毛膜上皮癌恶性程度高,成分不一,可有出血坏死及钙化。畸胎瘤含三个胚层结构,瘤内囊性、软骨、钙化及脂肪成分使其密度 / 信号混杂,恶性畸胎瘤成分各异,表现为侵袭性肿块。肿瘤可侵犯邻近组织并引起睾丸鞘膜积液,绒毛膜上皮癌最先行血行转移,精原细胞瘤、胚胎癌和恶性畸胎瘤多为淋巴转移,且右侧睾丸肿瘤首先转移至低位主动脉旁和腔静脉前淋巴结,左侧睾丸肿瘤首先转移至左肾门水平的主动脉旁淋巴结。

【鉴别诊断】

（1）睾丸炎症：常合并附睾炎，多继发于泌尿道等部位感染，影像学表现为弥漫性肿大，多伴鞘膜积液。

（2）睾丸附睾结核：多由输精管结核蔓延所致，可有病灶周边或淋巴结钙化，有助于结核的诊断。

（3）睾丸血肿：有外伤史，或血液系统疾病。

（陈小启　刘　敏）

参 考 文 献

1. 白人驹,张雪林.医学影像诊断学.第 3 版.北京:人民卫生出版社,2010

2. 周康荣,严福华,曾蒙苏.腹部 CT 诊断学.上海:复旦大学出版社,2011

3. 白人驹,徐克.医学影像学.第 7 版.北京:人民卫生出版社,2013

4. 王霄英,蒋学祥.中华影像医学:泌尿生殖系统卷.第 2 版.北京:人民卫生出版社,2012

5. Haaga JR. CT and MRI of the Whole Body. 5th ed. Philadelphia:Mosby,2009

第七章

妊娠与女性生殖系统

第一节 正常影像学表现与变异

一、正常子宫输卵管造影表现(图 7-1-1)

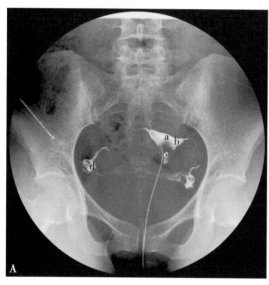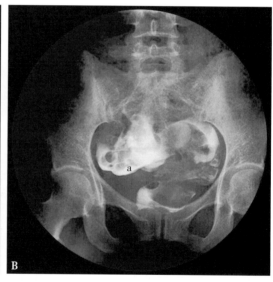

图 7-1-1 正常子宫输卵管造影

A. 注入对比剂后正位观察,子宫呈倒三角形。a 为子宫底;b 为子宫角;c 为宫体;d 输卵管;B. 注入对比剂后 15 分钟复查片:a 为弥散至腹腔的对比剂,呈片絮状高密度影,说明输卵管通畅

二、正常 MRI 表现(图 7-1-2)

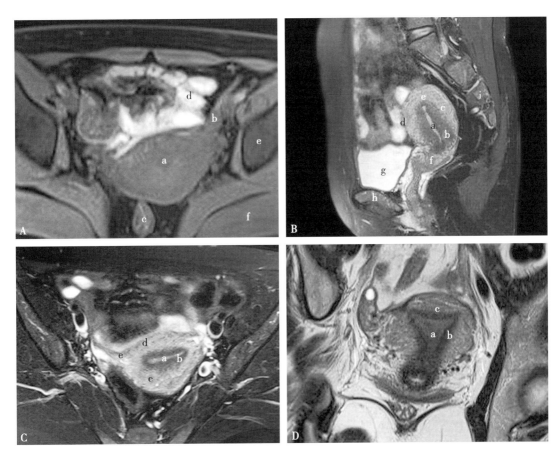

图 7-1-2　正常子宫 MRI 平扫

A. T₁WI 压脂横断位:a.子宫体;b. 左侧子宫圆韧带;c. 直肠;d. 小肠;e. 髂骨;f. 臀大肌;B. T₂WI 压脂矢状位; a. 子宫内膜;b. 子宫结合带;c. 肌层;d. 浆膜;e. 子宫底;f. 宫颈;g. 膀胱;h. 耻骨联合;i. 骶骨;C. T₂WI 压脂横断位:a.子宫内膜;b.子宫结合带;c.肌层;d. 浆膜;e. 右侧子宫圆韧带;D. T₂WI 压脂冠状位:a.子宫内膜;b.子宫结合带;c.肌层

第二节 读片方法及分析诊断思路

女性生殖系统是一个终身变化的系统,随着年龄的变化,各组织形态及密度或信号有不同的影像表现,影像作为辅助检查,一定要结合患者年龄及临床病史。不同的部位有不同的常见疾病,因此熟悉正常的解剖结构及确定病变的来源在影像表现中至关重要。

一、子宫

主要观察大小、形态、密度或信号的改变。子宫增大,轮廓不规则或分叶状主要见于子宫肌瘤或子宫内膜癌;子宫有两个宫体、宫腔形态异常、宫腔内有分隔常见于各种类型先天性子宫畸形;子宫体积过小为子宫发育不良或幼稚子宫所致;宫颈增大常见于宫颈癌。单纯的密度或信号改变很少见,一般都合并子宫大小形态的改变。MRI 对子宫软组织分辨力极高,能清楚分辨宫腔、宫壁及宫颈的信号异常。如 T_2WI 见宫腔内有线样低信号影,提示分隔子宫;宫腔内有圆形或类圆形中等信号影,提示黏膜下肌瘤或息肉;子宫结合带(junctional zone,JZ)增宽或边界不清,提示子宫腺肌病;如果 JZ 破坏、中断且强化不均匀则提示子宫内膜癌的可能;肌壁间见异常信号肿块常见于子宫良恶性肿瘤;宫颈见异常信号肿块或宫颈纤维基质中断常见于宫颈癌。

二、卵巢

卵巢的形态和密度或信号的不同反映了其大体结构和组织学特征。卵巢内见圆形或类圆形囊性肿块,密度或信号类似于尿液者多见于卵巢囊肿或囊腺瘤;分叶状或不规则肿块,除液体密度或信号外还有实性成分的,或者内见粗大分隔表现的则提示恶性占位,如囊腺癌;如肿块内有脂肪在内的混杂密度或信号表现的,则提示畸胎瘤的可能。另外,卵巢也是转移瘤好发的部位,如乳腺或消化道肿瘤也可以转移到卵巢,多为双侧性,偶尔也会有单侧性。

三、输卵管

输卵管病变较少,主要是输卵管的粘连及积水,一般通过子宫输卵管造影检查。如果管腔大小或形态改变,但管壁光整,提示各类先天发育异常,管腔变形且边缘不规整常见于炎性病变。

四、宫外孕

生育期女性,子宫壁或子宫旁囊性、囊实性或不均匀软组织密度包块,临床有停经史,血/尿人绒毛膜促性腺素(human chorionic gonadotropin,HCG)升高,则需首先考虑宫外孕。若 HCG>100 000IU/mL,则需考虑滋养细胞肿瘤可能。

第三节 妊娠与计划生育

一、正常妊娠 MRI 表现(图 7-3-1)

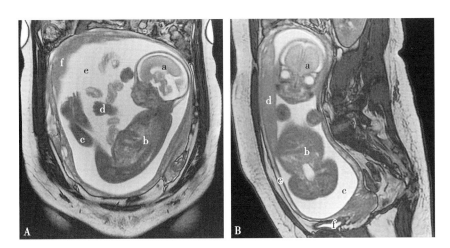

图 7-3-1 正常孕 25 周胎儿 MRI 检查

(该图片由浙江省妇幼保健医院放射科王进华、熊浪提供)

A. FIESTA T₂WI 冠状位:a 为胎儿大脑;b 为胎儿体部;c 为胎儿小腿;d 为胎儿手部;e 为羊水;f 为胎盘;B. FIESTA sag T₂WI 矢状位:a 为胎儿大脑;b 为胎儿体部;c 为羊水;d 为胎盘;e 为子宫肌层;f 为受压的膀胱

二、前置胎盘(图 7-3-2)

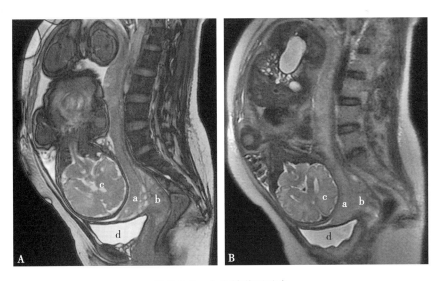

图 7-3-2 中央性前置胎盘

(该图片由浙江省妇幼保健医院放射科王进华、熊浪提供)

女,26 岁,停经 36+1 周,孕妇无腹痛腹胀,无阴道流血流液。A. 盆腔 MRI 平扫 FIESTA-T₂WI:胎盘(a)位于子宫后壁 - 宫颈内口,见胎盘覆盖全部宫颈内口(b),胎盘与肌层界限尚清,膀胱(d)与子宫之间见脂肪间隙,胎儿头先入(c)未见明确植入改变;B. SSFSE-T₂WI:a 为胎盘;b 为宫颈内口;c 为胎儿头部;d 为膀胱

【诊断要点】

①子宫增大,内见胎儿;②MRI T₂WI 矢状位或冠状位见胎盘附着于子宫下段,甚至胎盘下缘达到或覆盖宫颈内口,其位置低于头先露部;③分为中央性(又称完全性)、部分性、边缘性三类。完全性前置胎盘指胎盘全部覆盖宫颈内口;部分性前置胎盘指部分胎盘覆盖宫颈内口;边缘性前置胎盘指胎盘到达宫颈内口但未覆盖宫颈口。

【鉴别诊断】

结合病史及特征性影像表现,诊断本病不难,无需鉴别。

三、胎盘植入(图 7-3-3)

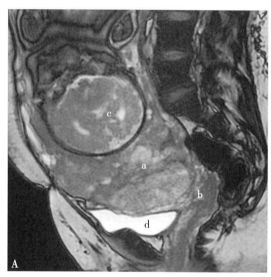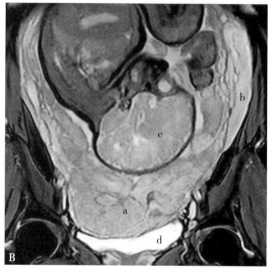

图 7-3-3 子宫完全性前置胎盘伴胎盘植入

(该图片由浙江省妇幼保健医院放射科王进华、熊浪提供)

女,33 岁,因"停经 37+ 周,反复无痛性阴道流血两个月余"入院。2003 年剖宫产史,2012 年前峡部切口妊娠史。手术记录:子宫下段明显膨隆,子宫粘连,子宫下段形成差,有静脉曲张胎盘前壁,覆盖宫颈内口达后壁,前壁下段与子宫肌层界限不清。A. FIESTA 矢状位胎盘与子宫交界面可见结节样改变,胎盘(a)信号不均,并覆盖宫颈内口(b),膀胱(d)受压变小;B. FIESTA 冠状位示胎盘(a)内见低信号带,子宫肌层(b)变薄;e 为胎儿

【诊断要点】

①胎盘植入指胎盘的绒毛部分或全部侵入子宫肌层;②MRI 表现主要有子宫底蜕膜信号缺失,子宫肌层局部变薄,胎盘与子宫交界面可见结节样改变,胎盘信号不均,在 T₂WI 胎盘内见低信号带,胎盘与膀胱间组织间隙减小或消失;③根据胎盘植入程度不同可分为粘连性、植入性和穿透性。

【鉴别诊断】

结合病史及特征性影像表现,诊断本病不难,只是植入程度界定有一定困难。

四、宫外孕(图 7-3-4)

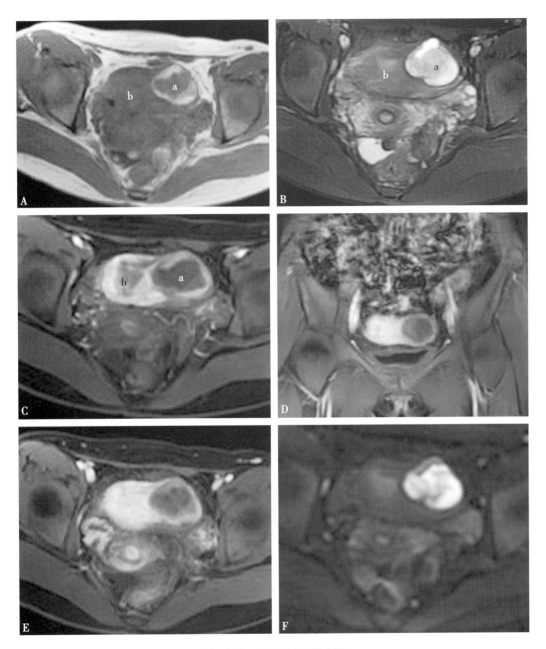

图 7-3-4 左子宫角异位妊娠

(该图片由浙江省妇幼保健医院放射科王进华、熊浪提供)

女,23 岁,停经 58 天,反复阴道流血 1+ 月。血 HCG 928.12IU/L,B 超提示左侧宫角附近妊娠囊,考虑宫角妊娠可能。A~F. MRI 检查:子宫前倾,瘢痕子宫,子宫(b)大小、形态及信号未见明显异常,子宫肌层内未见明确异常信号影。左侧宫角处见一大小约 3.7cm×3.3cm×3.2cm 囊性影(a),边界清楚,T₁WI 呈高信号(图 A),T2WI 呈高信号(图 B),增强扫描囊内容物未见明显强化(图 C~E),DWI 呈高信号(图 F),左卵巢大小及信号未见明显异常。盆腔淋巴结未见明显肿大,盆底见少量积液

【诊断要点】

①临床有短暂停经史,或月经推迟数天后出现阴道出血;②血 HCG 升高;③B 超检查发现宫腔无孕囊,宫腔外见孕囊;④MRI 检查宫腔外见混杂信号囊性灶,增强后囊壁明显强化。

【鉴别诊断】

葡萄胎:MRI T_1WI 提示子宫增大,宫腔内呈高低混合信号,高信号区为血液或凝血块,低信号区边界光整,呈葡萄样,大小不等;T_2WI 高信号区仍保持,低信号区变为高信号,可有低信号纤维分隔。

五、节育环的常见类型与位置(图 7-3-5)

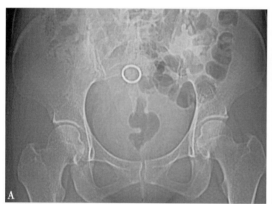
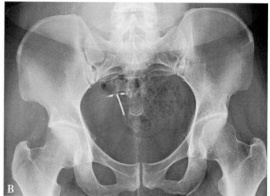
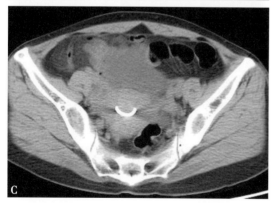

图 7-3-5 正常位置节育环

A. 盆腔"O"形节育环;B."T"形节育环;C. 与图 A 为同一病例,CT 平扫见节育环位于宫腔内

【诊断要点】

①X 线骨盆立位片,正常节育环位于耻骨联合上方 2~6cm 和中线两旁 3cm 范围内,若在此范围外,应考虑节育环位置异常;②CT 能直接显示节育环所在的位置。

【鉴别诊断】

(1) 裤子拉链或患者在下腹壁黏贴类似节育环物以冒充节育环,透视下转动患者即可鉴别。

(2) 宫腔异物:CT 可资鉴别。

第四节　女性生殖系统先天性发育畸形

图 7-4-1 为子宫先天性畸形病例。

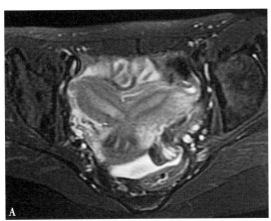
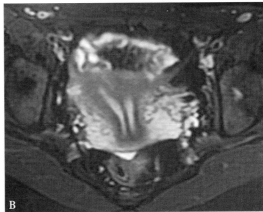
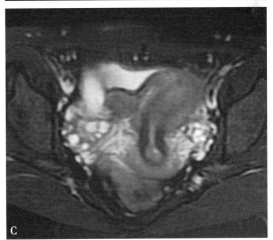

图 7-4-1　子宫先天性畸形
（该图片由浙江省妇幼保健医院放射科王进华、熊浪提供）
A. 双角子宫：女,20 岁,横轴位 T₂WI,可见宫底内凹,子宫被分为左、右对称的两个子宫体。两个宫体共用一个子宫颈,宫颈内可见双颈管影;B. 完全纵隔子宫：女,31 岁,完全纵隔子宫;C. 单角子宫合并残角子宫：左侧见单角子宫与宫颈相通,右侧见残角子宫

【诊断要点】
①单角子宫：子宫呈香蕉形;②鞍形子宫：宫腔呈心形;③纵隔子宫：宫底外缘光滑或凹陷 <1cm;④双角子宫：宫底外缘有明显切迹,2 个宫体共用 1 个宫颈;⑤双子宫：有两个完全分开的宫底和宫颈。

【鉴别诊断】
MRI 检查能全面观察子宫外形和内部结构形态,以 T₂WI 压脂冠状位显示最佳,根据表现特征,通常不难做出诊断。

第五节　炎　性　疾　病

图 7-5-1 为子宫及输卵管结核病例。

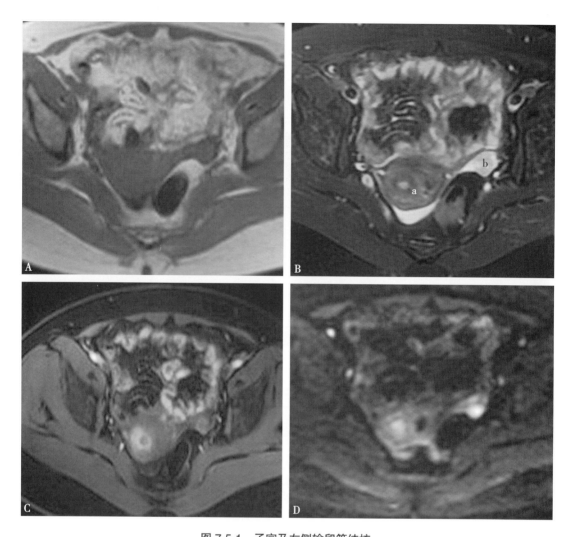

图 7-5-1 子宫及左侧输卵管结核

（该图片由浙江省妇幼保健医院放射科王进华、熊浪提供）

女,57 岁,发现子宫异常 3 个月。A~D. MRI 检查见子宫(a)左侧壁肌壁间见一小平滑肌瘤;双侧输卵管增粗,左侧输卵管见结节状异常信号灶(b),T$_1$WI(图 A)呈等信号,T$_2$WI(图 B)呈高信号,增强后横断位(图 C)见结节明显强化,子宫肌层明显强化,DWI(图 D)弥散受限,呈高信号

【诊断要点】

①子宫输卵管炎分非特异性与结核性;②慢性输卵管炎:子宫输卵管炎造影表现为输卵管粗细不均,管壁软,多累及双侧;若输卵管完全梗阻,表现为梗阻近段输卵管明显扩张积水,其内造影剂呈油滴状;累及宫腔表现为宫腔狭窄、变形,可有钙化;③子宫输卵管结核:子宫输卵管造影表现为双侧输卵管狭窄、僵直、毛糙、边缘不规则、呈串珠状、粗细不均。若累及子宫,表现为子宫腔挛缩。

【鉴别诊断】

输卵管癌:好发于老年女性,常单侧,早期病灶局限,临床起病隐匿,而子宫输卵管炎和输卵管结核常有不育及感染症状。

第六节　女性生殖系统肿瘤和肿瘤样病变

一、子宫平滑肌瘤（图 7-6-1、图 7-6-2）

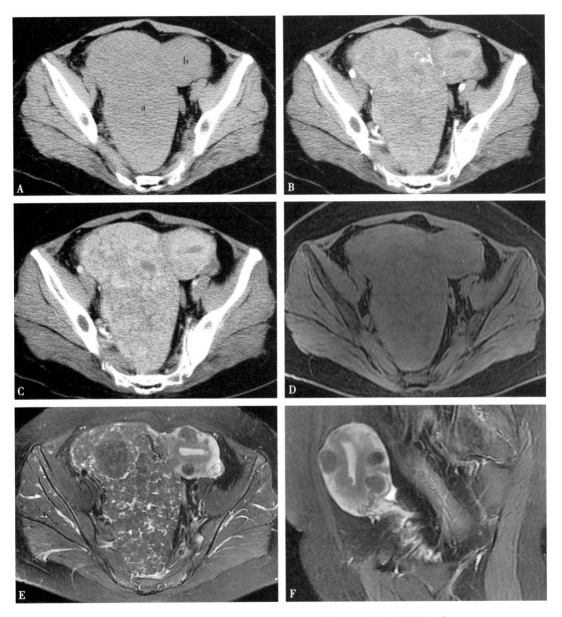

图 7-6-1　子宫阔韧带巨大肌瘤伴子宫内膜下及肌壁间多发小肌瘤

女,48 岁,盆腔触及巨大软组织肿块两个月余。A. CT 平扫示子宫右侧见一大小约 15.0cm×8.9cm 不规则形软组织肿块影(a),边界不清,密度不均,左缘与子宫(b)右侧壁关系密切;B. 增强后动脉期肿块中度不均匀强化;C. 实质期进一步强化;D. MRI 检查示 T_1WI 呈不均匀等略低信号;E. T_2WI 压脂横断位见盆腔巨大肿块以低信号为主,内见高信号分隔,子宫肌壁间见多发低信号结节;F. T_2WI 矢状位见子宫肌层及黏膜下肌瘤

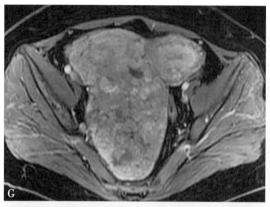
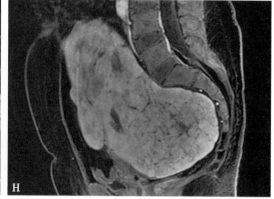
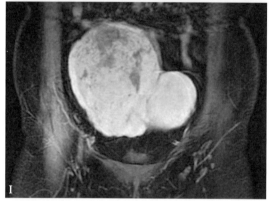

图 7-6-1(续)

G. GD-DTPA 增强后动脉期横断位见巨大肿块明显不均匀强化,子宫受压,向前、左侧推移,病变与子宫界限局部略模糊;H. 增强后矢状位见肿块边界清晰,其内信号不均;I. 增强实质期冠状位见巨大肿块进一步强化,子宫受压左移

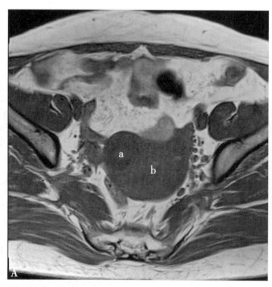
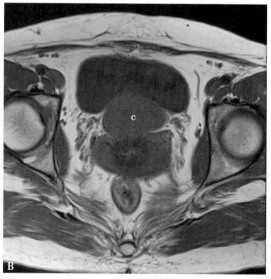

图 7-6-2 子宫浆膜下及肌壁间肌瘤

女,50 岁,月经量增多半年。A. MRI 检查示:T₁WI 横断位,子宫(b)右侧肌壁间见一类圆形低信号(a),大小约 3.2cm×2.6cm×3.1cm;B. 其下方层面,子宫膀胱间隙见大小约 5.9cm×4.4cm×4.0cm 等信号肿块(c),边界清晰,信号均匀

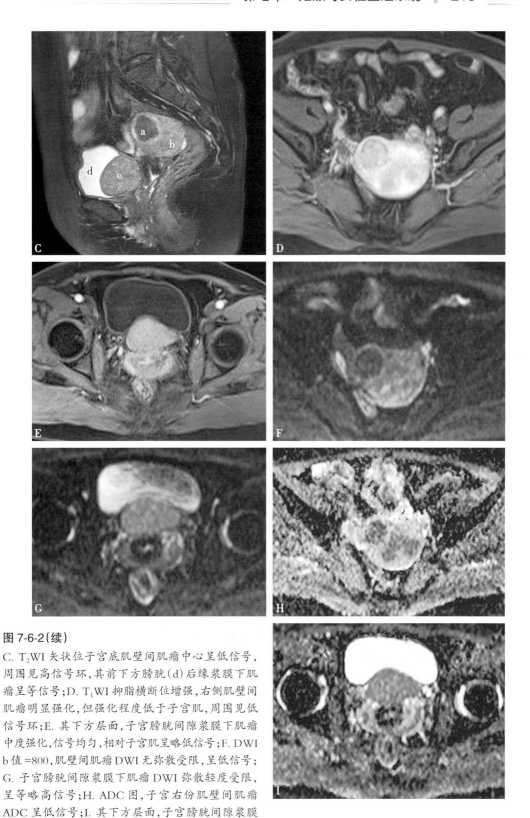

图 7-6-2（续）

C. T₂WI 矢状位子宫底肌壁间肌瘤中心呈低信号，周围见高信号环，其前下方膀胱（d）后缘浆膜下肌瘤呈等信号；D. T₁WI 抑脂横断位增强，右侧肌壁间肌瘤明显强化，但强化程度低于子宫肌，周围见低信号环；E. 其下方层面，子宫膀胱间隙浆膜下肌瘤中度强化，信号均匀，相对子宫肌呈略低信号；F. DWI b 值 =800，肌壁间肌瘤 DWI 无弥散受限，呈低信号；G. 子宫膀胱间隙浆膜下肌瘤 DWI 弥散轻度受限，呈等略高信号；H. ADC 图，子宫右份肌壁间肌瘤 ADC 呈低信号；I. 其下方层面，子宫膀胱间隙浆膜下肌瘤 ADC 呈略低信号

【诊断要点】

①子宫肌瘤好发于 30~50 岁女性；②女性生殖系统最常见良性肿瘤，分黏膜下（10%）、肌层内（60%~70%）和浆膜下（20%）；③典型特征：子宫体积增大、轮廓不规则、宫腔受压移位；子宫肌瘤多发；肿瘤边界清晰；常见钙化。肿瘤血供丰富，早期明显强化。肿瘤可出现玻璃样变、囊性变、黏液样变、脂肪变和钙化；④典型 CT 表现：平扫肿瘤密度等或略低于正常子宫肌密度，增强明显强化，但多略低于子宫肌强化；⑤典型 MRI 表现：T_1WI 呈等或略低信号；T_2WI 呈明显低信号，但是玻璃样变、囊性变、黏液样变部分呈高或略高信号，肌瘤周边见高信号环；增强后明显强化。肌瘤的信号特征与肌瘤有无变性有关，不同变性肌瘤信号不同。

【鉴别诊断】

（1）子宫腺肌症：仅发生在子宫肌层内，子宫增大，外形轮廓光整，结合带的厚度弥漫或局限性 >12mm，T_2WI 低信号结合带内见散在芝麻点状高信号或子宫肌层内见分界不清的低信号肿块。

（2）子宫内膜息肉：多位于宫底与两角，多呈息肉状突向宫腔，与黏膜下子宫肌瘤难以鉴别，T_2WI 多呈低于内膜信号的中等信号，增强后明显均匀强化。

（3）子宫内膜癌：多为老年女性，临床表现为月经不规则或绝经后阴道不规则出血，增强后强化不如子宫肌瘤明显，弥漫性或ⅠB 以上期子宫内膜癌增强后内膜下结合带中断，若癌灶侵犯宫旁或有远处转移，则可明确诊断。

（4）子宫平滑肌肉瘤：T_1WI 呈明显高信号，T_2WI 呈等信号，肿瘤血供丰富，肿瘤内也可见肿瘤血管，而子宫肌瘤血管多在边缘。

二、子宫内膜癌（图 7-6-3）

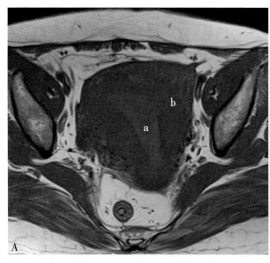
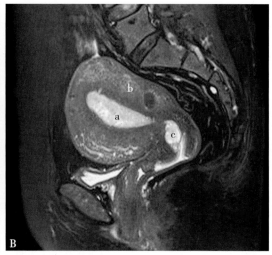

图 7-6-3 子宫内膜癌侵犯宫颈（Ⅱ期）

女，54 岁，绝经 4 年，最近半年阴道不规则出血。A. MRI 检查，T_1WI 横断位示：子宫内膜增厚，宫腔见片状高信号（a）；B. T_2WI 压脂矢状位示：子宫内膜增厚，宫颈亦见片状高信号，为肿瘤侵犯宫颈间质表现（c）；b 为正常子宫肌层

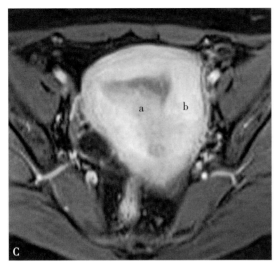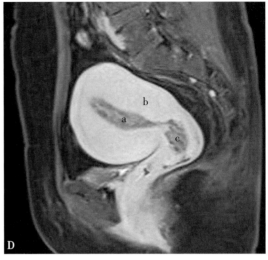

图 7-6-3(续)

C. T₁WI 横断位 Gd-DTPA 增强后 180 秒扫描示：子宫右后内膜下结合带中断，并见不规则异常强化结节突入宫腔(a)为肿瘤组织，其强化程度低于子宫肌(b)；D. 增强后矢状位见宫颈基质中断，边缘毛糙，肿瘤(c)相对肌层呈低信号

【诊断要点】

①好发于 55~65 岁老年女性，临床主要表现为月经不规则或绝经后阴道不规则出血；②子宫内膜增厚(生育期妇女正常子宫内膜厚度≤13mm，绝经后妇女正常子宫内膜厚度≤8mm)；③大部分肿瘤在 T₁WI 表现为等略低信号，不易发现，T₂WI 肿瘤相对肌层呈略高信号。分弥漫型和局限型；④Ⅰ期：T₂WI 内膜下结合带完整或动态增强后内膜下强化带完整或肌层内表面光滑锐利，为无肌层浸润 ⅠA 期；T₂WI 内膜下结合带中断或动态增强内膜下强化带中断或肌层内表面不规则，为肌层受侵犯。肿瘤外缘到子宫浆膜面的最小距离除以其他部位正常子宫肌层的厚度 >1/2，为浅肌层浸润 ⅠB 期；<1/2，为深肌层浸润 ⅠC 期；⑤Ⅱ期：肿瘤侵犯宫颈；⑥Ⅲ期：肿瘤侵犯到宫外，但限于真盆腔；⑦Ⅳ期：肿瘤侵犯膀胱、肠管或发生远隔转移；⑧动态增强：子宫内膜癌呈轻度、渐进性强化，但相对内膜及肌层呈低信号，注入对比剂后 120~180 秒，为观察肿瘤最佳期。

【鉴别诊断】

(1) 子宫腺肌症：病灶位于子宫肌层，子宫增大，轮廓光整，结合带的厚度 >12mm，病灶边界不清，T₂WI 低信号病灶内见散在点状高信号。

(2) 子宫内膜息肉：多位于宫底与两角，多呈息肉状突向宫腔，增强明显强化，结合带完整。子宫内膜息肉与局限性 ⅠA 期子宫内膜癌需靠病理鉴别，与 ⅠB 及以上期子宫内膜癌鉴别主要看结合带及内膜下强化带是否完整。

(3) 子宫黏膜下肌瘤：子宫体积增大、轮廓不规则、宫腔受压移位；子宫肌瘤常多发；肿瘤边界清晰；常见钙化，T₂WI 常呈低信号；增强早期明显强化。

(4) 老年性子宫内膜炎：临床常表现为阴道排液增多，浆液性、脓性或脓血性；扩张宫颈管后可见脓液流出，诊刮见炎性细胞，无癌细胞；子宫大小正常或增大变软。

（5）宫颈管癌、子宫肉瘤：临床均表现为阴道不规则出血及排液增多；宫颈管扩大，见不规则软组织肿块，T_2WI 易观察肿瘤范围及周围组织侵犯情况；分段诊刮及宫颈活检可鉴别。

三、子宫颈癌（图 7-6-4）

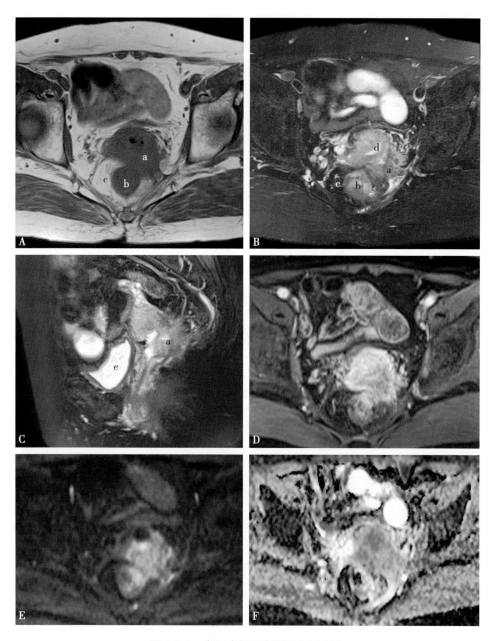

图 7-6-4 宫颈癌侵犯直肠及左侧盆壁

女，71 岁，阴道出血 2 个月余。A. MRI 检查：示宫颈增大，T_1WI 横断位直肠子宫周围脂肪间隙消失；B、C. T_2WI 压脂横断位（图 B）、矢状位（图 C）见子宫直肠周围脂肪间隙消失，见不规则片状略高信号肿块(a)，边界不清，向左后延伸，局部与直肠壁及左侧盆壁分界不清；D. T_1WI 增强后横断位见肿块中度不均匀强化，较子宫肌层强化弱，呈相对低信号，中心见更低信号；E. DWI b=800 见肿块弥散受限，呈高信号；F. ADC 值降低，呈低信号。a 为宫颈肿瘤；b 为直肠；c 为直肠周围脂肪间隙；d 为子宫颈；e 为膀胱

【诊断要点】

①好发于 35~55 岁中老年女性;②主要临床症状:接触性出血,不规则阴道出血和白带增多;③典型特征:宫颈增大,直径 >3.5cm,形态不规则,T$_2$WI 呈高信号,大部分宫颈癌 DWI 呈高信号,ADC 值低于正常宫颈。动态增强呈速升缓降型,肿瘤强化程度低于残存的宫颈组织;④MRI 不能识别原位癌和微小癌,诊断主要靠临床检查及基液细胞学检查;⑤Ⅰ期:宫颈管扩大,T$_2$WI 低信号,宫颈纤维基质环完整;⑥Ⅱ期:低信号基质环中断,异常信号超出宫颈累及阴道上端、穹隆,但未侵犯盆壁或阴道上 1/3;⑦Ⅲ期:阴道壁不规则增厚,边缘模糊病灶侵犯盆壁或阴道下 1/3;⑧Ⅳ期:肿瘤超出盆腔或侵犯膀胱直肠;⑨盆腔淋巴结 >1.5cm,腹主动脉旁淋巴结 >1cm,提示淋巴结转移。若淋巴结边缘毛糙,密度不均,中心呈更低密度,则考虑转移性淋巴结。

【鉴别诊断】

(1) 子宫内膜癌宫颈浸润:病变主要导致内膜和子宫颈上皮的肥厚,肌层浸润很少波及与其相连的子宫颈间质,强化程度相对较低。

(2) 子宫颈息肉:临床主要表现为月经期出血量增多或接触性出血;表面光滑,强化明显,早期乳头状宫颈癌与之难以鉴别,需活检。

(3) 子宫颈外翻:外翻的黏膜过度增生,表面凹凸不平,边缘整齐,外翻的宫颈黏膜柔软,易出血,阴道脱落细胞或活检无肿瘤细胞。

四、子宫腺肌症 (图 7-6-5)

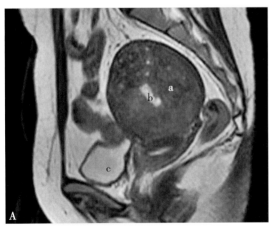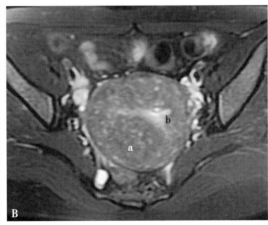

图 7-6-5　弥漫性子宫腺肌症

(该图片由浙江省妇幼保健医院放射科王进华、熊浪提供)

女,48 岁,月经量明显增多三个月余。A. MRI 检查:T$_2$WI 矢状位见子宫增大,子宫肌层明显增厚,内见散在芝麻点状高信号(a),未见明显成形肿块。宫腔见少量积液(b),膀胱(c)部分充盈;B. T$_2$WI 压脂横断位见子宫肌层内高信号影仍呈高信号,子宫浆膜面光整

【诊断要点】

①多见于绝经前妇女,尤其是经产妇;②临床主要表现为痛经、月经过多及异常子宫出血;③典型表现:病灶仅位于子宫肌层,子宫增大,轮廓光整,结合带的厚度 >12mm(局限性

或弥漫性),病灶边界不清,T_1WI、T_2WI低信号病灶内见散在点状高信号。增强呈不均匀强化,无钙化及变性。

【鉴别诊断】

(1) 子宫肌瘤:肌瘤可发生于黏膜下、肌层内和浆膜下。子宫体积增大、轮廓不规则,多呈局限性隆起、宫腔受压移位;肿瘤边界清晰;常见钙化。未变性的肌瘤 T_2WI 呈明显低信号,若发生变性则呈高或略高信号,肌瘤周边见高或低信号环;增强后有不同程度强化。

(2) 子宫内膜癌:多为老年女性,临床表现为月经不规则或绝经后阴道不规则出血,弥漫性或 I B 以上期子宫内膜癌增强后内膜下强化带中断,若癌灶侵犯宫旁或有远处转移,则可资诊断。

五、宫颈囊肿(图 7-6-6)

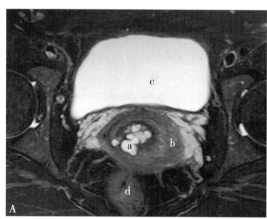 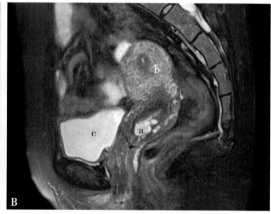

图 7-6-6 宫颈多发囊肿

女,40 岁,B 超常规体检发现宫颈多发囊肿,无明显自觉症状。A、B. MRI 检查,T_2WI 压脂横断位(图 A)、矢状位(图 B)见宫颈多发小类圆形高信号结节(a),宫颈基质完整,肌层(b)未见明显异常信号,膀胱(c)、直肠(d)未见明显异常

【诊断要点】

宫颈囊肿为宫颈最常见良性病变,常无自觉症状,多为体检偶然发现。MRI 各序列表现为囊性液性信号结节,边界清晰,增强后无强化。

【鉴别诊断】

MRI 表现典型,诊断明确。

六、卵巢子宫内膜异位症(巧克力囊肿,图 7-6-7)

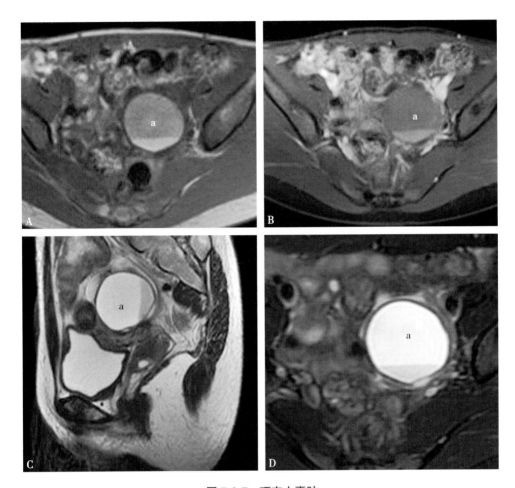

图 7-6-7　巧克力囊肿
(该图片由浙江省妇幼保健医院放射科王进华、熊浪提供)

女,35 岁,左下腹部触及一肿块,质软,无压痛。A. MRI 检查,左下腹盆腔肿块(a),T$_1$WI 横断位呈高信号,边界清晰,其内见液液平,且下部分信号较上部分高;B. T$_1$WI 横断位压脂肿块仍呈高信号;C. T$_2$WI 矢状位肿块呈高信号,肿块与子宫分界清晰,内见分层;D. T$_2$WI 压脂横断位见肿块上部分较下部分信号高

【诊断要点】

①多见于 30~45 岁妇女;②临床症状与月经周期性有关;③附件区囊实性肿块随月经周期发生变化;肿块多双侧分布,内见分隔,囊壁厚薄不均,囊腔内见新旧不一出血密度及信号灶,如有新鲜出血可见液平。卵巢周围广泛粘连是卵巢子宫内膜异位症的特征性影像表现。

【鉴别诊断】

(1) 卵巢功能性囊肿:边界清晰锐利圆形、椭圆形薄壁囊肿,囊腔密度均匀,呈水样信号/密度,周围无粘连。

(2) 卵巢囊腺瘤:病灶常较大,黏液性囊腺瘤壁较厚,常为多房性,T$_1$WI 呈低信号,T$_2$WI 呈高信号。增强后实性部分明显渐进性强化,囊性部分不强化。

七、卵巢囊肿(图7-6-8)

卵巢囊肿分为单纯性囊肿和功能性囊肿(包括滤泡囊肿、黄体囊肿、黄素囊肿、多囊卵巢综合征)。

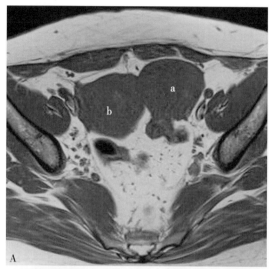

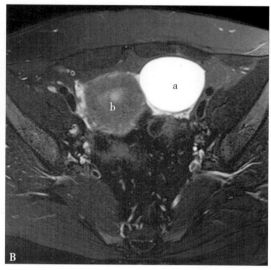

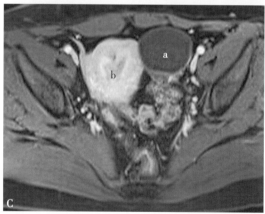

图 7-6-8　右侧卵巢单纯性囊肿
女,35 岁,体检发现左侧附件占位。A. T₁WI 横断位子宫左缘见一大小约 3.0cm×3.0cm 低信号肿块(a),边界清晰,其内信号均匀,右缘与子宫(b)分界清晰;B. T₂WI 压脂横断位肿块呈水样高信号,其内信号均匀,边界清晰;C. T₁WI Gd-DTPA 增强后延迟期囊壁见线样强化,囊腔部分无强化

【诊断要点】

①卵巢囊肿多为单侧、单囊,囊壁薄而均匀,囊内密度均匀,呈水样信号/密度,边界清晰锐利无粘连,呈圆形、椭圆形。单纯性囊肿常无症状,功能性囊肿可有月经异常;②多囊卵巢综合征:双侧卵巢增大,T₂WI 卵巢被膜下多发类圆形高信号小囊。临床表现为不孕或多毛。

【鉴别诊断】

(1) 卵巢囊腺瘤:病灶常较大,浆液性囊腺瘤壁菲薄,囊内可有或无分隔,黏液性囊腺瘤壁略厚,常为多房性,囊性部分呈水样信号/密度。增强后分隔或实性部分渐进性强化,囊性部分不强化。

（2）巧克力囊肿：附件区与月经周期性有关的囊实性肿块。肿块内见分隔，囊壁厚薄不均，囊腔内如见出血密度/信号灶，并见液平则提示该病。

八、卵巢畸胎瘤（图 7-6-9、图 7-6-10）

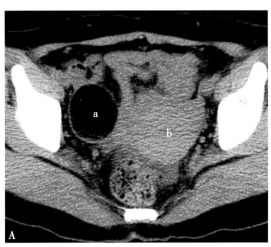
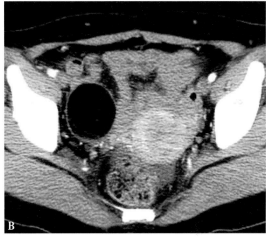

图 7-6-9 右卵巢囊性成熟性畸胎瘤

女，48岁，B超查体发现右侧附件区肿块。A. CT 平扫示子宫（b）右侧见一大小约 3.9cm×4.3cm 以脂肪密度为主的类圆形肿块（a），边界清晰，其内密度欠均，CT 值约为 −128HU，内见点状钙化；B. 增强检查肿块未见明显异常强化

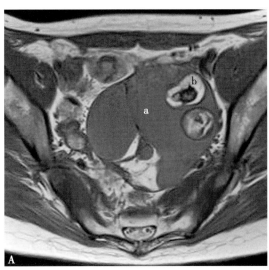
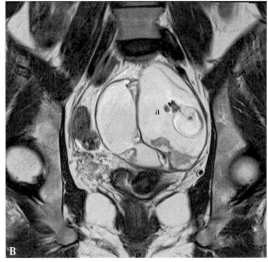

图 7-6-10 卵巢畸胎瘤

女，23岁，腹盆腔触及巨大肿块，质软，无压痛。A. MRI 检查，盆腔见巨大混杂信号肿块（a），T_1WI 横断位肿块以等信号为主，左侧见两枚高信号结节（b），边界清晰；B. T_2WI 冠状位肿块以高信号为主，内见低信号及极低信号结节

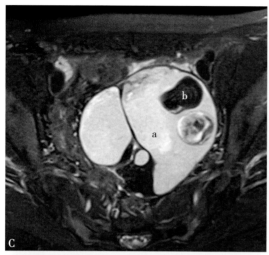

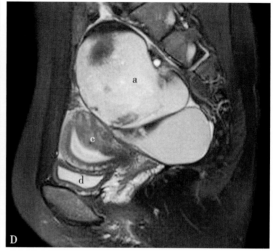

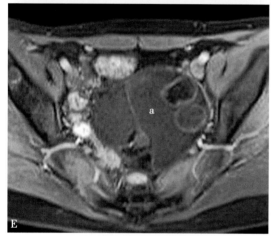

图 7-6-10（续）

C、D. T$_2$WI 压脂横断位（图 C）、矢状位（图 D）见肿块以高信号为主，肿块内 T$_1$WI 高信号结节（b）呈低信号，肿块内见低信号细线状分隔。子宫（c）、膀胱（d）受压向前下移位；E. T$_1$WI 横断位增强肿块边缘及分隔呈细线状强化，余无强化

【诊断要点】

①卵巢畸胎瘤是生殖细胞肿瘤中最常见的良性肿瘤，可见于任何年龄，以 20~30 岁多见，临床常无症状；②肿块常为单房，边界清晰。附件区见含脂肪密度/信号肿块。有时可见骨骼或牙齿密度/信号影。肿块内常见液-液平面。且随体位改变而改变。

【鉴别诊断】

（1）卵巢囊肿：边界清晰锐利圆形、椭圆形薄壁囊肿，囊腔密度均匀，呈水样信号/密度，病灶内无脂肪、牙齿及骨骼。

（2）卵巢囊腺瘤：病灶常较大，浆液性囊腺瘤，囊内可有或无分隔，黏液性囊腺瘤壁较厚，常为多房性，囊性部分呈水样信号/密度。增强后分隔或实性部分渐进性强化，囊性部分不强化。病灶内无脂肪、牙齿及骨骼。

（3）卵巢恶性肿瘤：囊实性肿块，内有较厚分隔或壁结节，增强后实性部分或壁结节明显强化。可有腹膜或大网膜种植转移，可有腹水，形成腹腔假性黏液瘤。

（4）子宫浆膜下肌瘤：子宫增大，肌瘤呈等或低密度。可见变性或钙化。典型肌瘤 T$_2$WI 呈明显低信号，无脂肪成分。

九、卵巢囊腺瘤(浆液性囊腺瘤／黏液性囊腺瘤,图 7-6-11~ 图 7-6-13)

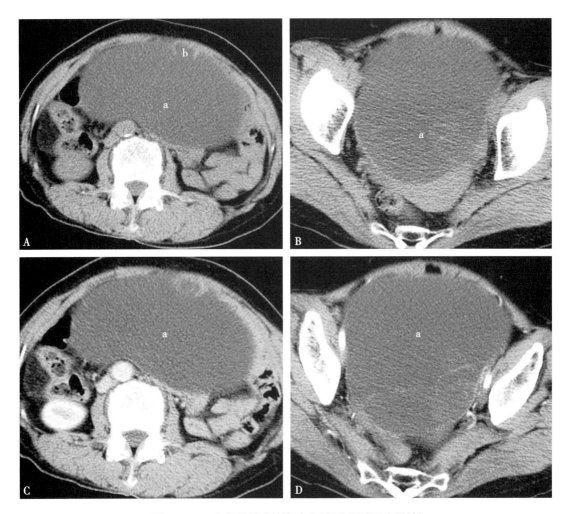

图 7-6-11　左卵巢黏液性囊腺瘤(部分区域呈交界性)

女,62 岁,腹部膨隆,腹盆腔触及巨大质软肿块。A、B. CT 平扫示腹盆腔内见巨大囊实性团块,以囊性为主(a),内见细线状分隔,前上缘见壁结节(b),CT 值约 6HU,肿块边界清楚,左右最大横径约 20cm,上达脐水平,下至膀胱,前后充满腹腔;C、D. 增强后其内见细线状强化影,少许实性部分轻中度强化

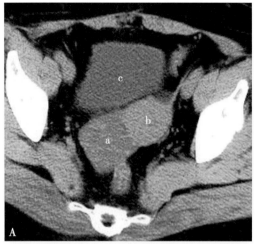
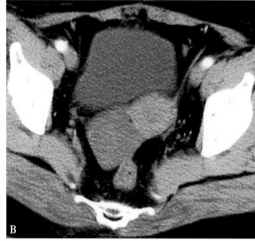
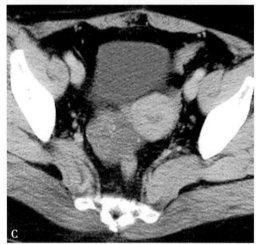

图 7-6-12 右卵巢浆液性囊腺瘤

女,66 岁,B 超发现右侧附件区见囊性包块。A. CT 检查,平扫示子宫(b)、膀胱(c)右后方见一囊实性肿块(a),边界清晰,其内密度欠均,以囊性成分为主;B. 增强后动脉期肿块轻度强化;C. 静脉期肿块进一步强化

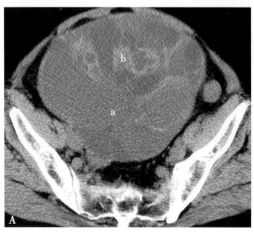
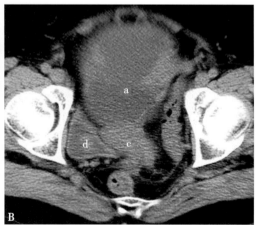

图 7-6-13 右卵巢黏液性交界性肿瘤,部分为黏液腺瘤

女,69 岁,短期腹部膨隆,腹盆腔触及巨大软组织肿块,质软。A、B. CT 检查:平扫盆腔内可见巨大囊实混合性肿块(a),以囊性成分为主,其内可见分隔(b),部分厚薄不均匀,肿块大小约 21.0cm×19.0cm×9.1cm;子宫(c)膀胱(d)受压推移,盆腔未见确切肿大淋巴结

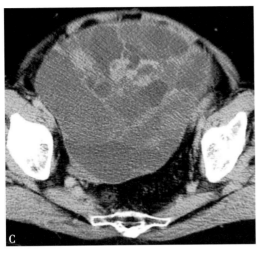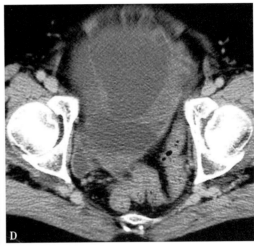

图 7-6-13(续)

C、D. 增强:肿物实质成分、囊壁及分隔可见强化,囊壁光滑,囊性成分未见强化

【诊断要点】

① 盆腔或腹盆腔巨大囊实性肿块,以囊性为主,肿块边界清晰,多呈圆形或卵圆形,囊壁及间隔均较薄且规则,厚度多 <3mm;② 浆液性囊腺瘤:大多为单房,单侧性多见,囊壁薄而均匀,边界清晰,囊内呈水样密度/信号。少部分囊壁厚、腔内有乳头状突起,则提示有潜在恶性可能,30%~50% 浆液性囊腺瘤可恶变为囊腺癌;③ 黏液性囊腺瘤:多房,内见分隔及壁结节,囊内成分不同密度/信号略不同,T_1WI 呈等高信号,T_2WI 呈高信号。增强后分隔及壁结节强化,恶变率低;④ 生育期女性,腹盆腔巨大单囊或多房以囊性为主肿块,边界清晰,下缘与子宫关系密切,子宫浆膜完整,则考虑卵巢来源囊腺瘤可能大。

【鉴别诊断】

(1) 卵巢囊肿:边界清晰锐利圆形、椭圆形薄壁囊肿,囊腔密度均匀,呈水样信号/密度,

(2) 囊性畸胎瘤:含脂肪、钙化、牙齿和骨骼密度/信号肿块。肿块内有时可见液-液平面,且随体位改变而改变。

(3) 卵巢囊腺癌:腹盆腔巨大囊实性肿块,内有较厚分隔或壁结节,增强后实性部分或壁结节明显强化。可有腹膜或大网膜种植转移,可有腹水,形成假性黏液瘤。如无转移征象,肿块实性成分不多,与囊腺瘤较难鉴别。明确诊断需靠病理。

十、卵巢囊腺癌(浆液性囊腺癌／黏液性囊腺癌,图 7-6-14)

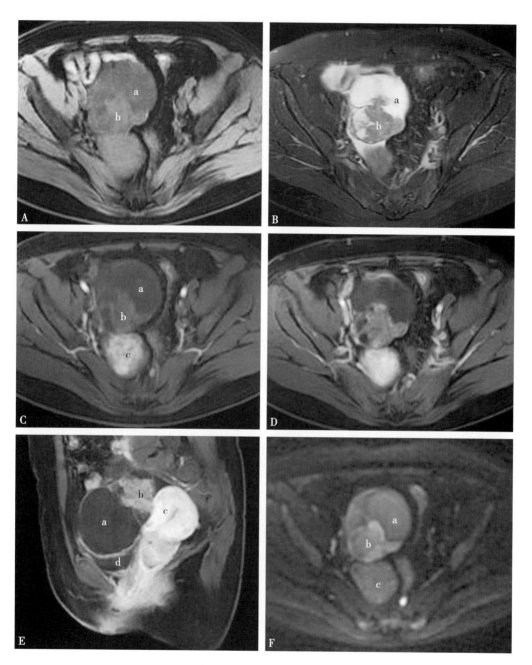

图 7-6-14 卵巢囊腺癌

(该图片由浙江省妇幼保健医院放射科王进华、熊浪提供)

女,55岁,盆腔触及肿块。A. MRI检查,LAVA-flex横断位盆腔见一大小约 4.5cm×4.0cm 囊实性肿块,肿块囊性部分(a)呈低信号,实性成分(b)呈等信号;B. T₂WI 压脂肿瘤囊性部分呈明显高信号,实性成分呈等信号;C. 增强后动脉期横断位肿块囊性部分无强化,实性成分轻度强化;D. 静脉期横断位肿块实性成分进一步强化;E. 矢状位见肿块位于子宫(c)前方,膀胱(d)上方。肿块与子宫、膀胱分界清晰;F. DWI肿块实性成分弥散明显受限呈高信号,囊性部分轻度受限,呈等信号

【诊断要点】

①中老年妇女,盆腔或腹盆腔巨大囊实性肿块,囊壁不规则增厚,并见明显实性结节,增强后囊壁和壁结节明显渐进性强化;②实验室检查 CA125 和 CEA 明显升高;③肿块边界不清,膀胱壁、肠壁增厚,腹盆腔积液,提示肿瘤转移。若肝周呈"扇贝"样改变,提示腹腔假性黏液瘤形成。MRS 肿瘤 Cho 代谢浓度升高。

【鉴别诊断】

(1) 卵巢囊腺瘤:盆腔或腹盆腔巨大囊实性肿块,以囊性为主,肿块边界清晰,多呈圆形或卵圆形,囊壁及间隔均较薄且规则,厚度多 <3mm。无转移征象。

(2) 非成熟性畸胎瘤:多为 10~20 岁年轻人,绝经后少见。

(3) 巧克力囊肿:与月经周期性有关的囊实性肿块。肿块内见分隔,囊壁厚薄不均,囊腔内如见出血密度 / 信号灶,并见液平则可资鉴别。

(4) 巨大子宫浆膜下肌瘤:巨大子宫浆膜下肌瘤合并坏死囊变,亦表现为腹盆腔巨大囊实性肿块,肿块与子宫间有蒂相连,正常卵巢可见,T_1WI、T_2WI 均呈等或略低信号。

(5) 输卵管肿物或肿瘤:亦表现为宫旁囊实性肿块,影像表现无特异性,鉴别需靠病理及临床病史。

(6) 盆腔炎性包块:临床常有人工流产、上环、取环、产后感染史。有发热,下腹痛。双合诊触痛明显,抗炎治疗肿块减小。有助于鉴别。

十一、库肯勃(Krukenberg)瘤(图 7-6-15)

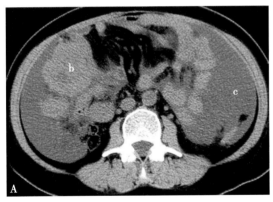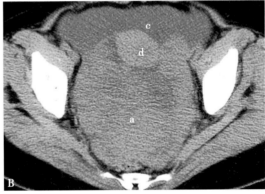

图 7-6-15　卵巢转移瘤(肠道肿瘤转移至卵巢)

女,57 岁,腹痛,尿频,盆腔触及巨大软组织肿块。A、B. 腹盆腔 CT 平扫,右下腹部肠管管壁增厚(b),腹盆腔积液(c),肠管纠集,其下方骨盆层面,子宫后方见巨大混杂密度软组织肿块(a),子宫(d)受压前移

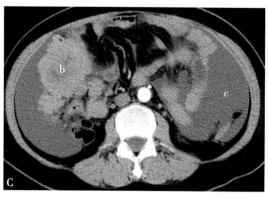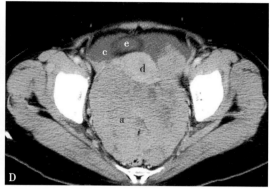

图 7-6-15(续)

C、D. 增强后右下腹增厚肠管管壁中度强化,内见低密度管腔,盆腔肿块中度不均匀强化,强化程度较子宫弱,呈相对低密度,子宫前方见受压推移的膀胱(e)及其周围盆腔积液(c)

【诊断要点】

①单侧或双侧卵巢肿块,肿块边界欠清,常合并腹盆腔积液;②胃肠道或乳腺检查常发现原发灶;③中老年妇女,双侧卵巢不规则软组织肿块伴腹盆腔积液,应考虑卵巢转移瘤可能,需进一步检查乳腺及胃肠道。

【鉴别诊断】

卵巢原发性恶性肿瘤:多发生于围绝经期妇女,单侧或双侧卵巢肿块,肿块边界欠清,形态不规则,可有腹水及转移征象,CT 表现为盆腔肿块,边缘不规则,密度不均匀,囊壁厚薄不均,可见结节,强化明显。T_1WI 呈等低信号,T_2WI 呈略高信号,增强后实性成分明显强化。卵巢转移瘤若未发现原发灶,则与卵巢原发性恶性肿瘤难鉴别。

(邓雪英　刘　敏)

参 考 文 献

1. 郭启勇. 实用放射学. 第 3 版. 北京:人民卫生出版社,2007
2. 白人驹,张雪林. 医学影像诊断学. 第 3 版. 北京:人民卫生出版社,2010
3. 周康荣,严福华,曾蒙苏. 腹部 CT 诊断学. 上海:复旦大学出版社,2011
4. 白人驹,徐克. 医学影像学. 第 7 版. 北京:人民卫生出版社,2013
5. 王霄英,蒋学祥. 中华影像医学:泌尿生殖系统卷. 第 2 版. 北京:人民卫生出版社,2012
6. 周康荣,陈祖望. 体部磁共振成像. 上海:上海医科大学出版社,2000

第八章

肾 上 腺

第一节　正常影像学表现与变异

　　肾上腺为腹膜后器官,位于第 11~12 胸椎水平肾筋膜囊即 Gerota 筋膜囊内,由于周围有丰富的脂肪组织,因而无论 CT 或 MRI 均可清楚的显示肾上腺。

一、正常肾上腺的 CT 表现(图 8-1-1)

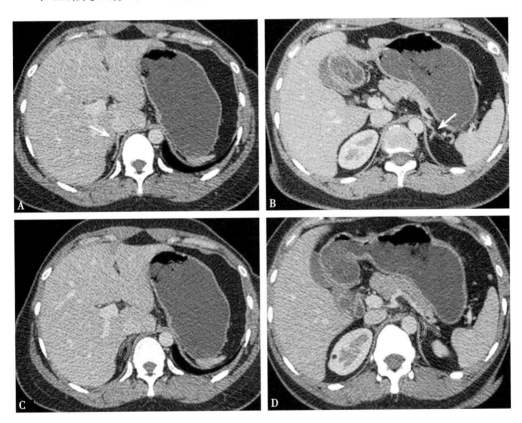

图 8-1-1　正常肾上腺 CT 表现

右侧肾上腺常呈倒 V 形或倒 Y 形,左侧肾上腺多呈倒 V 形或倒 Y 形,也可为三角形等。A、B. 肾上腺呈软组织密度,类似肾脏密度,肾上腺边缘通常平直或轻度内凹,表面总是光滑,并无外突结节(箭头);C、D. 正常肾上腺厚度≤10mm 或面积≤150mm², 否则应考虑肾上腺增大

二、正常肾上腺的 MRI 检查(图 8-1-2)

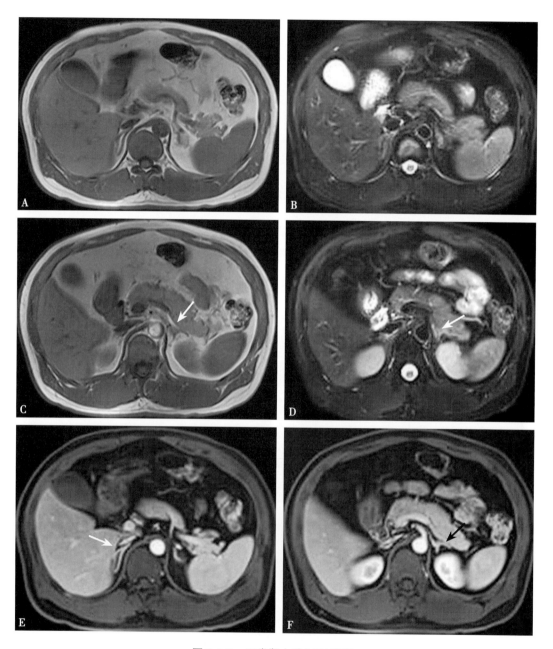

图 8-1-2 正常肾上腺 MRI 表现

A、B. 右侧肾上腺常呈倒 Y 形,T1WI 呈等信号影,T_2WI 呈稍高信号影;C、D. 左侧肾上腺呈倒 V 形,T_1WI 呈等信号影,T_2WI 呈稍高信号影(箭头);E、F. 增强后肾上腺呈均匀一致强化,边缘光滑(箭头)

第二节 读片方法及分析诊断思路

首先充分了解临床资料是得出正确诊断的前提,不同疾病有它的好发年龄,而且不同性别,好发病变也不同。更重要的还有患者的症状、体征以及实验室检查。实验室检查对于肾上腺疾病来说显得尤为重要。

了解不同的成像技术的特点是正确诊断的基础,如 CT 检查对于骨质改变显示清楚。而 MRI 对软组织分辨力较高。对于肾上腺疾病基于化学位移技术的正反相位以及磁共振波谱技术对于诊断及鉴别诊断起着至关重要的作用。

对于影像的观察应遵循一定的顺序,建立个性化读片顺序。按照严格的读片顺序会大大降低漏诊的机会。一般应该快速观察,得到一个总体印象;然后分部位顺序观察、左右对比、对于微小病变的发现至关重要。当然了解曾经做过的检查也是不容忽视的,有时通过观察病变的演变过程,更有利于正确的诊断。

肾上腺疾病的影像学诊断是基于形态和轮廓、大小、CT 值及强化方式的异常改变,即熟悉正常、辨认异常、分析归纳、综合诊断,熟悉这些特点、特别是熟记特征性表现会大大提高诊断效率。

1. 形态和轮廓 丰满肥大的三角形、V 形、Y 形考虑肾上腺增生可能;圆形、椭圆形,考虑为腺瘤、囊肿、嗜铬细胞瘤、淋巴瘤可能;分叶状时考虑皮质腺癌、转移性癌可能;出现"见缝就钻"征象考虑神经节细胞瘤可能。

2. 病灶大小 醛固酮增多症腺瘤一般小(直径多小于 1cm);皮质醇增多症腺瘤一般中等大小(直径 2~3cm);嗜铬细胞瘤、转移瘤、淋巴瘤瘤体大(直径 3~5cm);皮质腺癌瘤体最大(直径 6~10cm)。

3. CT 值 CT 值 <-20HU 考虑髓样脂肪瘤、脂肪瘤可能;-10HU<CT 值 <5HU 考虑腺瘤可能;5HU<CT 值 <20HU 考虑囊肿、神经节细胞瘤可能;CT 值 >20HU 考虑皮质腺癌、嗜铬细胞瘤、淋巴瘤、转移瘤等。

4. 强化方式 无强化考虑脂肪瘤、囊肿可能;轻度强化考虑腺瘤、神经节细胞瘤可能;中度强化考虑转移瘤、淋巴瘤、皮质腺癌;高度强化考虑嗜铬细胞瘤("花斑脾"强化)可能。

通过上述几个征象的综合分析、逐步排除,能够理清诊断思路,特别是抓住特征性的影像征象,如"见缝就钻"、CT 的阈值、"花斑脾"强化等,再结合相关的实验室检查,能够对肾上腺疾病的诊断起到事半功倍的效果。

第三节 库欣综合征

库欣综合征(Cushing syndrome)依病因分为 3 类:垂体性(也称 Cushing 病)、异位性及肾上腺性 Cushing 综合征。垂体性 Cushing 综合征主要表现为肾上腺增生和(或)腺瘤;异位性 Cushing 综合征主要表现为双侧肾上腺皮质增生。肾上腺性 Cushing 综合征主要表现为肾上腺皮质腺瘤(Cushing 腺瘤)或皮质腺癌。前两者均属于 ACTH 依赖型 Cushing 综合征,占 70%~85%。肾上腺性 Cushing 综合征属于非 ACTH 依赖型 Cushing 综合征,占 15%~30%,影像区别之处在于肾上腺性 Cushing 综合征往往造成非病变区的肾上腺萎缩。

一、肾上腺增生(图 8-3-1)

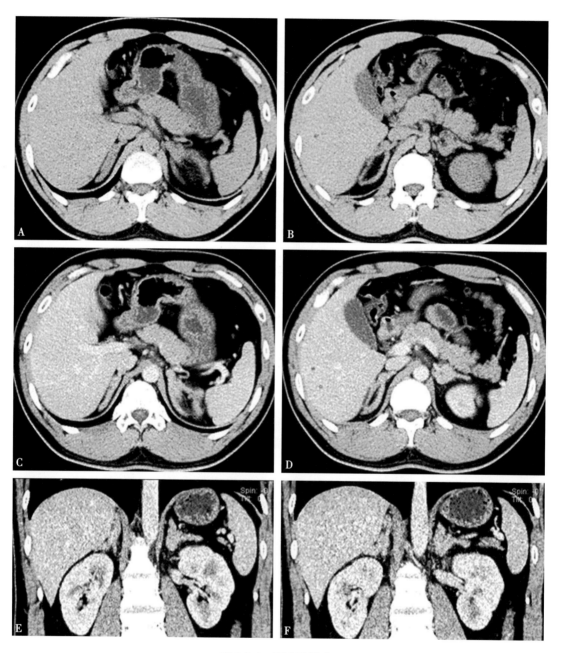

图 8-3-1 肾上腺增生

男,29 岁,发现性激素异常两个月余。A、B. 两侧肾上腺弥漫性增生改变,两侧肾上腺内外侧支仍显示,但厚度及面积明显大于 10mm 及 150mm²,左侧肾上腺局部见结节样突出,其内测得脂肪密度影;C、D. 增强后两侧肾上腺强化均匀,左侧肾上腺结节样突出强化较均匀;E、F. 冠状位显示两侧肾上腺明显增粗,但正常形态往往显示,边界较光滑

【诊断要点】

①Cushing综合征中,肾上腺增生最常见,为双侧性占70%~85%;②双侧肾上腺弥漫性增大,正常形态仍保持,侧支厚度大于10mm或面积大于150mm^2(肾上腺弥漫性增生);③伴随肾上腺增大的同时,还伴有结节样增生,边界清晰(肾上腺结节样增生);④具有Cushing综合征的临床表现:向心性肥胖、"满月脸"、毛发多、高血压、乏力等。实验室相关指标及大小剂量地塞米松抑制实验阳性。

【鉴别诊断】

(1) 转移瘤:高度恶性肿瘤,往往表现为类圆形占位性病变,正常的肾上腺形态消失,往往伴有出血、坏死、囊变,一般具有原发肿瘤病史或其他脏器的转移。

(2) 淋巴瘤:发生率低,正常的肾上腺形态消失,密度一般较均匀,其内脂肪密度少见,增强后轻中度强化。

二、Cushing 腺瘤（图 8-3-2）

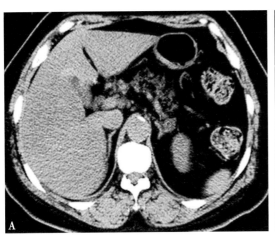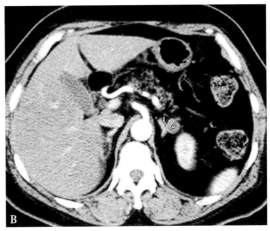

图 8-3-2 Cushing 腺瘤

女,45岁,发现高血压2年。A. 左侧肾上腺外侧支低密度结节灶,边界清,平扫CT值约6HU,右肝见不均匀密度减低(脂肪浸润);B. 增强后肿块不均匀强化,增强后CT值约37HU,周围廓清迅速,肝脏强化不均匀

【诊断要点】

①通常表现为肾上腺孤立性肿块,与肾上腺内外侧支相连,肿块同侧或对侧肾上腺因为反馈性ACTH水平减低而发生萎缩性改变,表现为肾上腺变细,变小;②几乎所有的患者均合并肝脏脂肪性浸润,显示为肝脏密度减低;③MRI的GRE正反相位像上,显示肿块信号与正相位相比明显减低;④肿块平扫密度一般在-10~5HU,增强后肿块轻中度强化,迅速廓清;⑤具有Cushing综合征的临床表现及实验室检查阳性。

【鉴别诊断】

(1) Conn腺瘤、无功能腺瘤:肿块影像表现基本类似,较难鉴别。Cushing腺瘤往往会引起同侧或对侧肾上腺变细,变小。结合临床表现及实验室检查以予鉴别。

(2) 皮质腺癌:往往较大,直径约10cm,增强后不均匀强化,其内可见点状钙化或瘤体内瘢痕状坏死。

（3）转移瘤：往往双侧发病，正常肾上腺形态消失，常伴有出血坏死囊变，一般具有原发肿瘤病史。

三、肾上腺皮质腺癌（图 8-3-3）

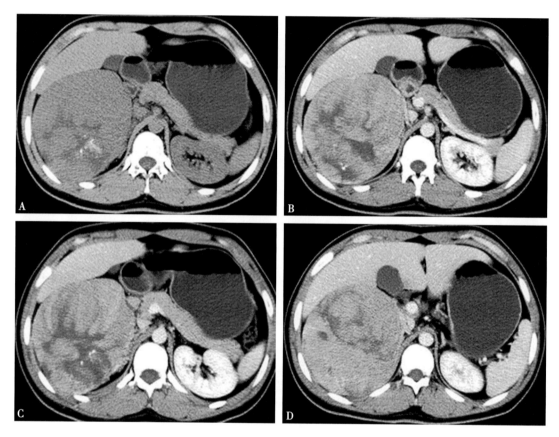

图 8-3-3　肾上腺皮质腺癌

女，40 岁，发现男性化半年。A. 右侧肾上腺区巨大肿块，边界清，直径约 9.5cm，肿块其内密度不均匀，局部见点条状钙化灶及坏死；B~D. 增强后肿块明显强化，其内坏死区域无强化，呈瘢痕样坏死改变，周围脏器受压推移。左侧肾上腺形态萎缩变细变小

【诊断要点】

①好发于 1 岁以内和 40~50 岁，50% 具有内分泌功能，肿块单侧发病，呈圆形、不规则、分叶改变；②肿块往往较大，一般直径约 10cm，其内可见点状钙化及瘢痕样坏死；③产生 Cushing 症状的皮质癌可引起对侧肾上腺萎缩。可伴有肺、肝脏等其他脏器的转移。

【鉴别诊断】

（1）成神经细胞瘤：往往在 3 岁以下，病灶多表现为形态不规则，分叶状。85% 病灶内可见钙化灶，瘢痕样坏死较少见。

（2）非功能性腺瘤：相对较小，直径约 5cm，平扫 CT 值 <10HU，且早期强化及廓清快，MRI 正反相位信号有明显差异。

（3）神经节细胞瘤：一般近似水样密度影，有"见缝就钻"的征象，增强后强化不明显。

第四节　原发醛固酮增多症

原发醛固酮增多症由于肾上腺皮质病变所致，其中 65%~95% 表现为肾上腺腺瘤，5%~35% 表现为肾上腺球状带增生。皮质增生仅占少数。影像学表现往往显示正常，少数显示为弥漫性增大。在鉴别诊断中往往依赖于临床症状和实验室检查。

一、原发醛固酮增多症腺瘤（Conn 腺瘤，图 8-4-1）

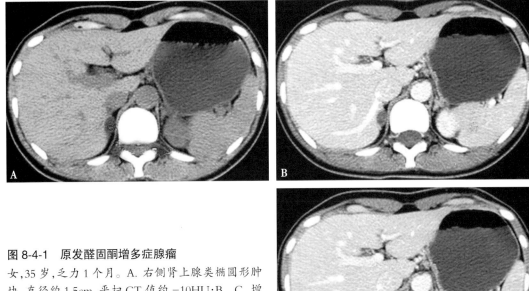

图 8-4-1　原发醛固酮增多症腺瘤
女，35 岁，乏力 1 个月。A. 右侧肾上腺类椭圆形肿块，直径约 1.5cm，平扫 CT 值约 −10HU；B、C. 增强后肿块轻度强化，CT 值约 34HU，边界清

【诊断要点】
①一般瘤体较小，直径多 1~2cm，很少超过 3cm，边界清晰；②肿块富含脂质，密度均一，近似水样密度影；③增强后轻度强化，MRI 反相位信号明显减低。

【鉴别诊断】
（1）Cushing 腺瘤：肿块同侧肾上腺及对侧肾上腺出现萎缩征象，具有 Cushing 的临床症状。

（2）无功能腺瘤：往往较大，直径约 5cm，肿块无内分泌功能，一般无临床症状。

（3）肾上腺囊肿：呈均匀一致的水样密度影，增强后未见明显强化。

第五节　嗜铬细胞瘤和肾上腺成神经细胞瘤

一、嗜铬细胞瘤（图 8-5-1）

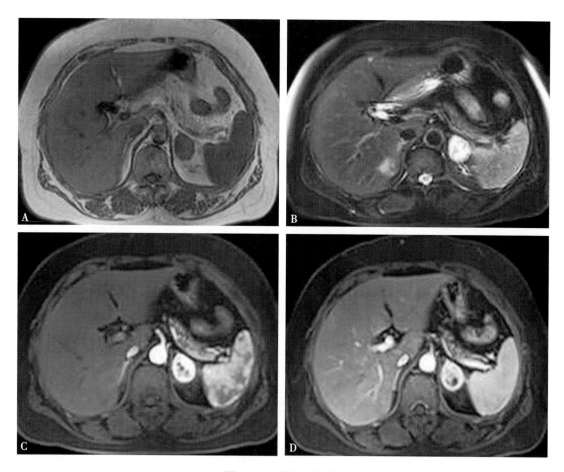

图 8-5-1　嗜铬细胞瘤

女、35 岁,血压增高两年余。A. T_1WI 左侧肾上腺见类圆形肿块,呈等信号影,周围见低信号包膜影,直径约 3cm;B. T_2WI 病灶呈高信号影,其内信号不均;C. 增强后动脉期病灶明显不均匀强化,类似"花斑脾"样强化;D. 静脉期病灶不均匀强化,其内见低信号坏死成分

【诊断要点】

①肾上腺区类圆形占位性病变,直径 3~5cm,有时也可临床往往伴有高血压病史,实验室检查 24 小时尿中儿茶酚胺的代谢产物香草基扁桃酸(vanillylmandelic acid, VMA)明显高于正常值;②肿瘤来源于肾上腺髓质的嗜铬细胞,有完整的包膜,血管丰富,常伴有出血及坏死;③增强后肿瘤明显不均匀强化,呈高度强化,CT 值一般大于 100HU,类似"花斑脾"样强化,病灶往往呈分隔状改变,肿块内部可见无强化的坏死成分。

【鉴别诊断】

（1）腺瘤：一般较小，直径 1~3cm，平扫 CT 值 −10~5HU，增强后呈轻度强化，临床表现和肿瘤来源有关，分为功能性及非功能性腺瘤。

（2）皮质腺癌：一般较大，直径约 10cm，边缘不规则。平扫呈中等密度，中央多数密度减低，增强后周边可强化，坏死及钙化多见，钙化呈细点状钙化，瘤体内瘢痕状坏死。

（3）转移瘤：病灶一般呈双侧分布，有原发肿瘤病史，强化一般不如嗜铬细胞瘤，且无高血压及相关实验室指标的增高。

二、肾上腺成神经细胞瘤（图 8-5-2）

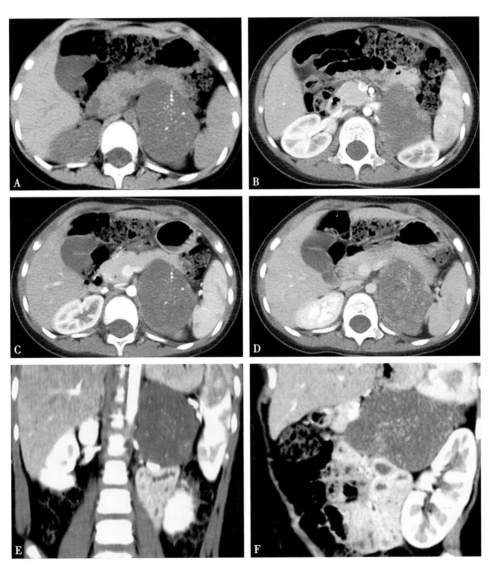

图 8-5-2　肾上腺成神经细胞瘤

女，2 岁，B 超发现左侧肾上腺肿块。A. CT 平扫见左侧肾上腺区不规则巨大肿块，大小约 6cm×8cm，边界清，其内见散在点状钙化灶；B、C. 增强后动脉早、晚期病灶呈不均匀强化；D. 静脉期病灶明显不均匀强化；E、F. 冠状位及矢状位图像显示病灶形态不规则，呈分叶状，左侧肾脏及胰腺尾部受压推移，未见侵犯

【诊断要点】

①病变 80% 发生在 3 岁以下,50%~70% 发生于肾上腺髓质;②病灶多表现为形态不规则,分叶状。85% 病灶内可见钙化灶;③增强后肿瘤不均匀强化,肿块内部可见无强化的坏死成分。可显示淋巴结转移和肝脏转移。

【鉴别诊断】

(1) 肾母细胞瘤:多见于婴幼儿,病灶较大,但钙化、出血及囊变相对少见,病灶来源于肾脏,一旦能够分清来源,鉴别并不困难。

(2) 腺瘤:多见于成人,一般较小,直径 1~3cm,平扫 CT 值 –10~5HU,增强后呈轻度强化,钙化少见。

(3) 皮质腺癌:多见于成人,边缘不规则。增强后周边可强化,坏死及钙化多见,坏死一般呈瘢痕状。

第六节　肾上腺结核

图 8-6-1 为肾上腺结核病例。

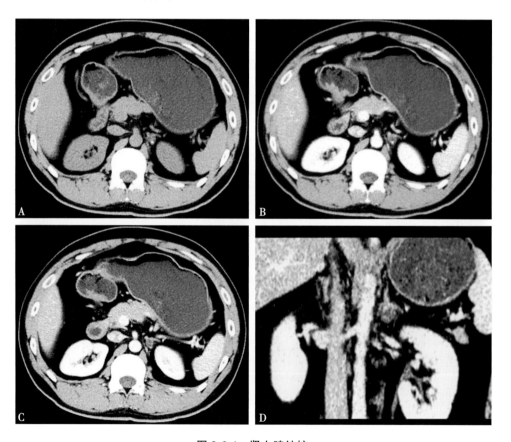

图 8-6-1　肾上腺结核

男,29 岁,咳嗽、乏力一个月余。A. 左侧肾上腺见不规则肿块影,其内密度不均匀,肿块边缘见点状钙化;B. 增强后动脉期肿块呈不均匀强化,周围脂肪间隙模糊;C、D. 门脉期及延迟期呈不均匀强化,其内见低密度无强化干酪样坏死,病灶边缘模糊不清

【诊断要点】

①往往双侧发病,偶为单侧性;②干酪化期肾上腺不规则肿块,肿块密度不均,其内见多发低密度干酪样坏死,病灶边缘可见钙化,边界不清。钙化期肾上腺弥漫性钙化,常无法识别残余的肾上腺,钙化灶形态及方向多与肾上腺一致;③肾上腺结核常合并其他部位结核,多为肺结核,占46%,余为肾结核、肠结核或淋巴结结核。

【鉴别诊断】

(1) 肾上腺嗜铬细胞瘤:边界清晰,增强后强化明显,CT 值一般大于 100HU,呈花斑脾样强化。

(2) 转移瘤:往往伴有原发肿瘤病史,边界不清,周围可见转移的淋巴结或其他脏器转移。

第七节　肾上腺非功能性腺瘤和转移瘤

一、肾上腺非功能性腺瘤(图 8-7-1)

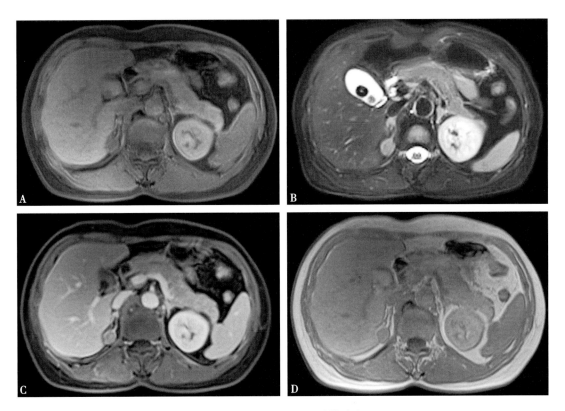

图 8-7-1　肾上腺非功能性腺瘤

女,43 岁,体检发现右侧肾上腺占位。A. 病灶 T_1WI 呈等信号影,信号均匀;B. T_2WI 病灶呈等信号;C. 增强后病灶不均匀强化,边缘廓清;D、E. 正反相位病灶比较,反相位(图 E)病灶信号明显低正相位病灶(图 D)

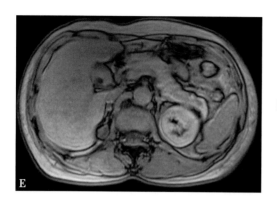

图 8-7-1（续）

【诊断要点】

①病变多见于女性，往往发生于单侧，偶为双侧性；②由于无功能腺瘤往往没有临床症状，较功能性腺瘤发现相对较迟，直径一般 2~5cm；③影像表现基本类似腺瘤表现，目前认为在无任何相关临床表现的前提下，当肿块直径约 3cm，平扫 CT 值 <10HU，且早期强化及廓清时，MRI 正反相位信号有明显差异时，可初步考虑无功能腺瘤。

【鉴别诊断】

（1）功能性腺瘤：影像表现基本类似，Conn 腺瘤相对较小，直径约 1cm。需要结合临床症状及实验室检查以予鉴别。

（2）肾上腺囊肿：CT 值 <10HU，密度均匀，无法测得脂肪密度影，增强后无强化。MRI 病灶信号均匀，呈长 T_1 长 T_2 信号影。

二、转移瘤（图 8-7-2）

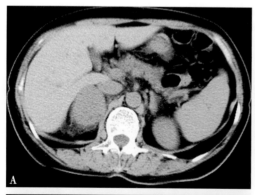
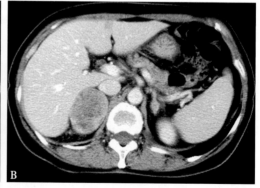
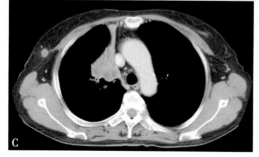

图 8-7-2 肾上腺转移瘤

男，65 岁，确诊肺癌，发现肾上腺占位。A. CT 平扫右侧肾上腺见类圆形肿块应，左侧肾上腺增粗并见小结节影，平扫边界清，密度均匀；B. 增强后右侧肾上腺肿块明显不均匀强化，其内见无强化坏死区，左侧小结节强化欠均匀；C. 胸部 CT 可见右上纵隔旁占位，不均匀强化，右侧腋下小淋巴结显示

【诊断要点】

①病变往往双侧发病,偶为单侧性,具有原发肿瘤病史,其中以肺癌最多见;②大小 2~10cm,密度往往不均匀,其内见坏死或囊变等无强化区;③病灶往往合并其他部位的转移,如肝脏、后腹膜淋巴结转移。

【鉴别诊断】

(1) 淋巴瘤:发生率较低,密度相对较均匀,不常见到出血、坏死、囊变,增强后轻中度强化。

(2) 嗜铬细胞瘤:临床常表现为阵发性或持续性高血压发作,瘤体多在 3cm 以上,强化明显,动脉期和(或)门脉期多高于 100HU,伴有或不伴有中央一边缘性坏死。

(3) 皮质腺癌:常见于中老年患者,瘤体直径 >10cm、形态不规则、增强后动脉期及门脉期低于 100HU 及瘤体内瘢痕状坏死等 CT 征象有助于鉴别。

第八节　肾上腺囊肿和髓脂瘤

一、肾上腺囊肿(图 8-8-1)

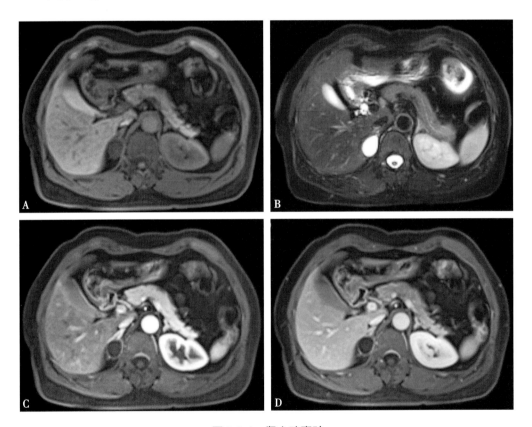

图 8-8-1　肾上腺囊肿

女,31 岁,体检发现右侧肾上腺占位。A. T_1WI 显示右侧肾上腺见类椭圆形低信号影,边界清,病灶内信号均匀;B. T_2WI 病灶呈明显高信号,类似水样信号,其内信号均匀;C、D. 增强后病灶未见强化应,边界清

【诊断要点】

①病变多发生于女性,男、女比例为 1∶2,多呈类圆形或卵圆形肿块;②病灶边缘光滑锐利,壁薄而均一;③CT 及 MRI 显示典型的囊样表现,囊内可合并出血,囊壁边缘可发生钙化,呈弧线状。

【鉴别诊断】

(1) 神经节细胞瘤:病灶也呈水样密度影,一般伴有细点状钙化,病灶呈"见缝就钻"征象,增强后轻度强化。

(2) 腺瘤:有时内含脂质而呈均一类似水样密度,病灶平扫 CT 值 –10~5HU,增强后呈轻度强化,钙化少见。

(3) 囊变坏死的嗜铬细胞瘤:病灶往往呈"分隔状",壁一般厚于囊肿,增强后强化明显。

二、肾上腺髓脂瘤(图 8-8-2)

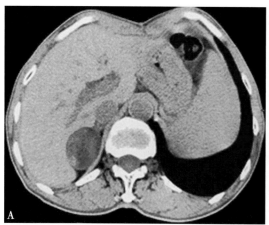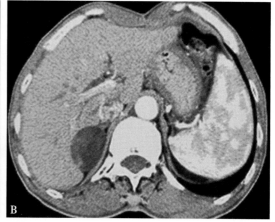

图 8-8-2　肾上腺髓脂瘤

男,56 岁,体检发现右侧肾上腺占位。A. CT 平扫右侧肾上腺大小约 3cm 密度不均肿块,边界清,脂肪区域 CT 值 –30HU;B. 病灶内见部分软组织影,增强后软组织中等强化

【诊断要点】

①病变多呈类圆形或卵圆形肿块,直径在 10cm 以下;②肿块内含有不等量的脂肪组织,部分夹杂软组织密度影,CT 值往往小于 –20HU;③增强后肿块内软组织成分即髓样成分有所强化。

【鉴别诊断】

(1) 腺瘤:病灶平扫 CT 值一般为 –10~5HU,结合临床表现及实验室相关指标以予鉴别。

(2) 肾脏血管平滑肌脂肪瘤:肾脏上极病灶较大时,往往难以区分,多平面重组往往能够观察到肾脏皮质有不连续征象,有利于区分病灶来源。

第九章

腹膜后间隙

第一节　正常影像学表现与变异

　　腹膜后间隙是壁腹膜与腹横筋膜之间的间隙及其内解剖结构的总称。根据肾前筋膜和肾后筋膜以及两者在降结肠后融合形成的侧锥筋膜,将腹膜后间隙分为肾旁前间隙、肾周间隙及肾旁后间隙(图 9-1-1)。

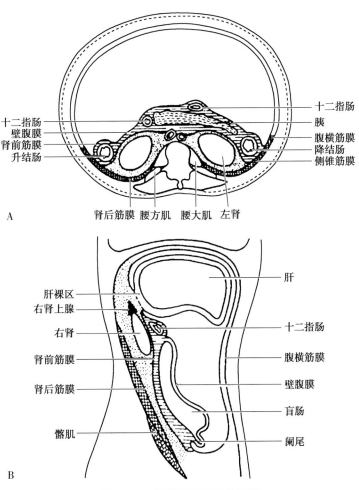

图 9-1-1　腹膜后间隙正常解剖

第二节 读片方法及分析诊断思路

腹膜后疾病的影像学诊断是基于位置定位、形态和轮廓、CT值及强化方式的异常改变。

1. 位置及定位 肾旁前间隙：位于后腹膜与肾前筋膜之间，其内主要为消化器官，包括胰腺、十二指肠降段、水平段及升段，升、降结肠以及供应肝、脾、胰腺和十二指肠的血管；肾旁前间隙左、右两侧是相互连通的。肾周间隙：位于肾前筋膜与肾后筋膜之间，即肾囊。内含肾上腺、肾脏、肾脏血管及肾周的脂肪囊。肾旁后间隙：位于肾后筋膜与腹横筋膜之间，极少数病变发生于此间隙内。

2. 形态及轮廓 形态呈圆形或卵圆形，轮廓、边缘清晰的往往考虑良性或间质性病变，如：良性间质瘤、淋巴管瘤、副神经节瘤、神经纤维瘤、神经鞘瘤等等。形态不规则，轮廓边缘不清，往往呈侵袭性生长，考虑恶性病变，如恶性纤维组织细胞瘤、脂肪肉瘤、淋巴瘤等等。

3. 密度及信号改变 肿块内密度及信号可见脂肪成分，考虑脂肪肉瘤等可能；肿块内呈水样密度影，考虑淋巴管瘤、神经鞘瘤囊变等可能；肿块呈软组织密度影，其内见不规则坏死成分，考虑平滑肌肉瘤、间质瘤等可能。

4. 强化方式 轻度强化或无强化考虑淋巴管囊肿等可能，中度强化考虑神经鞘瘤、神经纤维瘤、脂肪肉瘤、淋巴瘤、后腹膜纤维化可能，高度强化考虑间质瘤、副神经节瘤等可能。

第三节 腹膜后肿瘤

一、间叶源性肿瘤

(一)脂肪组织肿瘤(图 9-3-1)

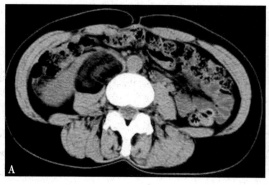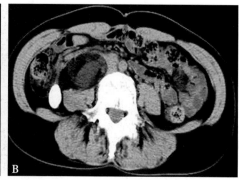

图 9-3-1 脂肪肉瘤

男,56 岁,腰背部酸痛三个月余。A、B. 右侧后腹膜腹主动脉旁见类椭圆形肿块影,边界清晰,肿块内密度欠均匀,局部见脂肪密度及软组织密度影

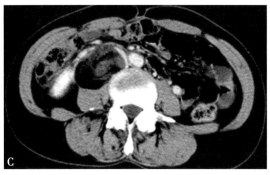
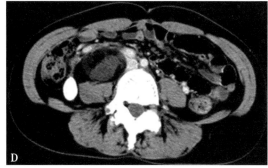

图 9-3-1（续）
C、D. 增强后肿块不均匀强化

【诊断要点】

①脂肪肉瘤占后腹膜肿瘤的 11%~17%，多见于 50 岁以上男性；②往往单侧发病；③分化好的脂肪肉瘤内见脂肪组织，边界清晰。分化差的仍可见少许脂肪组织影，增强后肿块不均匀强化。

【鉴别诊断】

（1）分化较好的脂肪肉瘤：由于脂肪组织的存在，诊断较易，基本无需鉴别。

（2）分化较差的脂肪肉瘤：仍能够找到脂肪组织，对于极其乏脂的脂肪肉瘤，应与纤维肉瘤、恶性纤维组织细胞瘤、平滑肌肉瘤等鉴别，但鉴别困难，最终还需病理学检查明确诊断。

（二）平滑肌组织肿瘤（图 9-3-2）

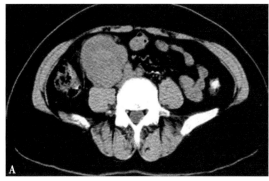
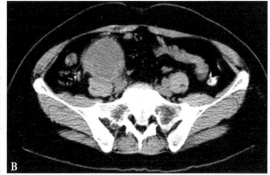

图 9-3-2　平滑肌肉瘤

女，46 岁，右下腹疼痛半年。A、B. 右侧后腹膜腰大肌前方见不规则软组织肿块，肿块呈分叶状，平扫密度不均匀

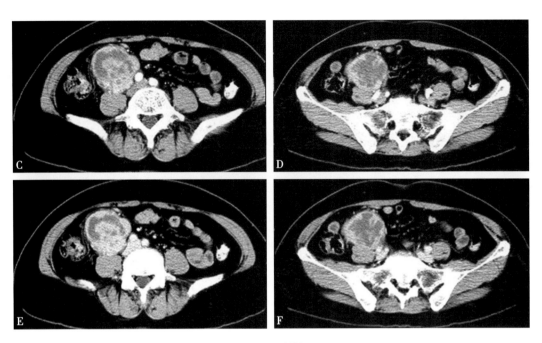

图 9-3-2(续)

C~F. 增强后肿块边缘清晰,肿块内可见不规则低密度影,且无强化,呈中央地图样改变,周围组织受压推移,血管未见明显侵犯

【诊断要点】

①多见于女性,平均年龄 52 岁;②肿块往往较大,一般呈分叶状,直径一般大于 5cm;③肿块偶见出血,可见液化囊变,呈中央地图样改变。

【鉴别诊断】

(1) 纤维源性肿瘤:MRI T_2WI 信号增高不显著,纤维肉瘤呈信号强度不均匀增高改变。

(2) 分化差的脂肪肉瘤:往往能看到少许脂肪组织,液化囊变较少见。

(三) 组织细胞源肿瘤

恶性纤维组织细胞瘤(图 9-3-3)

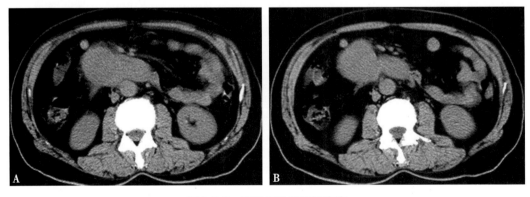

图 9-3-3 恶性纤维组织细胞瘤

男,68 岁,腹痛一个月余。A. 腹膜后腹主动脉前方不规则软组织肿块影,边缘模糊欠清;B. 平扫肿块内部密度欠均匀

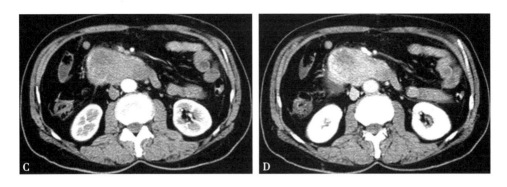

图 9-3-3(续)

C. 增强后动脉期肿块呈不均匀强化；D. 静脉期肿块进一步强化

【诊断要点】

①多见于老年人，占腹膜后肿瘤的 7%；②肿块呈不均匀肌肉密度肿块，内部可见液化及坏死；③增强后肿块不均匀强化。

【鉴别诊断】

本病影像表现各异，无明显特征性改变，与后腹膜肿瘤鉴别困难，最终需病理学诊断明确。

（四）脉管组织肿瘤

脉管组织肿瘤包括淋巴管瘤（图 9-3-4）和血管组织肿瘤，淋巴管瘤分为海绵状淋巴管瘤和囊性淋巴管瘤；血管组织肿瘤包括血管瘤，血管外皮瘤及血管内皮瘤。

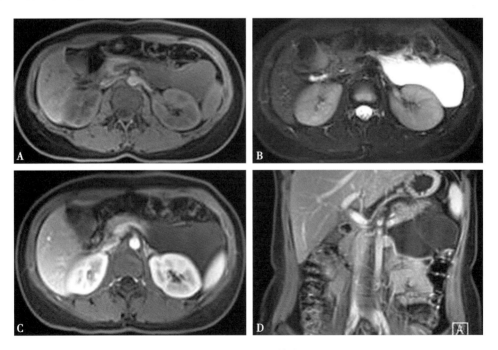

图 9-3-4　淋巴管瘤

女，28 岁，体检发现后腹膜肿块。A. 左侧后腹膜区域见不规则肿块影，T_1WI 呈低信号影，信号均匀；B. T_2WI 肿块呈明显高信号影；C、D. 增强后肿块无强化，病灶张力较低，呈"见缝就钻"的生长方式

【诊断要点】

①沿着后腹膜间隙生长,张力较低;②CT 呈囊样改变,CT 值 13~20HU,病灶壁往往显示欠清;③MRI 上 T_1WI 曾近似肌肉信号影,T_2WI 呈均匀高信号,增强后无明显强化。

【鉴别诊断】

(1) 后腹膜血管组织瘤:近似或稍高于肌肉密度及信号影,局部可见钙化灶,增强后病灶强化明显。

(2) 神经节细胞瘤:近似囊性病变,往往伴有钙化,增强后轻度强化。

二、神经源性肿瘤

1. 神经鞘瘤(图 9-3-5)

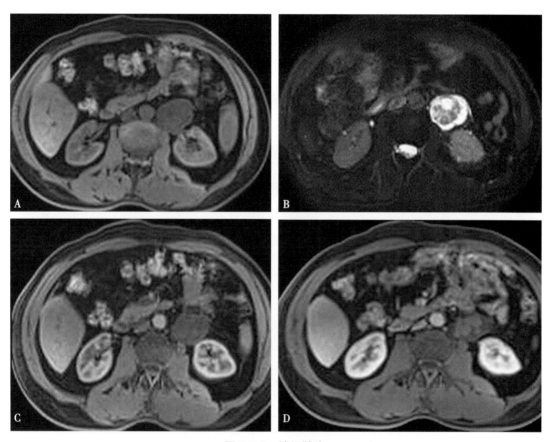

图 9-3-5　神经鞘瘤

男,67 岁,体检发现后腹膜肿块。A. 左侧后腹膜区域见类圆形肿块影,T_1WI 呈低信号影,其内信号欠均匀;B. T_2WI 肿块呈等高信号影;C、D. 增强后肿块不均匀强化,可见强化的 Antoni A 区及无强化的 Antoni B 区

【诊断要点】

①病变多呈类圆形或卵圆形肿块,病灶有包膜;②常出现囊变坏死及斑片状钙化灶;③增强后肿块不均匀强化,一般呈中度强化。

【鉴别诊断】

(1) 副神经节瘤：一般呈明显强化，CT 值往往大于 100HU。

(2) 平滑肌肉瘤：呈分叶状，可见液化囊变，呈中央地图样改变。

2. 副神经节瘤（图 9-3-6）

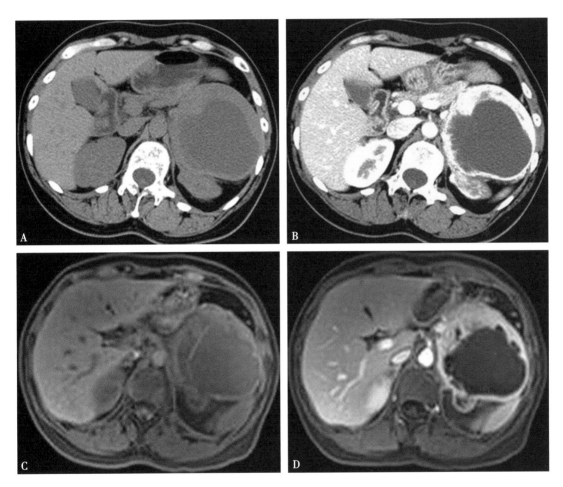

图 9-3-6　副神经节瘤

女，67 岁，左腰酸胀一个月余。A. 左侧后腹膜见类圆形肿块影，边界清晰，其内密度欠均，其内见大片液化坏死；B. 增强后肿块边缘实质部分明显强化，CT 值大于 100HU；C. 肿块 T_1WI 呈低信号影，其内可见分隔影；D. 增强后肿块不均匀强化，呈"胡椒盐面"征

【诊断要点】

①病变多位于腹主动脉旁，内部可见坏死；②CT 增强肿块呈环形强化明显，CT 值大于100HU；③MRI 增强后可见低信号区及血管流空区，呈"胡椒盐面"征。

【鉴别诊断】

(1) 神经鞘瘤：强化不明显，呈不均匀强化。

(2) 平滑肌肉瘤：呈分叶状，可见液化囊变，呈中央地图样改变。

3. 交感神经瘤 交感神经源肿瘤起源于脊柱旁交感神经节,分为神经节细胞瘤(图9-3-7)及神经母细胞瘤等。

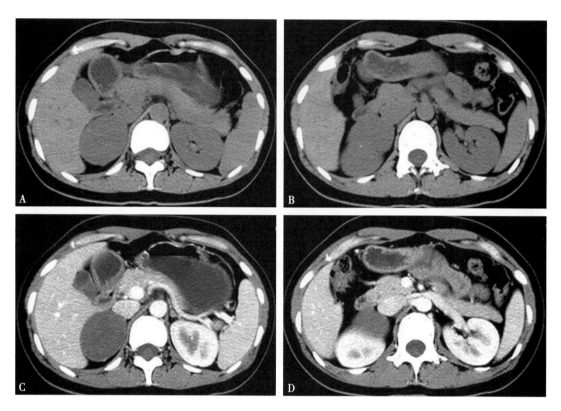

图 9-3-7 神经节细胞瘤

女,43 岁,体检发现后腹膜占位。A. 左侧后腹膜肾上腺区见类圆形肿块影,边界清晰,其内密度较低,CT 值约 10HU;B. 肿块边缘细点状钙化灶;C、D. 增强后肿块呈轻度强化,边缘清,右肾受压推移

【诊断要点】

①病变 CT 较低,低于肌肉稍高与液性密度影,病灶往往伴有细点状钙化;②增强肿块呈无强化或轻度强化;③由于瘤体含黏液成分,质地软,呈沿周围脏器间隙生长。

【鉴别诊断】

(1) 肾上腺腺瘤:钙化较少见,呈圆形或类圆形改变。

(2) 肾上腺囊肿:一般呈圆形,增强后未见明显强化。

三、腹膜后淋巴瘤(图 9-3-8)

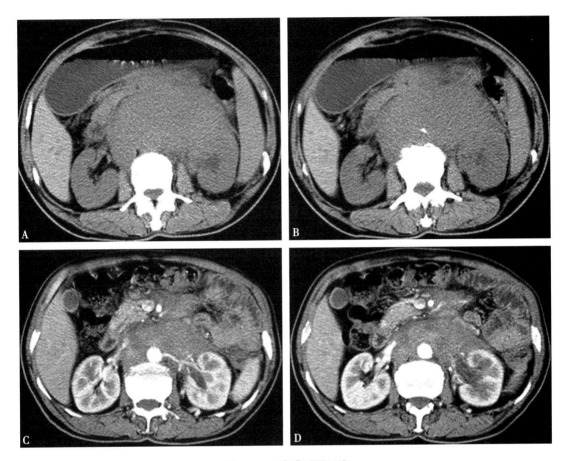

图 9-3-8　腹膜后淋巴瘤

女,74 岁,腹部疼痛半个月余,加重 3 天。A. 平扫见后腹膜团片状软组织密度影,边界不清,密度尚均匀;B. 肿块包绕腹主动脉,局部可见管壁钙化的腹主动脉影,出现"腹主动脉淹没"征;C. 增强后肿块包绕腹主动脉,呈弥漫性生长;D. 肿块强化欠均匀,两侧肾脏未见明显积水征象

【诊断要点】

①病变多呈团块融合状,周围或其他部位可见肿大淋巴结;②肿块常包绕血管,呈血管淹没征。肿块密度均匀,液化坏死少见,钙化少见;③增强后肿块强化较均匀,呈轻中度强化。

【鉴别诊断】

(1) 后腹膜纤维化:增强后强化不均匀,往往累及输尿管,引起输尿管积水改变。

(2) 转移瘤:淋巴结多发,但不融合,其他脏器多发转移,且有原发肿瘤病史。

(3) 淋巴结结核:多发,部分融合,淋巴结内见多发液化坏死改变。

四、腹膜后转移瘤(图 9-3-9)

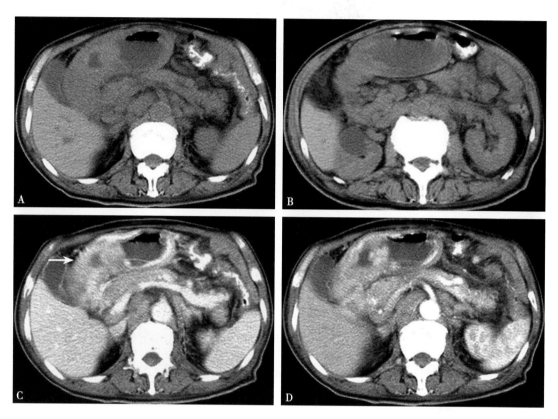

图 9-3-9 腹膜后转移瘤

男,50 岁,上腹部不适一个月余。A、B. 胃窦部胃壁明显不均匀增厚,后腹膜见多发软组织肿块影;C、D. 增强后胃窦部明显不均匀强化(箭头),周围浆膜层模糊欠清。后腹膜肿块中度强化,周围脂肪间隙模糊不清

【诊断要点】

　　①往往有原发肿瘤病史或其他脏器见原发肿瘤性病变;②后腹膜见多发肿大淋巴结,多不融合;③多伴有周围脏器或脊柱的侵犯,边界不清。

【鉴别诊断】

(1) 淋巴瘤:往往呈融合状,密度均匀,少见液化坏死,后腹膜血管多包绕。

(2) 淋巴结结核:淋巴结内部多液化坏死,边界不清,多伴有其他脏器结核病史。

(3) 后腹膜纤维化:增强后强化不均匀,往往累及输尿管,引起输尿管积水改变。

第四节　腹主动脉瘤

图 9-4-1 为腹主动脉瘤病例。

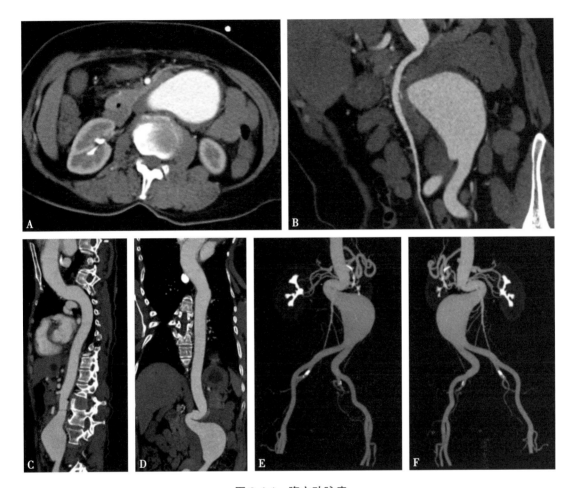

图 9-4-1 腹主动脉瘤

女,43 岁,胸主动脉夹层术后半年。A. 腹主动脉远段瘤样扩张,瘤径约 5.5cm;B. 范围由肾动脉水平下方至髂总动脉分叉处;C、D. 血管分析显示瘤内密度欠均匀,呈明显瘤样改变;E、F. 最大密度投影(MIP)完整显示腹主动脉瘤的全貌

【诊断要点】

腹主动脉直径大于近端正常血管直径的 1.3 倍可诊断腹主动脉瘤。

【鉴别诊断】

(1) 主动脉夹层:可以看到撕裂的血管内膜,局部可见假腔及真腔分隔。

(2) 假性动脉瘤:往往血管壁薄弱,局部见囊样突出,血管壁可见钙化。

第五节 腹膜后纤维化

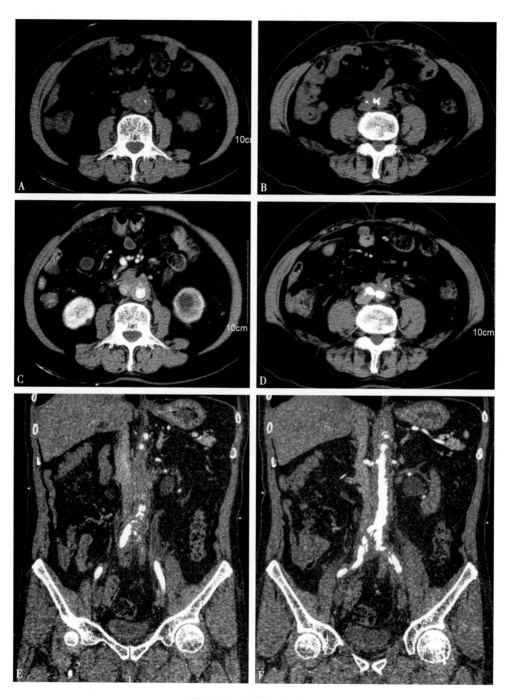

图 9-5-1 腹膜后纤维化

男,84 岁,体检发现左肾积水。A、B.平扫:腹主动脉周围见斑片状软组织密度影包绕,边界欠清;C、D.增强后明显强化,左输尿管受累,管壁增厚,输尿管积水扩张;E、F.冠状位重建显示包绕血管及邻近组织的软组织密度影全貌

【诊断要点】

①中老年男性多见,常常累及双侧肾脏,输尿管及膀胱;②肿块位于腹主动脉前方及两侧,一般不伸向腹主动脉后方,平扫呈软组织密度影,增强后可有不同程度强化表现,延时扫描强化更加明显;③肿块可包绕下腔静脉和输尿管等腹膜后结构,牵拉输尿管内移,伴或不伴有主动脉扩张或瘤样改变。

【鉴别诊断】

(1) 淋巴瘤:分布范围较广泛,往往呈融合状,密度均匀,少见液化坏死,后腹膜血管多包绕并向前推移,出现血管"漂浮征"。

(2) 淋巴结结核:多为全身疾病的一部分,有结核中毒症状,淋巴结内部多液化坏死,边界不清,环形强化是其特点。

(3) 后腹膜转移瘤:多有原发性肿瘤病史,常表现不连续的结节状病变,而腹膜后纤维化则表现为斑片状、浸润状改变,增强后强化不均匀,也可累及输尿管,引起输尿管积水改变。

(沈起钧 陈文辉 韩晶 刘敏)

参 考 文 献

1. Caoili EM, Korobkin M, Francis IR, et al. Adrenal masses: characterization with combined unenhanced and delayed enhanced CT. Radioligy, 2002, 222(3): 629-633

2. Szolar DH, Kammerhuber F. Quantitative CT evaluation of adrenal gland masses: a step forward in the differentiation between adenomas and nonadenomas? Radiology, 1997, 202(2): 517-521

3. Korobkin M, Brodeur FJ, Yutzy GG, et al. Differentiation of adrenal adenomas from nonadenomas using CT attenuation values. Ajr Am J Roentgenol, 1996, 166(3): 531-536

4. 李松年, 唐光健. 现代全身CT诊断学. 北京: 中国医药科技出版社, 1999

5. 王东, 熊明辉, 喻敏, 等. 肾上腺腺瘤与转移瘤的CT鉴别诊断. 中华放射学杂志, 1998, 32(6): 402-405

6. 孔垂泽, 王鸿启, 刘同才, 等. 高密度肾上腺囊肿13例报告. 中华泌尿外科杂志, 1997, 18(1): 52

7. 吕强, 吴宏飞, 华立新, 等. 肾上腺节细胞神经瘤8例的诊断和治疗. 南京医科大学学报, 2001, 21(2): 146-147

8. Ichikawa T, Ohtomo K, Araki T, et al. Ganglioneuroma: computed tomography and magnetic resonance features. Brit Radiology, 1996, 69(818): 114-121

9. Ikeda DM, Francis IR, Glazer GM, et al. The detection of adrenal tumors and hyperplasia in patients with primary aldosteronism: comparison of scintigraphy, CT, and MRI imaging. Ajr Am J Roentgenol, 1989, 153(2): 301-306

10. 王东, 徐家兴, 樊长姝, 等. 肾上腺疾病的MR影像诊断. 实用放射学杂志, 1995, 11(8): 450-453

11. 闵鹏秋. 腹膜后间隙疾病的影像诊断——一个曾长期疏忽甚至被遗忘的角落. 中华放射学杂志, 2002, 36(10): 871-872

12. 白人驹. 医学影像诊断学. 第2版. 北京: 人民卫生出版社, 2005

13. 伍兵, 闵鹏秋. 腹膜后间隙通连关系的放射解剖学研究进展. 中华放射学杂志, 2002, 36(10): 947-949

14. Nishimura H, Zhang Y, Ohkuma K, et al. MR imaging of soft tissue masses of the extraperitoneal spaces. Radiographics, 2001, 21(5): 1141-1154

15. 吴天, 张翔, 姜毅, 等. 原发性腹膜后肿瘤的CT表现. 临床放射学杂志, 2005, 24(2): 181-183

16. 卢光明. 临床CT鉴别诊断学. 南京: 江苏科学技术出版社. 2011

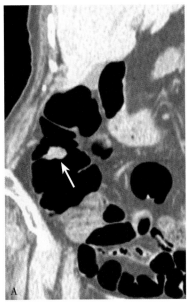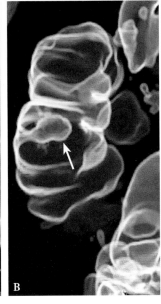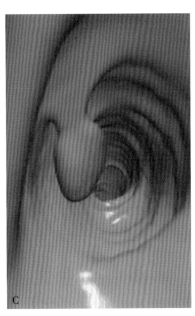

图 1-25-1　结肠息肉

（病例由浙江大学医学院附属邵逸夫医院放射科，王丹提供）

女性，82岁，腹部不适数年。A~C. 腹部 CT 增强静脉期（A. 冠状位重组；B. 最小密度投影 MinIP；C. 虚拟结肠镜成像，CTVE）示升结肠腔内见一带蒂突起（箭头）。病理：管状绒毛状腺瘤，低级别上皮内瘤变

图 2-1-1　肝脏解剖图（前面观）

1. 下腔静脉；2. 肝左叶；3. 肝右叶；
4. 肝右叶下缘；5. 胆囊；6. 冠状韧带；
7. 镰状韧带；8. 肝圆韧带；9. 肝左内叶；
10. 肝右叶后下段；11. 肝右叶前下段；
12. 肝右叶前上段；13. 肝右叶后上段；
14. 肝左外叶下段；15. 肝左外叶上段

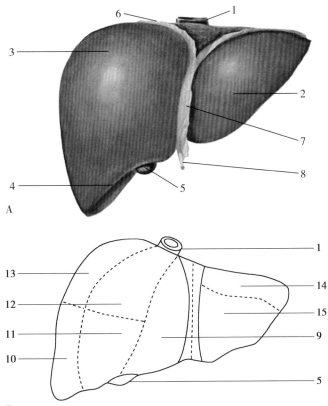

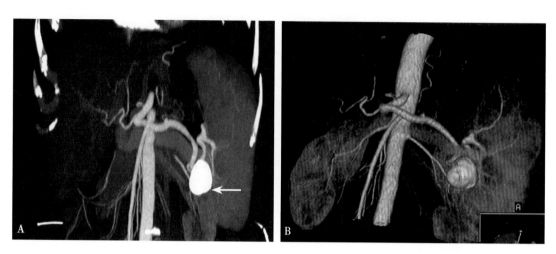

图 2-8-2 脾动脉瘤

女,65 岁,肝移植术前评估。A、B. 腹部 CTA 动脉期 MIP 及 VR 重组提示脾动脉远端动脉瘤(箭头)

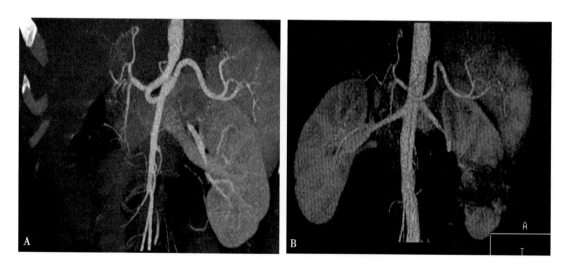

图 2-8-3 肝动脉解剖与变异(Michel Ⅰ型)

女,62 岁,肝移植术前评估。A、B. 腹部 CTA 动脉期 MIP 及 VR 重组提示肝动脉解剖为 Michel Ⅰ型,即为正常肝动脉解剖结构

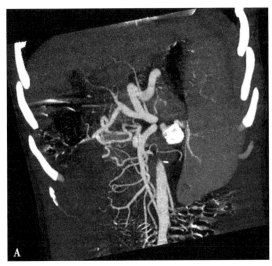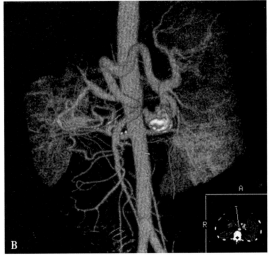

图 2-8-4　肝动脉解剖与变异（Michel Ⅱ型）

男，43 岁，因腹部其他疾病行腹部 CTA 检查。A、B. 动脉期 MIP 及 VR 重组提示肝动脉解剖为 Michel Ⅱ 型，即替代肝左动脉起自胃左动脉

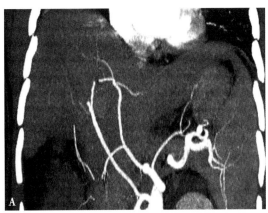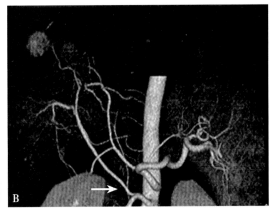

图 2-8-5　肝动脉解剖与变异（Michel Ⅲ型）

男，41 岁，因体检发现肝占位行腹部 CTA 检查。A、B. 动脉期 MIP 及 VR 重组提示肝动脉解剖为 Michel Ⅲ 型，即替代肝右动脉起自肠系膜上动脉（箭头）

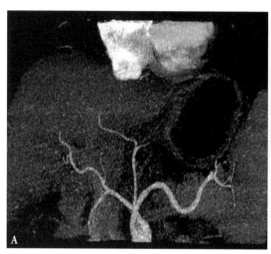
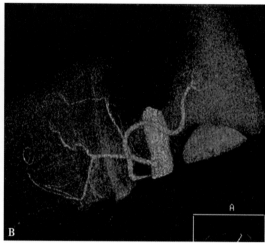

图 2-8-6　肝动脉解剖与变异（Michel Ⅳ型）

女,42岁,肝移植供体术前评估。A、B. 腹部 CTA 动脉期 MIP 及 VR 重组提示肝动脉解剖为 Michel Ⅳ型,即替代肝左动脉及替代肝右动脉共存

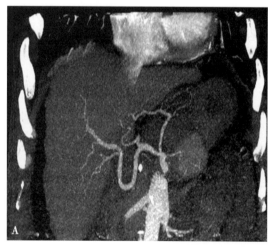
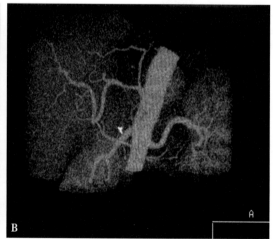

图 2-8-7　肝动脉解剖与变异（Michel Ⅴ型）

女,38岁,肝移植供体术前评估。A、B. 腹部 CTA 动脉期 MIP 及 VR 重组提示肝动脉解剖为 Michel Ⅴ型,即副肝左动脉起自胃左动脉

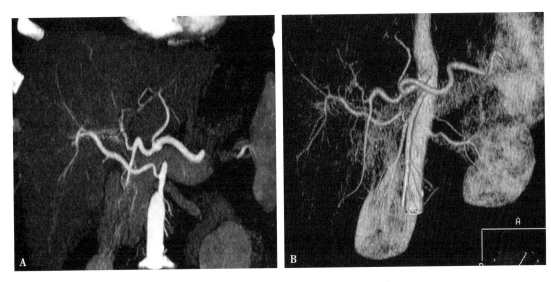

图 2-8-8　肝动脉解剖与变异(Michel Ⅷ型)

男,36 岁,肝移植供体术前评估。A、B. 腹部 CTA 动脉期 MIP 及 VR 重组提示肝动脉解剖为 Michel Ⅷ型,即副肝左动脉及副肝右动脉共存

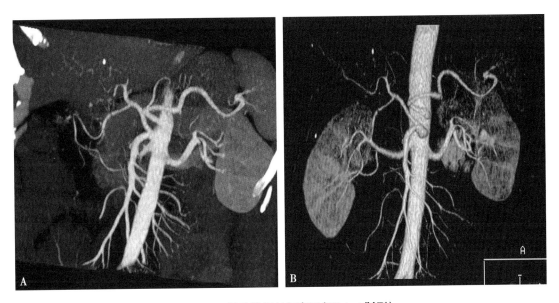

图 2-8-9　肝动脉解剖与变异(Michel Ⅸ型)

女,35 岁,肝移植供体术前评估。A、B. 腹部 CTA 动脉期 MIP 及 VR 重组提示肝动脉解剖为 Michel Ⅸ型,即肝总动脉起自肠系膜上动脉

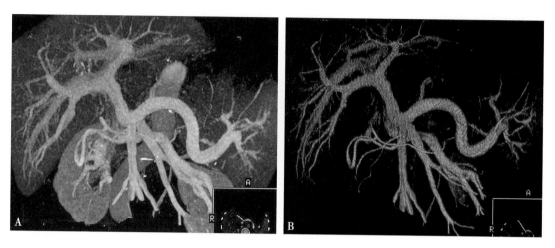

图 2-8-10 门静脉解剖与变异(A 型)

女,32 岁,肝移植供体术前评估。A、B.腹部 CTA 门脉期 MIP 及 VR 重组提示门静脉解剖为 A 型,即为正常门静脉解剖结构(门静脉主干在肝门处分为左支和右支,随后右支分为右前支和右后支)

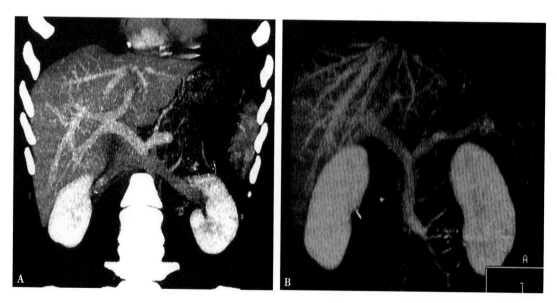

图 2-8-11 门静脉解剖与变异(B 型)

男,40 岁,因其他腹部疾病行腹部 CTA 检查。A、B.门脉期 MIP 及 VR 重组提示门静脉解剖为 B 型,即门静脉主干直接分出门静脉左支、右前支和右后支三个分支

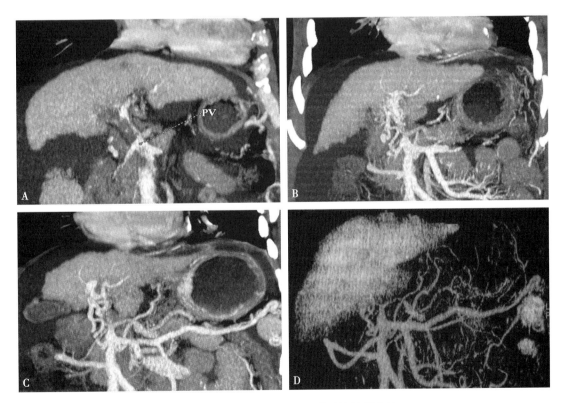

图 2-8-12　门静脉解剖与变异（D 型）

男,44 岁,因其他腹部疾病行腹部 CTA 检查。A、B.门脉期 MIP 及 VR 重组提示门静脉解剖为 D 型,即门静脉右前支起自门静脉左支

图 2-8-13　门静脉血栓伴门静脉海绵样变性

男,53 岁,乙肝史十余年,因腹痛、腹胀 2 个月余。A.腹部 CTA 提示乙肝后肝硬化失代偿伴门静脉血栓;B~D.门静脉海绵样变性;PV.门静脉

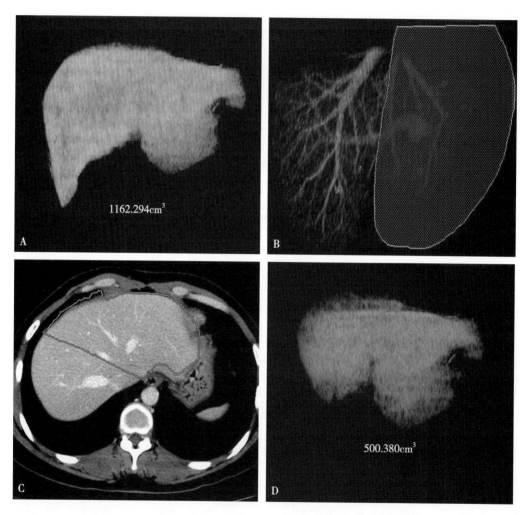

图 2-8-14　供体术前肝体积(全肝及包括肝中静脉左半肝体积)测定

女,35 岁,供体术前肝体积测定。A. 总肝体积;B~D. 包括肝中静脉左半肝体积

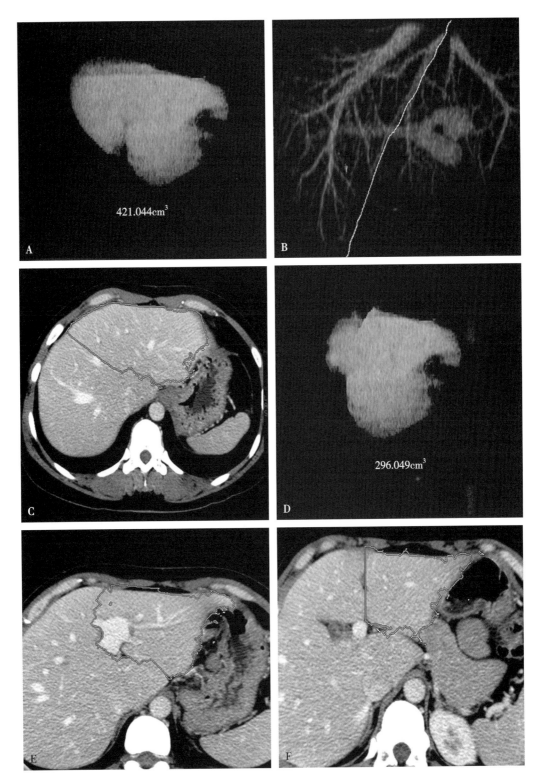

图 2-8-15 供体术前肝体积(无肝中静脉左半肝体积和左外叶肝体积)测定

女,35 岁,供体术前肝体积测定。A～C. 无肝中静脉左半肝体积;D～F. 左外叶肝体积,行无肝中静脉左半肝移植,无肝中静脉左半肝重量约为 445g

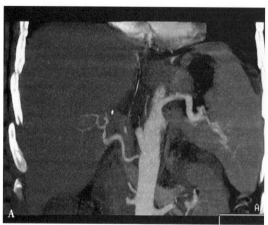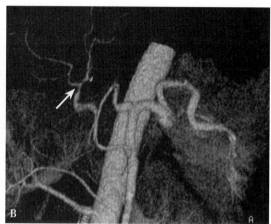

图 2-8-16 肝移植术后肝动脉吻合口狭窄

男,37岁。A、B.肝移植术后1周腹部CTA随访复查,提示肝动脉吻合口狭窄(箭头)

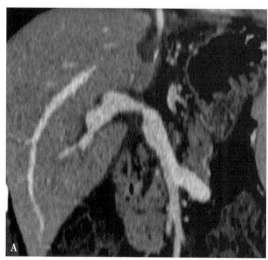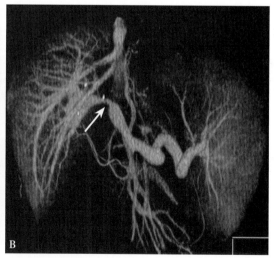

图 2-8-18 肝移植术后门静脉吻合口狭窄

男,43岁。A、B.肝移植术后1周腹部CTA随访复查,提示门静脉吻合口狭窄(箭头)

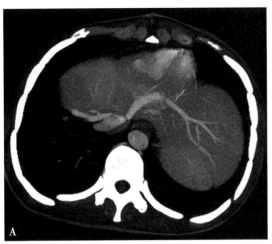

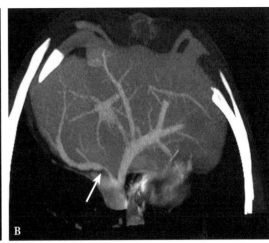

图 2-8-19　肝移植术后肝静脉狭窄

女,42 岁。A~C. 肝移植术后 1 周腹部 CTA 随访复查,提示肝中静脉汇入下腔静脉处狭窄（箭头）

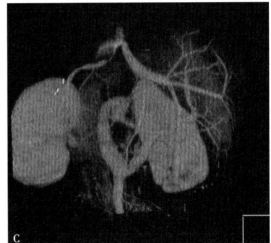

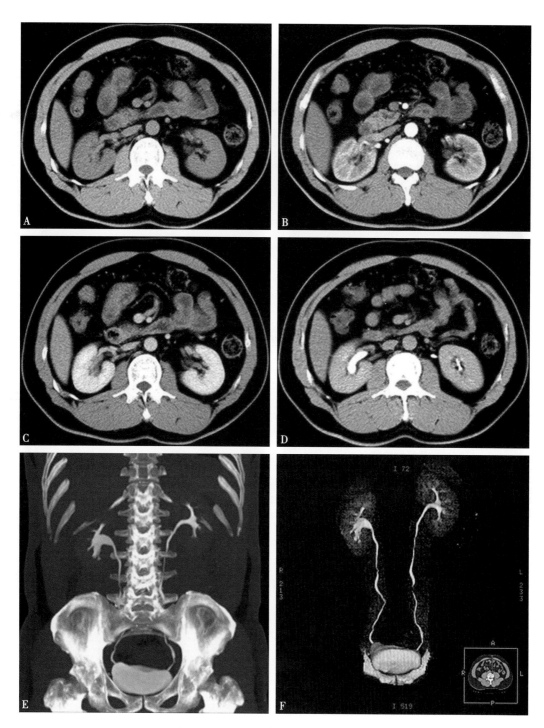

图 5-1-2　正常肾脏 CT 表现

A. 平扫,肾实质密度均匀,肾窦脂肪为低密度;B. 增强扫描皮质期皮质强化明显,可见肾柱;C. 实质期,髓质明显强化,与皮质不能分辨;D. 排泄期,肾盂肾盏内见高密度对比剂充盈,肾实质强化程度减低;E、F. CT 尿路成像显示肾盏肾盂、输尿管和膀胱显影良好,类似正常 X 线静脉性尿路造影

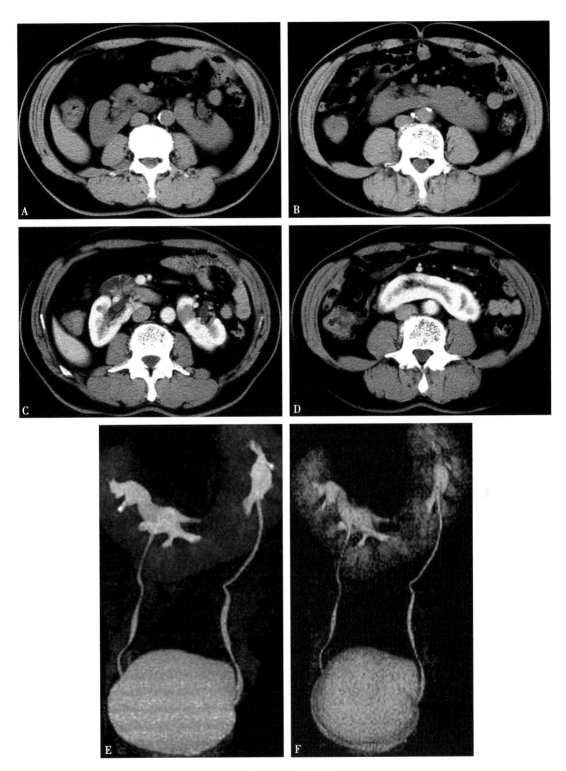

图 5-3-2　马蹄肾

男,63岁,反复血尿1年。A～F. 双侧肾脏下极斜向内侧相连融合,形如马蹄,双肾有各自独立的输尿管,双侧肾门向内、向前,肾轴旋转不良

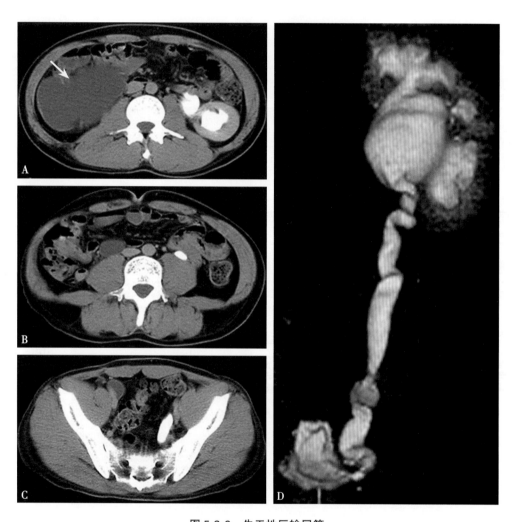

图5-3-6 先天性巨输尿管

男,36岁,双肾积水十二余年,尿不能自控6年。A~C. CT分泌期图像显示双侧肾盂输尿管全程明显扩张,右侧肾盂球形扩张(箭头),肾实质变薄,肾盂及输尿管内未见高密度对比剂充盈;D. 左侧输尿管显影,走行迂曲,开口正常

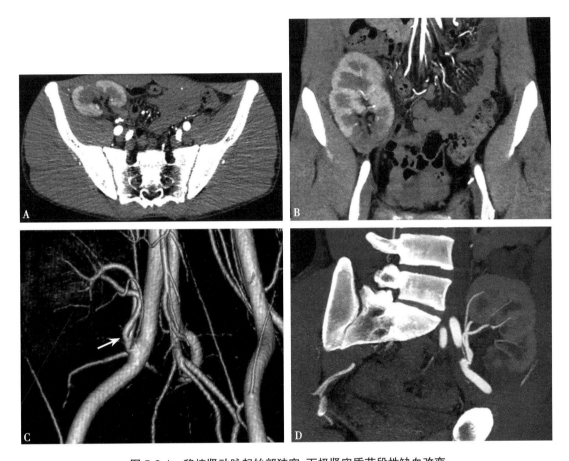

图 5-9-1 移植肾动脉起始部狭窄,下极肾实质节段性缺血改变

男,26 岁。A、B. 肾移植术后一年余,行髂动脉 CTA 检查,可见移植肾位于右侧髂窝内,移植肾下极皮质灌注减低,见节段性未强化区;C,D. VR 及 MIP 图像可见移植肾动脉于髂外动脉起始部管腔狭窄(箭头)

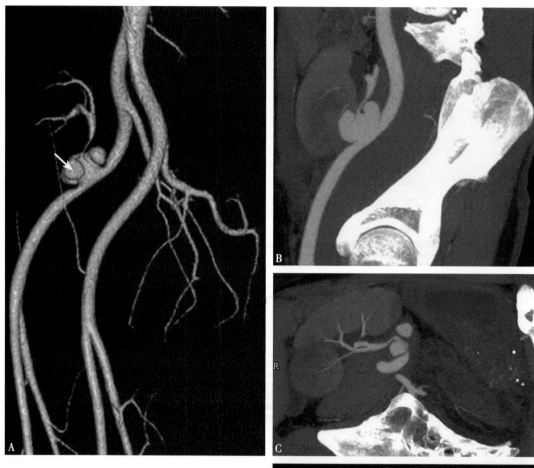

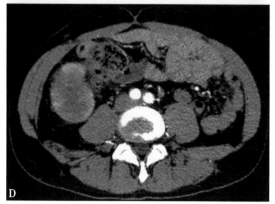

图 5-9-2　移植肾动脉瘤，肾动脉狭窄

男，31 岁。A~C. 肾移植术后 8 个月，行髂动脉 CTA 检查，可见移植肾位于右侧髂窝内，VR 及 MIP 图像可见移植肾动脉吻合口处血管腔呈瘤样扩张，动脉瘤形成（箭头），大小约 3cm×3cm×2cm，移植肾动脉吻合口管腔狭窄；D. 移植肾上极皮髓质分界模糊，灌注减低，呈缺血性改变

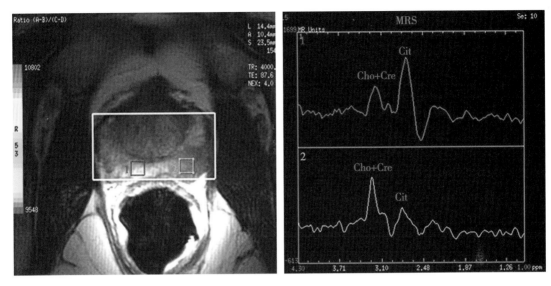

图 6-4-5 前列腺癌 MRS

胆碱复合物（Cho），肌酸（Cre），枸橼酸盐（Cit）；感兴趣区（ROI）2 为前列腺癌，感兴趣区 1 为对侧对照正常前列腺

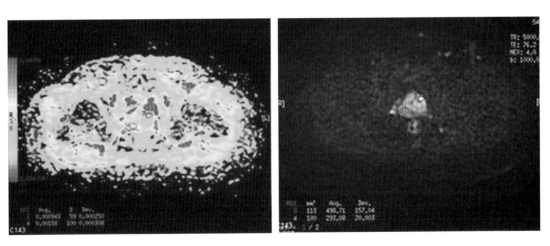

图 6-4-6 前列腺癌

PWI 感兴趣区 PWI 高灌注，DWI 弥散受限